新版 家庭でできるリハビリテーション

Kengo TAKASHIMA
隆島研吾
神奈川県立保健福祉大学教授　理学療法士

法 研

はじめに

リハビリテーションは退院後の日常生活での活用が重要です

本書を最初に世に出してから10年が経過しました。

この10年の間に、我が国の医療・保健・介護制度は大きく変化してきました。老化などによって起こる骨折や病気、ケガの後遺症や脳卒中（脳血管障害）によるマヒなどが原因になって寝ついたままになっている方も、少しは減少してきたように思いますが、まだまだその危険性がある方も大勢いらっしゃいます。現在のリハビリテーションは、できるだけ早期に自宅へ帰って、余分な安静状態を避けて早い段階で在宅生活を開始しながら、在宅ベースでのリハビリテーションと日常生活との融合を目指しています。医療と介護制度は医療保険制度が急性期、回復期を担い、維持期（生活期）はおおむね介護保険制度という分業体制がすっかり定着した感があります。

すなわち、退院されてからの日常生活とリハビリテーションを融合させることの重要性は、10年前よりも増しており、病気やケガなどで入院して早期に退院した場合はもとより、回復期リハビリテーション病棟を退院した場合においても療養生活ではなく、専門家の援助を得ながらも早くから運動を行い、積極的な日常生活をとりもどすことが大切です。自分で、あるいは介護者の手を借りて少しずつでも運動をおこない、身体機能を維持・回復させつつ、日常生活活動を向上させることは、生活の質を向上させることにもつながります。

本書の対象は、基本的にご本人やご家族を想定して編集しておりますが、訪問看護師の方やケアマネジャー、訪問介護・通所介護などにかかわっておられる専門職の方々にも十分ご利用いただけると思います。

寝たきりストップ!!　家庭でできるリハビリテーション作戦にチームでもぜひお役立て下さい。

著者

本書の特長と使い方

身体機能の状態によってA～Dタイプを表示

紹介するリハビリテーションが、どのような状態の人に合うか、寝たきり生活の多いAタイプの人から、自力による歩行が可能なDタイプの人まで、マークで表示しています。

介助者の基本的な姿勢

介助が必要なリハビリテーションには最初に立つ位置などの基本的な姿勢を紹介しています。

からだの動きを「→」で表示

リハビリテーションのポイントとなるからだの動きを「→」で表示しています。

【お断り】
本書の実技は右マヒの方の例で統一しています。

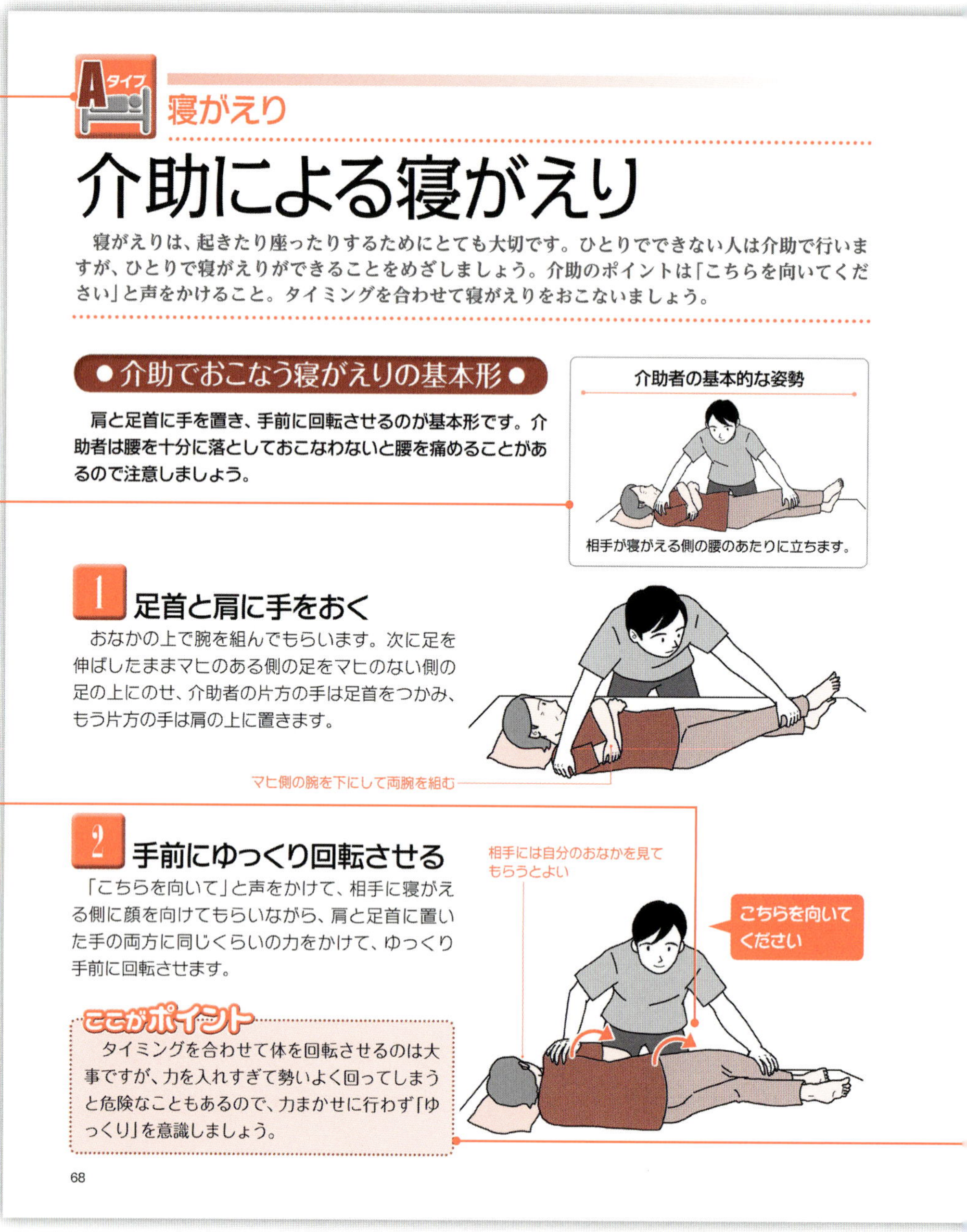
Aタイプ
寝がえり

介助による寝がえり

寝がえりは、起きたり座ったりするためにとても大切です。ひとりでできない人は介助で行いますが、ひとりで寝がえりができることをめざしましょう。介助のポイントは「こちらを向いてください」と声をかけること。タイミングを合わせて寝がえりをおこないましょう。

●介助でおこなう寝がえりの基本形●

肩と足首に手を置き、手前に回転させるのが基本形です。介助者は腰を十分に落としておこなわないと腰を痛めることがあるので注意しましょう。

介助者の基本的な姿勢

相手が寝がえる側の腰のあたりに立ちます。

1 足首と肩に手をおく

おなかの上で腕を組んでもらいます。次に足を伸ばしたままマヒのある側の足をマヒのない側の足の上にのせ、介助者の片方の手は足首をつかみ、もう片方の手は肩の上に置きます。

マヒ側の腕を下にして両腕を組む

2 手前にゆっくり回転させる

「こちらを向いて」と声をかけて、相手に寝がえる側に顔を向けてもらいながら、肩と足首に置いた手の両方に同じくらいの力をかけて、ゆっくり手前に回転させます。

相手には自分のおなかを見てもらうとよい

こちらを向いてください

ここがポイント

タイミングを合わせて体を回転させるのは大事ですが、力を入れすぎて勢いよく回ってしまうと危険なこともあるので、力まかせに行わず「ゆっくり」を意識しましょう。

68

●家庭で無理なくできるリハビリテーション

医療機関や介護施設でおこなっていたリハビリテーションを家庭でも継続しておこなえるように、無理なく安全におこなえるように基本的な方法を中心に紹介しています。

●寝たきりから自立した生活までのステップアップのしたかを紹介

日々のリハビリテーションによって、寝たきり生活を送るAタイプの人がBタイプへ、Bタイプの人がCタイプへと少しでも機能が向上するように、ステップアップをめざしたリハビリテーションの方法を紹介しています。

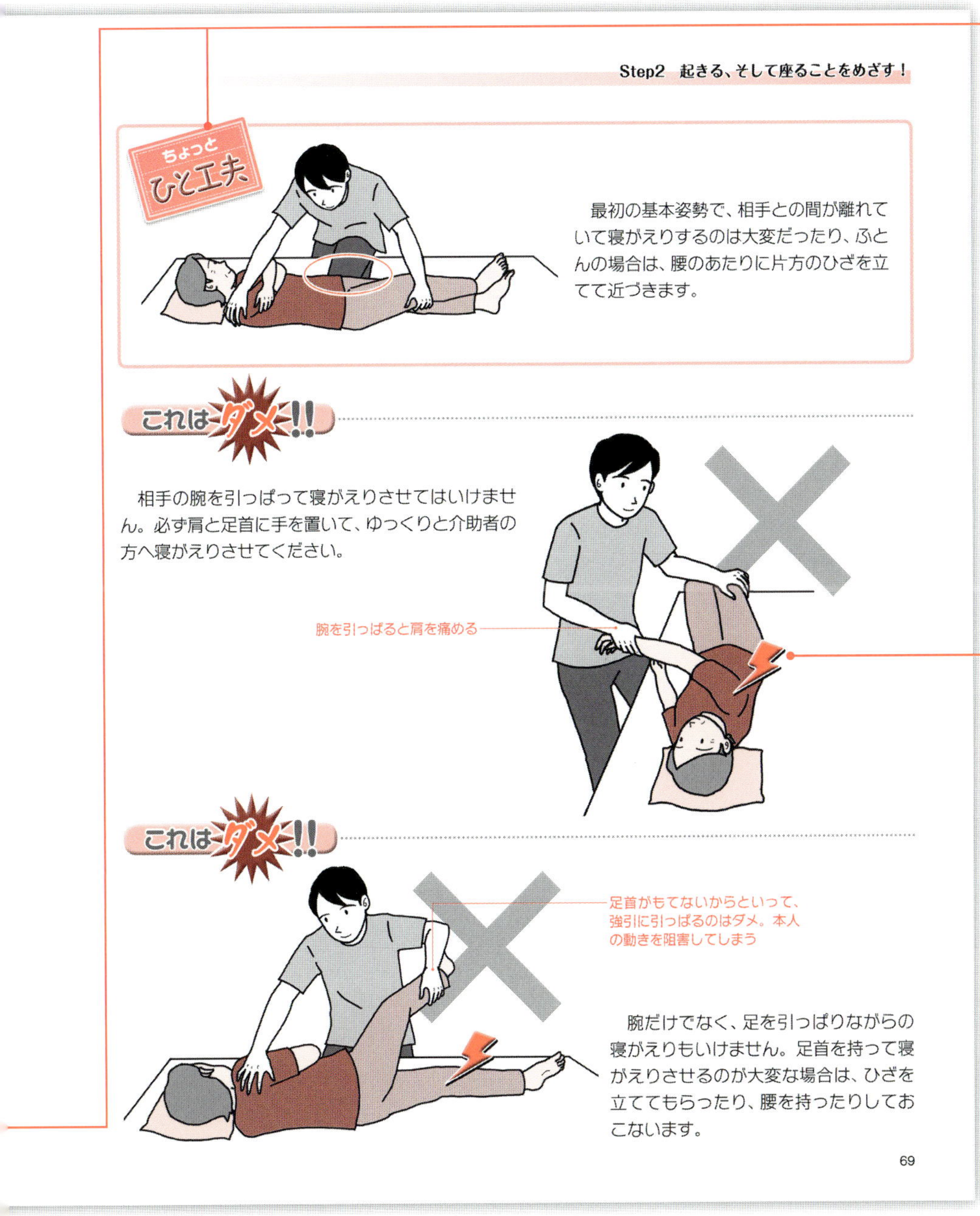
Step2　起きる、そして座ることをめざす！

ちょっと
ひと工夫

最初の基本姿勢で、相手との間が離れていて寝がえりするのは大変だったり、ふとんの場合は、腰のあたりに片方のひざを立てて近づきます。

これはダメ!!

相手の腕を引っぱって寝がえりさせてはいけません。必ず肩と足首に手を置いて、ゆっくりと介助者の方へ寝がえりさせてください。

腕を引っぱると肩を痛める

これはダメ!!

足首がもてないからといって、
強引に引っぱるのはダメ。本人
の動きを阻害してしまう

腕だけでなく、足を引っぱりながらの寝がえりもいけません。足首を持って寝がえりさせるのが大変な場合は、ひざを立ててもらったり、腰を持ったりしておこないます。

69

「ここがポイント」
「ちょっとひと工夫」など

本文と合わせて、「ポイント」や「危険」がひと目でわかるように、マークのついた記事を多く採用しています。

「痛み」マーク

強く、あるいは無理におこなうと痛みがでやすい部位をマークで表示しています。相手の表情を確認しながら、慎重におこないましょう。

●実際におこなった実技を写真撮影しイラスト化

著者の指導のもとにリハビリの実技を撮影し、それを見やすいようにイラスト化したものです。指や手足の細かい動きがリアルに表現されているので、ひとりでおこなう場合も、介助でおこなう場合も参考になります。

●専門家に相談しながらリハビリがおこなえるように工夫

現在の機能の状態でどのくらいのリハビリテーションが効果的で安全か、理学療法士などの専門家から定期的に指導を受けながら続けられるよう、18～19ページにリハビリテーションプログラムを掲載しています。

新版 家庭でできるリハビリテーション

CONTENTS

CONTENTS

毎日少しずつでも
からだを
動かしましょう

私たちは動くことで、からだのさまざまな機能を維持しています。からだを動かさないでいると、脳を含めた全身の機能が低下し、ますますからだは動かなくなってしまいます。病気やケガによってマヒなどの後遺症が残ったら、からだの状態を見ながら毎日少しずつでも日常生活のなかで運動をおこなうことが有効です。からだを動かし、全身の機能の改善をはかりましょう。

毎日少しずつでもからだを動かしましょう

からだを動かさないでいると寝たきりになる

病気やケガで入院し後遺症としてマヒが残ったとき、家庭で寝たきりの生活を続けると、からだの機能がどんどん衰えて、さまざまな弊害が起こります。廃用症候群《はいようしょうこうぐん》といって、からだ全身が衰える障害が起きやすくなります。からだが動きにくいと、動けないために活動が制限され、生きがいを喪失し、やがて「動きにくい状態」が「動かせない状態」になり、本格的な寝たきり生活になってしまいます。

こうしたマイナスの循環を食い止めるために

からだを動かさないでいると

●からだにさまざまな弊害（廃用症候群）が起こる

・精神機能が低下したり、うつ症状がでやすくなる
・認知症が発症しやすくなる
・嚥下機能や心肺機能が低下し、肺炎などを起こしやすくなる
・関節がかたくなりやすくなり（拘縮《こうしゅく》）、立つ・歩くなどの足の動作や食事や着替えなどの手の動作が不自由になる
・上体や頭を起こしただけで、立ちくらみやめまいが起きやすくなる（起立性低血圧）
・からだ全体の筋力やバランス機能が低下する
・骨に力がかからない状態が続いて骨がもろくなる
・床ずれ（褥瘡《じょくそう》）が起きやすくなる

↓

本格的な寝たきり生活になってしまう

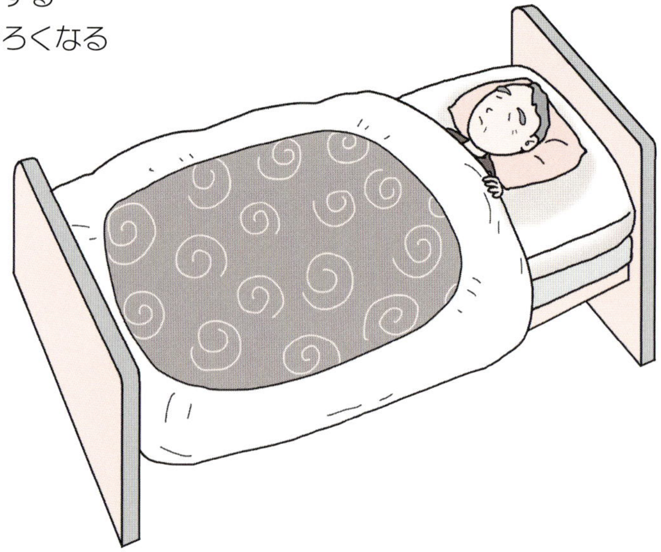

は、機能の低下からベッドでの生活が必要でも、早く運動をスタートさせ、からだの機能を改善させることが大切です。ベッドから車いす、そして自力歩行によって行動範囲を広げ、生きがいのある生活を取り戻しましょう。

このような寝たきりの生活から自立した生活を取り戻すための運動のポイントは、毎日少しずつ続けることです。それには、運動を生活の中に組み入れてしまう方法が有効です。毎日必ず見るテレビ放送のときに、テーブルの前で手や指の関節を伸ばす運動をする、入浴後に全身のストレッチ体操をするなど、運動を生活習慣にしてしまうと長続きします。

運動によって、曲がりにくかった関節が曲りやすくなったり、長く立っていられるようになります。ただし、なかなか成果が上がらないことも多いので、いちいちストレスに感じないように気長にかまえることも大事です。

からだを動かしていると

●ベッドでからだを動かすことができる

・寝がえりができるようになる
・介助による起きあがりができるようになる
・自分の力で起きあがりができるようになる
・関節のかたさが徐々に改善される
・座っている時間が長くなる

●ベッドから離れた生活をすることができる

・嚥下機能や心肺機能が改善し肺炎が起きにくくなる
・関節のかたさが改善されるため、からだが動かしやすくなる
・からだ全体の筋力やバランス機能が向上する
・骨が強くなる、床ずれも起きにくくなる
・食欲が出てきて、栄養状態が良くなる

●外出も楽しい

杖を使ったり、車いすを利用して外出ができるようなら外出したいものです。介護保険では通所リハビリテーション（P125）などのサービスが用意されていて、機能改善をおこないながら、引きこもり予防や仲間づくりができます。

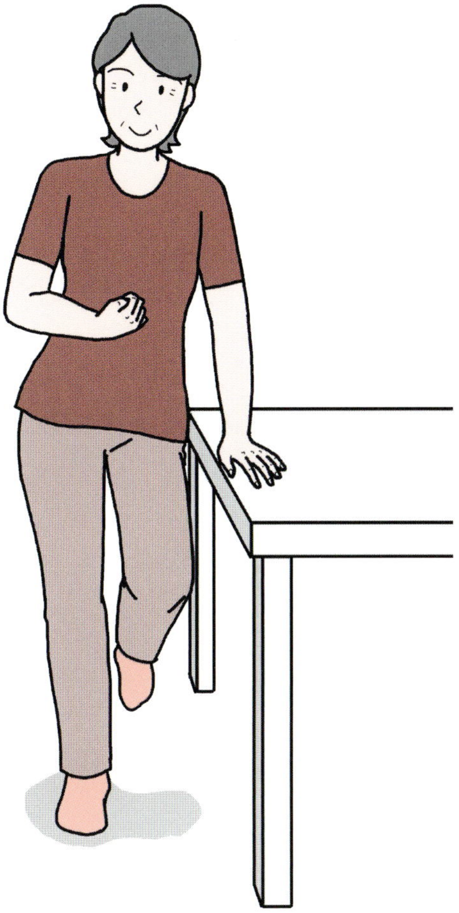

毎日少しずつでもからだを動かしましょう

どのタイプにあてはまりますか?

Aタイプ ベッドから離れることができない人

起きあがることができず、食事・排泄など生活すべてを介助に頼っている人は、動かないことで、からだにさまざまな弊害がでます。関節がかたくなったり、内臓・心肺機能やからだ全体の筋力・バランス機能の低下、精神機能の低下など「廃用症候群」と呼ばれる障害が起こることがあります。これらを防ぐためにも、少しずつ運動することが大切です。

運動の実際と目標

①介助されながら毎日からだを動かそう
②ベッドで少しずつからだを起こすようにしよう
③車いすに座ることを目標にしよう

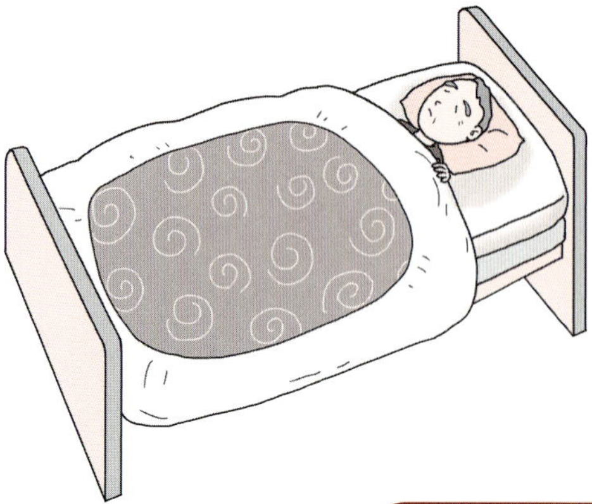

運動のポイントは 14ページ

Bタイプ ひとりで起きあがりが難しい人

介助があれば車いすなどで生活できても、ひとりで寝がえりや起きあがりができない人は「座る」ことへの耐久性がとぼしく、長く座っていられないものです。座っている時間を長くしましょう。介助によるベッドやふとんから起きあがりの運動をおこない、ひとりで起き上がるための重心の移し方などをおぼえましょう。

運動の実際と目標

①寝ながらひとりでできる運動を増やす
②介助から始め、ひとりでの起きあがりをしよう
③車いすで座る時間を増やそう

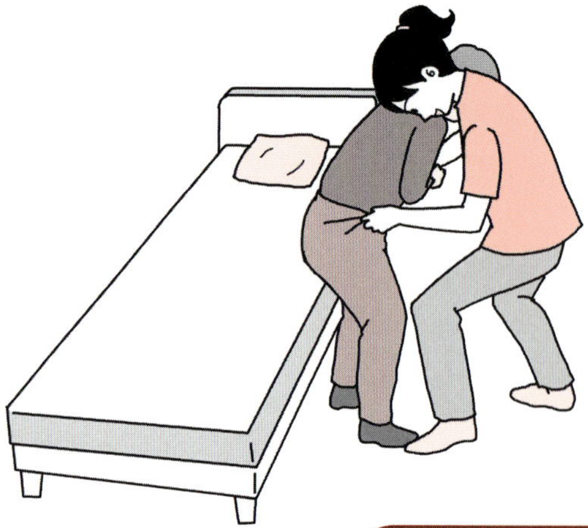

運動のポイントは 15ページ

　からだの機能によって、それに合うリハビリテーションの方法があります。タイプAの「ベッドから離れることができない人」はタイプBをめざし、起きあがりなどの運動をおこないましょう。機能がすぐに改善しなくても、運動によって機能低下が防げるのであせらずに続けましょう。

　さらに「ひとりで起きあがりが難しい人」は座る時間を長くすると同時に、介助からはじめてひとりで起きあがりができるように運動をおこないましょう。「立ち上がりや歩くのが難しい人」はバランスよく座りながら、ひとりで立ちあがれるように運動をしましょう。「杖などを使いながら歩行ができる人」は、活動範囲を広げイキイキとした生活をめざしましょう。

Cタイプ　立ちあがりや歩くのが難しい人

　歩くことができなくても、ひとりで起きあがりや車いすへの乗り移りができ、移動もできる人は、日常動作で腕の筋肉や腹筋はある程度鍛えられます。しかし、小さなケガや病気が原因で急激に体力が衰えることもあります。常にバランスよくきちんと座っていられることをめざして運動しましょう。

運動の実際と目標

①座ってバランスがきちんととれるようにしよう
②座ってできる運動を積極的にしよう
③歩くのをめざすときは専門家に相談を

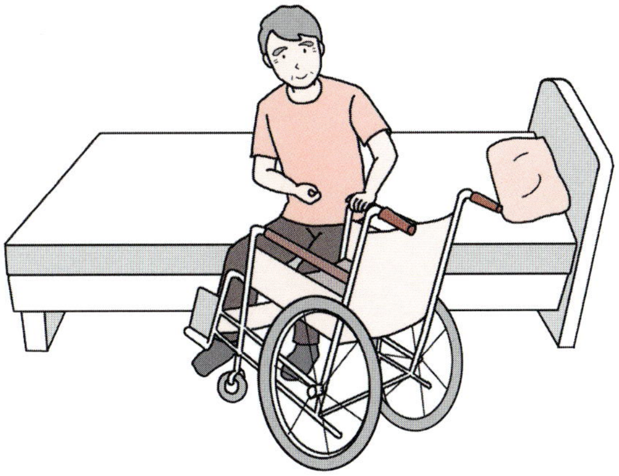

運動のポイントは　16ページ

Dタイプ　歩行ができ、もっと活発な生活をめざす人

　手すりや杖、補装具などを使えばひとりで歩ける人、あるいは補装具などを使わなくてもひとりで歩ける人はどんどん歩いて健康的な毎日を過ごしましょう。でも、マヒのある人は歩行以外の運動も積極的におこないましょう。筋力トレーニングなどによってからだのバランスを整え、転倒予防につなげましょう。

運動の実際と目標

①転倒を防ぐ運動をしましょう
②補装具や杖を使った運動をおこないましょう
③運動のあとはストレッチを忘れずに

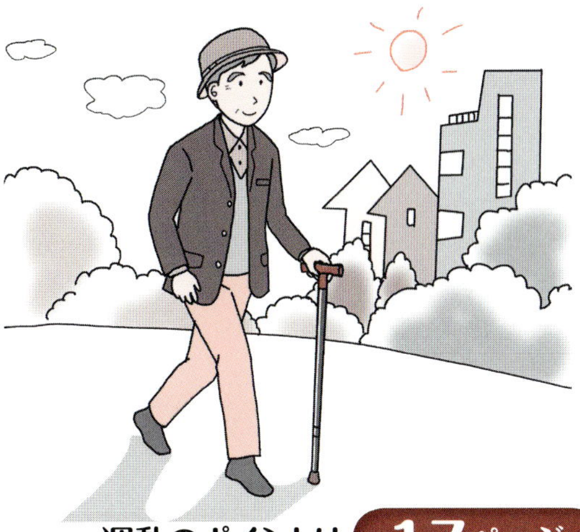

運動のポイントは　17ページ

Aタイプ

ベッドから離れることができない人の運動

ベッドから離れることができない人は、少しずつでも運動をおこなわないと、関節がかたまりよけいに動けなくなります。からだを少しずつ動かし、ベッドから起きあがり、座ることをめざしましょう。

介助で寝がえりをしましょう

床ずれ（褥瘡《じょくそう》）を予防するためにも介助による寝がえりをしましょう。

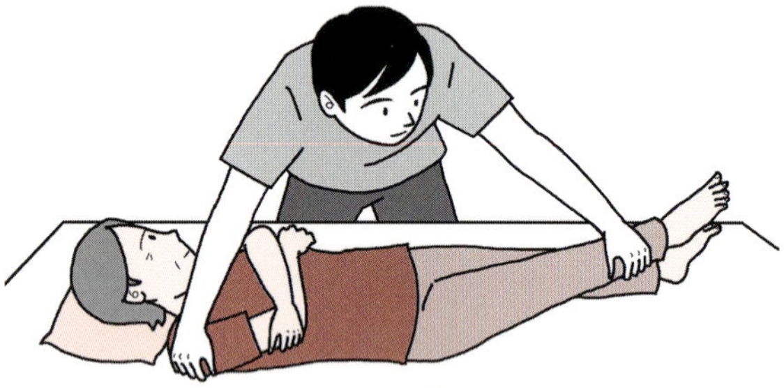

●適した運動　68～71ページ

小さな関節の曲げ伸ばしの運動を中心にしよう

最初は指や手足の曲げ伸ばしなど、基本的な運動を中心におこないましょう。

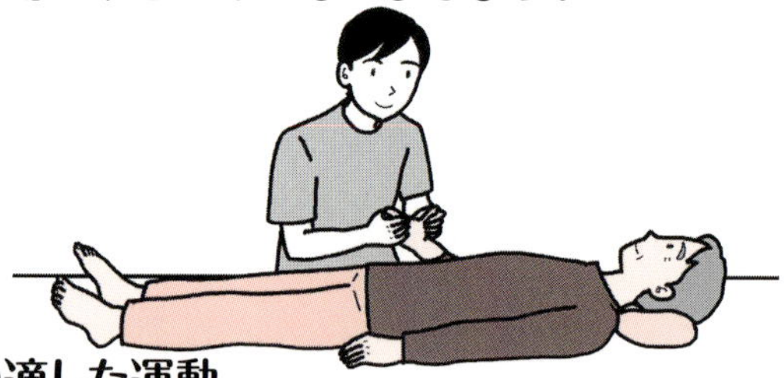

●適した運動　36～47ページ　52～55ページ

運動に慣れたら、大きな関節を動かそう

からだを動かすことになれてきたら、少しずつ肩やひざ、腰の曲げ伸ばしをしましょう。

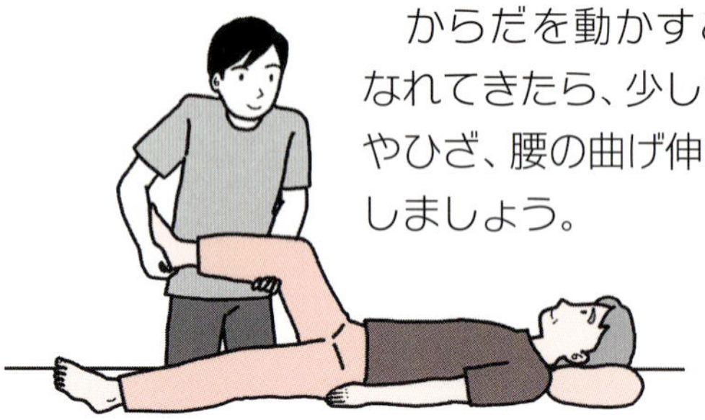

●適した運動　48～51ページ　56～66ページ

車いすに座る練習をしよう

ベッドで座っていられるようになったら、車いすに座る練習をします。

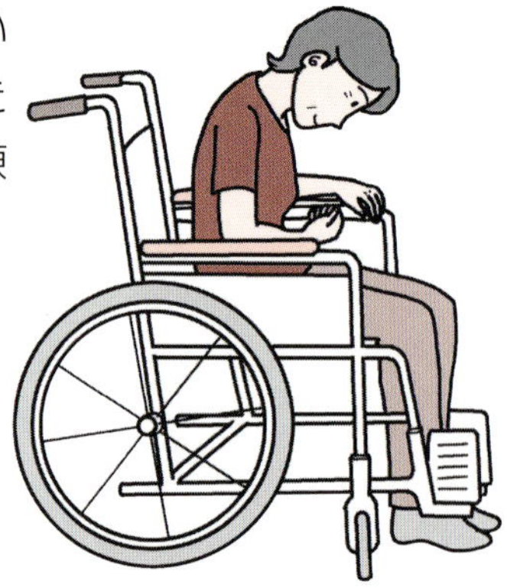

●適した運動　90～93ページ

ひとりで起きあがりが難しい人の運動

ひとりで寝がえりや起きあがりができないけれど、介助があれば座っていることができる人は、できるだけベッドからはなれて生活しましょう。おなかや下半身の筋力アップをおこない、ひとりで起きあがりができるようにしましょう。

少しずつひとりでできる運動を増やそう

ベッドで寝ながら、座ってテレビを観ながら自分でできる運動を増やしましょう。

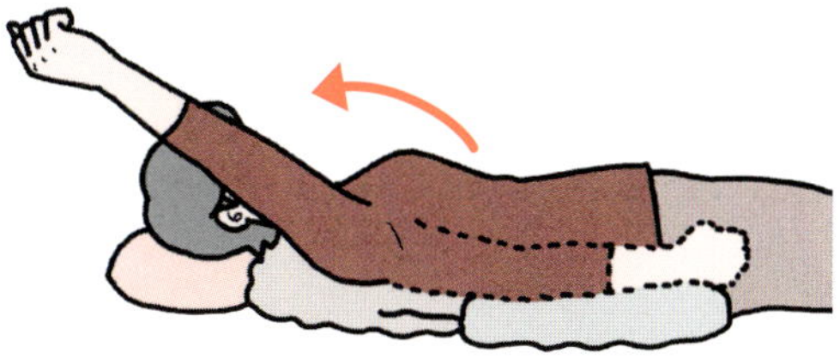

●適した運動

22～29ページ　36～66ページ

長い時間座っていられるようにしよう

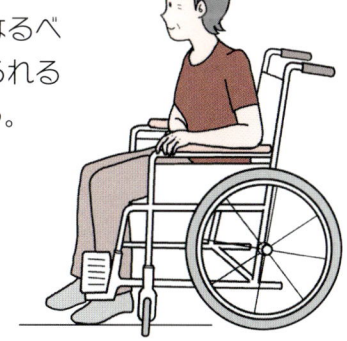

正しい姿勢でなるべく長く座っていられるようにしましょう。

●適した運動

90～93ページ　102～109ページ

おなかや下半身の筋力アップをめざそう

ひとりで寝がえりをするためにはおなかと下半身に筋力をつけましょう。

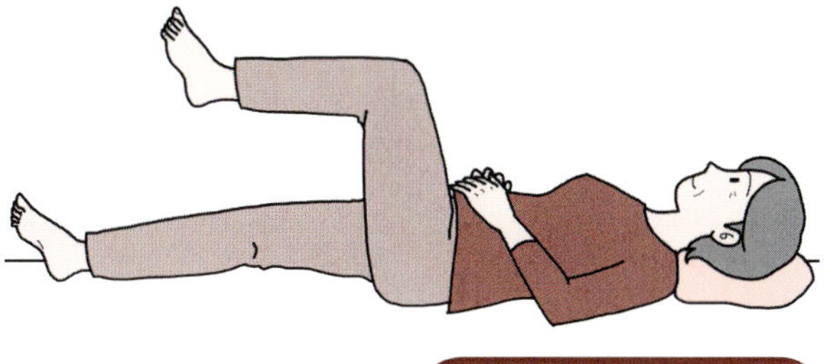

●適した運動 30～34ページ

寝がえりや起きあがりを練習しよう

ひとりで寝がえりができたら、ひとりで起きあがりができるのももうすぐです。

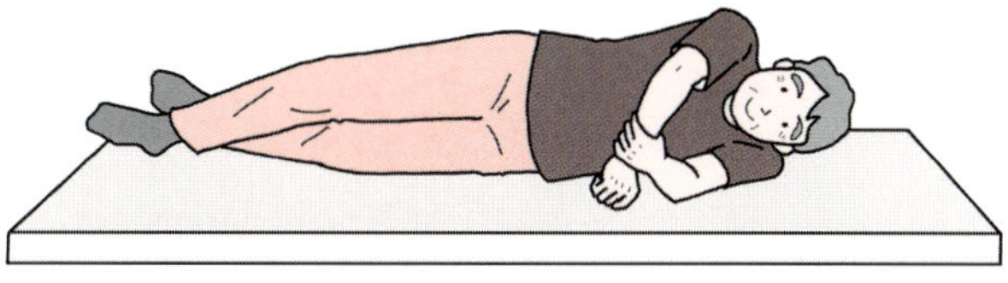

●適した運動

35ページ　72～81ページ

C タイプ

立ちあがりや歩くのが難しい人の運動

ひとりで起きあがりや車いすへの乗り移りができる人は、自立ができるレベルです。姿勢よく座っていることができれば、立ちあがる運動にチャレンジしましょう。関節がかたくなるのを防ぐために全身運動も続けましょう。

背もたれから背中をはなそう

ふんぞり返った姿勢から立ちあがりはできません。背もたれから背中をはなす練習を。

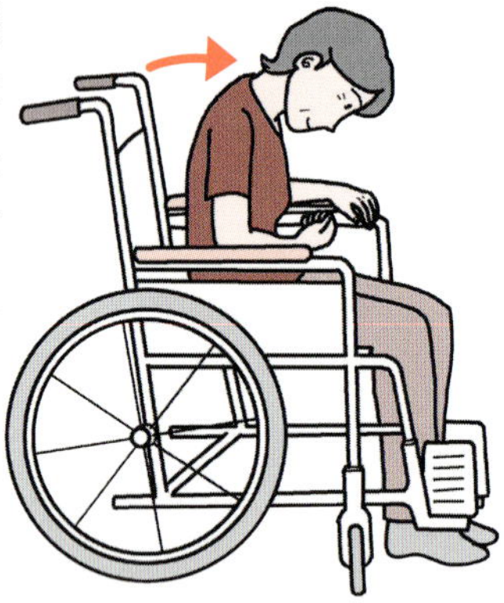

●適した運動 90～92ページ

座った姿勢でバランスを整えよう

テーブルの上で運動すると、座ったバランスをとる運動と腕の運動ができます。

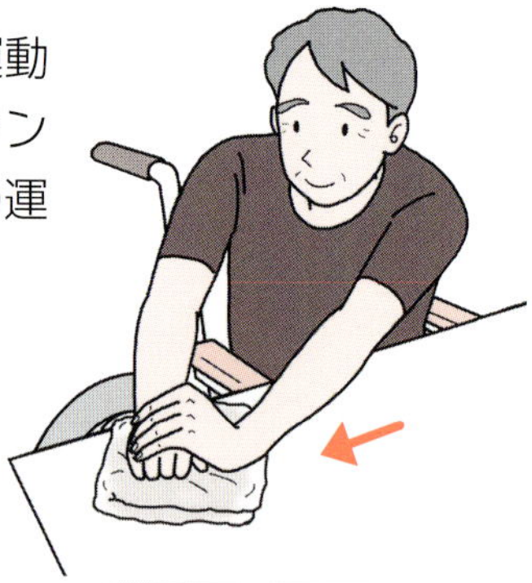

●適した運動 102～109ページ

立ちあがりの練習をしよう

お辞儀の訓練で足を床に踏みしめることができれば、立ちあがりまでもうすぐです。

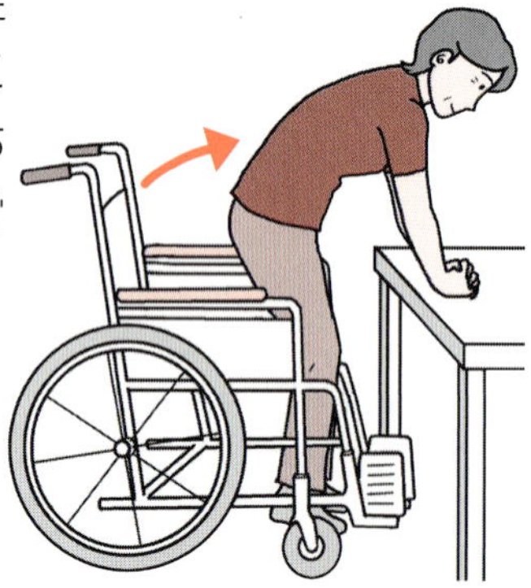

●適した運動
84～89ページ 110～113ページ

全身的な運動をしよう

指先、足、腰など、からだ全体を動かす訓練を続けることが大切です。

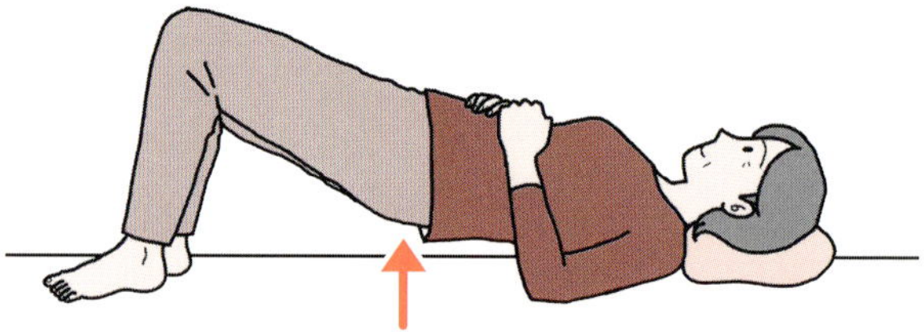

●適した運動 22～66ページ

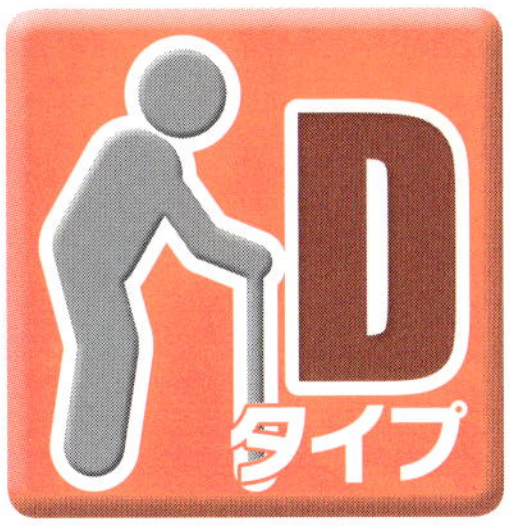

歩行ができ、もっと活発な生活をめざす人の運動

杖や補装具を使って歩ける人は、どんどん歩いて体力をつけ足腰を鍛えましょう。いま持っている機能を維持するためにも、体調をみながら、できるだけ活発な生活を送りましょう。

少し汗ばむ程度まで歩こう

心肺機能を高めるためにも、少し汗ばむ程度まで歩いてかまいません。

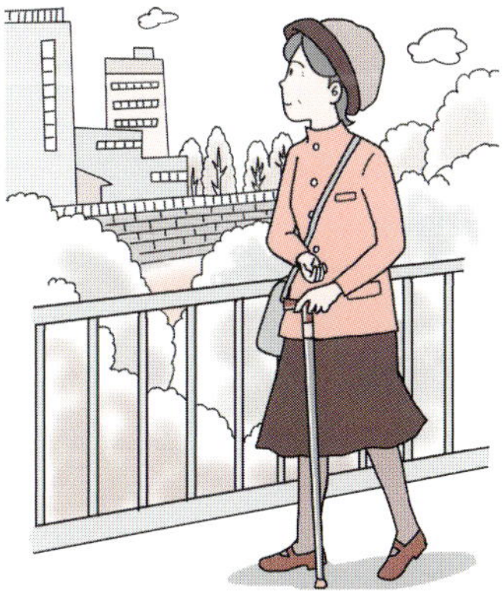

●適した運動 94～99ページ

全身的な運動をしよう

歩く運動と同時に指、足、腰など、からだ全体を動かす訓練を続けましょう。

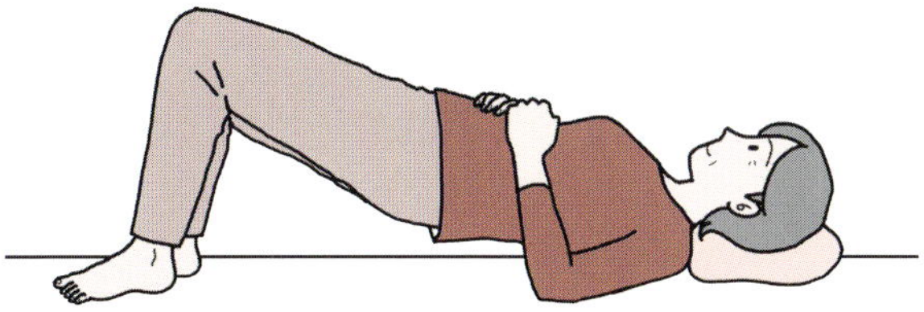

●適した運動 22～66ページ 102～111ページ

バランスを整える運動をしよう

片マヒのある人は、マヒのある側とない側をバランスよく使う全身の運動をしましょう。

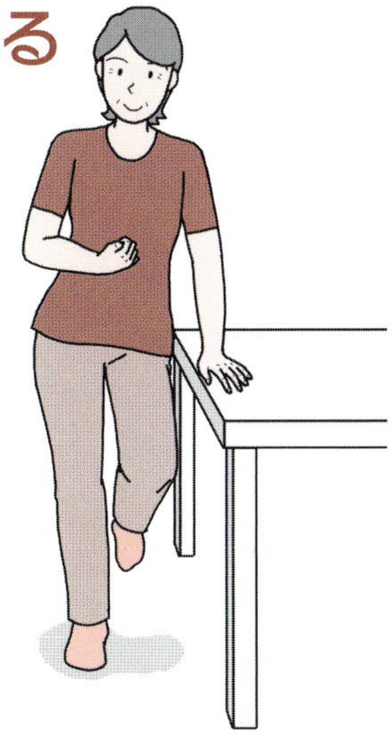

●適した運動 112～119ページ

使った筋肉のストレッチをしよう

片マヒのある人は全身のバランスを整えるためにも運動のあとのストレッチが大切です。

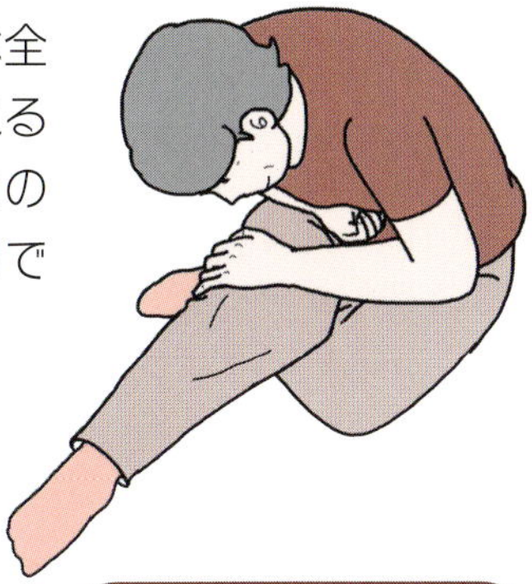

●適した運動 120～123ページ

毎日少しずつでもからだを動かしましょう

運動は専門家に指導を受けておこないましょう

専門家にアドバイスをもらいましょう

適した運動に○印をつけてもらいましょう

年　　月　　日現在

	ページ	運動の種類	適した運動	専門家の指導
関節をやわらかくするリハビリテーション				
ひとりでおこなう運動	22	指を開きやすくする		
	26	手首の動きをよくする		
	28	ひじ・腕・肩の動きをよくする		
	30	脚と腹筋の運動		
介助でおこなう運動	36	指や手首の動きをよくする		
	44	ひじ・腕の動きをよくする		
	48	肩の動きをよくする		
	52	足ゆびや足首の動きをよくする		
	56	ひざ・股《こ》関節《かんせつ》・腰の動きをよくする		
	64	からだ全体の運動		
寝がえり・起きあがりのリハビリテーション				
寝がえり	68	介助による寝がえり		
	72	ひとりでおこなう寝がえり		
起きあがり	76	介助によるベッドでの起きあがり		
	78	介助によるふとんでの起きあがり		
	80	ひとりでおこなう起きあがり		
立ち上がり・車いす・歩行のリハビリテーション				
立ちあがり	84	介助によるベッドからの立ちあがり		
	87	ひとりでベッドからの立ちあがり		

　どの運動をどのくらいおこなうかは、人によって異なります。始める前に必ず理学療法士などの専門家に相談してください。できれば定期的に機能チェックをしてもらい、適した運動を指導してもらうといいでしょう。介護保険の要介護・要支援の認定を受けた方なら、訪問や通所リハビリのサービスを利用すれば、少ない自己負担で理学療法士などのアドバイスを受けることができます。

18～19ページの表を定期的にコピーし、適した運動について専門家の指導を受けましょう

	ページ	運動の種類	適した運動	専門家の指導
車いす	90	車いすでの正しい姿勢と運動		
歩行	94	杖を使っての歩行		
	98	補装具を使っての歩行		
ひとりで行う日常のリハビリテーション				
座っておこなう運動	102	指の曲げ伸ばし		
	104	肩を開き、わき腹と背中を伸ばす運動		
	106	ひじの曲げ伸ばし		
	110	肩を回す運動		
	112	バランスよく立つ		
	116	全身のバランスを整える運動		
ストレッチ	120	もっと歩けるようになるためのストレッチ		
本人の目標				

運動を安全に長く続けるためのQ&A ①

Q 運動は毎日必要?

A 体調をみながら、できるだけ毎日おこないましょう

運動は毎日おこなってこそ効果があります。最初は少しずつから、徐々に回数や種類を増やしていきましょう。とはいえ「運動をしなければ」という義務感にかられて、毎日ひたすら運動をおこなうのも考えものです。運動は生活の一部としてとりいれるようにしましょう。

介助で運動する場合は、相手にやる気を起こさせることがもっとも大切です。「運動」「リハビリ」とけしかけるよりも、家族の話題や食事などの話をしながら、生活への意欲を高めることで「運動したい」という気持ちにつなげていくようにしましょう。

Q 痛みをがまんするくらいでないと効果はない?

A 痛みを感じたらすぐに中止しましょう

運動するときは、決して無理して動かしてはいけません。とくに肩の関節は亜脱臼を起こしている場合があるので、十分注意しておこなってください。痛みがあるときはすぐに中止してください。

運動は気持ちがいいところでやめるのが基本です。介助でおこなう場合は、気持ちがいいか、痛みがあるか、表情からも観察できるように必ず介助者は相手の顔を見ておこなうようにしましょう。

Q 運動をするのにいちばん適した時間帯は?

A 入浴などのあとが適しています

運動をするのにこの時間帯でなくてはいけないというものはありません。運動しようと思ったら、いつでも気軽に始めましょう。好きなテレビを見ているときに、座りながら関節を伸ばす運動などをすると、気軽に始められるので長続きします。

ただ、体調の悪いときは控えるようにし、少し負担の大きい運動は空腹時や食事の後は避けましょう。入浴や清拭《せいしき》のあとはからだが温まっていて関節がやわらかくなっているので、運動しやすくなっています。

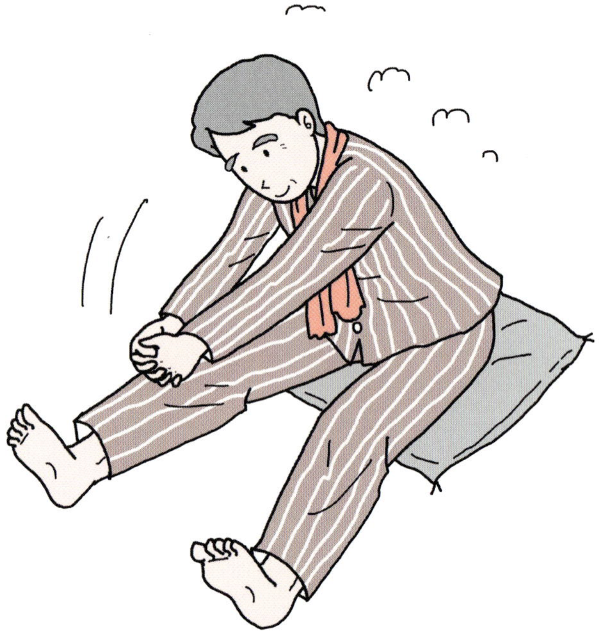

Step1

関節がかたくなるのを防ぐ！

脳卒中の後遺症などによってマヒがある人は、関節の周囲の筋肉が縮んだまま伸びにくくなっていて、放っておくと関節の拘縮《こうしゅく》が進み、手や足が動きにくくなります。関節の周囲の筋肉を伸ばす運動をおこないましょう。ベッドで生活する時間が多い人も歩行ができる人も、マヒがある人は日常的におこないましょう。ただし、関節は無理すると痛めやすいので、痛みがあるときはおこなわないようにしましょう。

Bタイプ Cタイプ Dタイプ

ひとりでおこなう運動

指や手首の動きをよくする

指を開く運動と指の間を広げる運動をおこないます。指の関節は無理をすると痛めやすいので急いだり、強く曲げたりするのは危険です。ゆっくり時間をかけて少しずつ伸ばしていくことが大切です。同時に、手首の曲げ伸ばしなど手首の動きをよくする運動をおこないましょう。

●ひとさし指から小指までを開く●

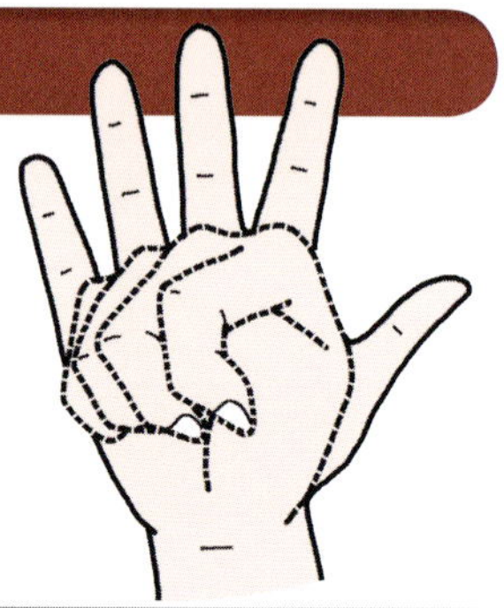

最初は、ひとさし指から小指までの４本の指（できる人は５本の指）を開きましょう。指の関節は痛めやすいので、無理やりおこなわないようにしてください。

1 握っている状態（マヒのある側）のひとさし指から小指までの指の中に、マヒのない側の手のおや指を入れます。

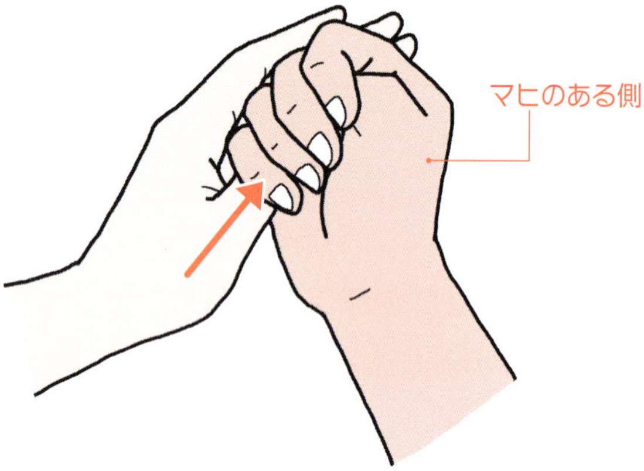

指・腕の運動の基本的な姿勢

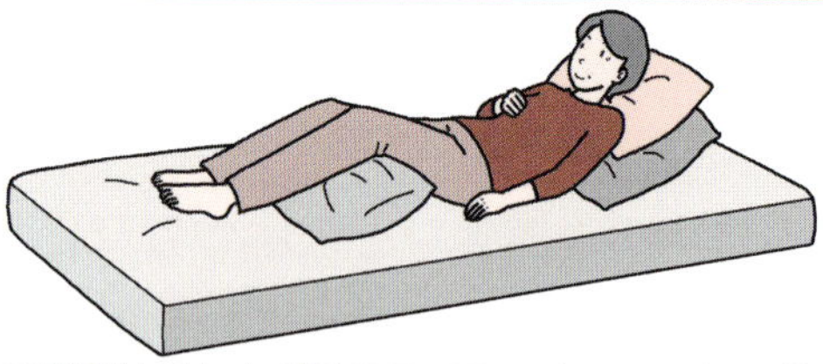

手の運動は手もとが見えるくらいまでベッドの背もたれを起こすか、背中にクッションを入れて、少しからだを起こしておこなってください。

2 マヒのない側の指でマヒ側の手の甲をしっかり支え、握っていた指をゆっくり開きます。

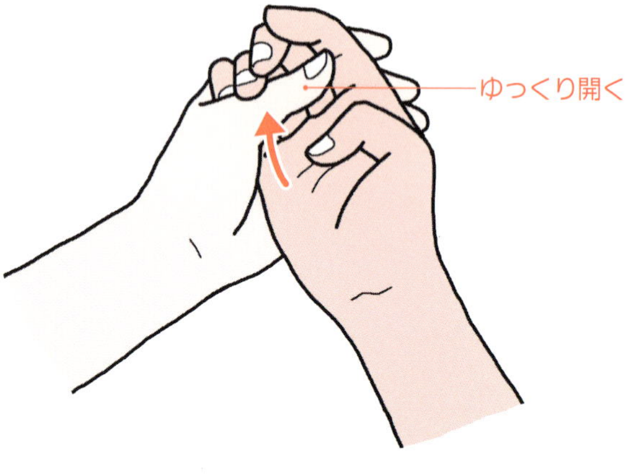

3 おや指を徐々に指の先のほうにずらしていき、指先まで伸ばします。

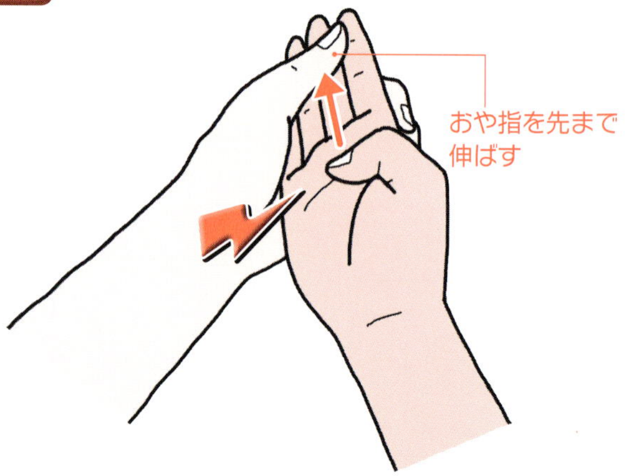

ここがポイント

指先だけを押さえて運動する人が多いのですが、手の甲まで包みこむようにしっかり握り、指の根もとから伸ばします。そうすることにより、関節を痛めることなく、安全に運動をおこなうことができます。

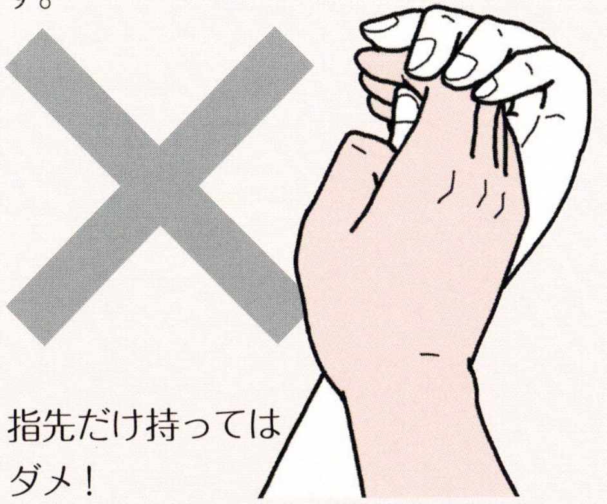

指先だけ持っては
ダメ！

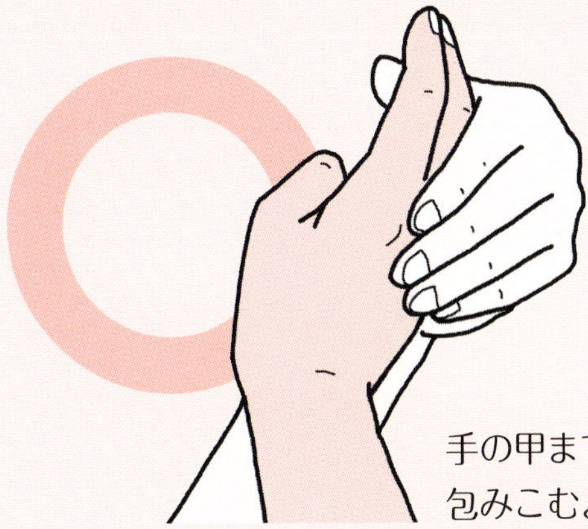

手の甲まで
包みこむように

これはダメ!!

指が伸びたとき、下の図のような形で指を伸ばしたら危険です。自分の手と見比べて確認してみましょう。

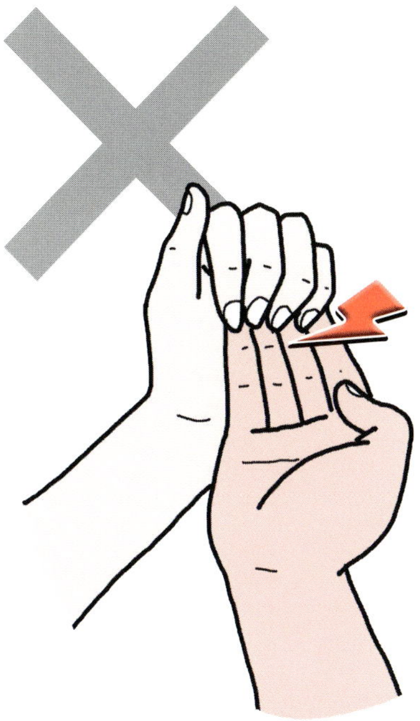

指4本を使って無理やり開くようにしていませんか?

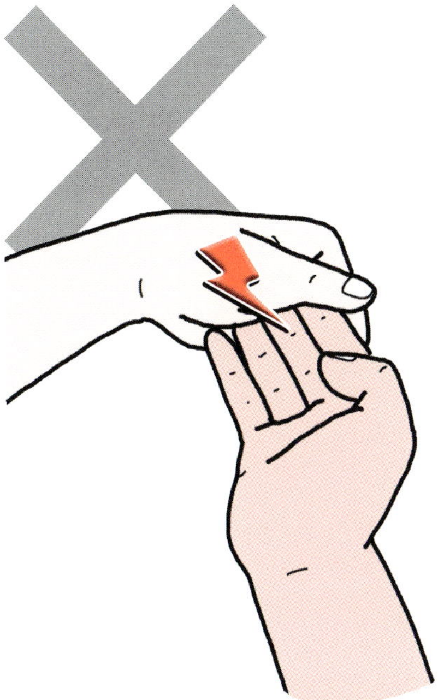

おや指を使って開いているようでも、指先だけ押さえているのはダメ。指の根もとまで深く持って。

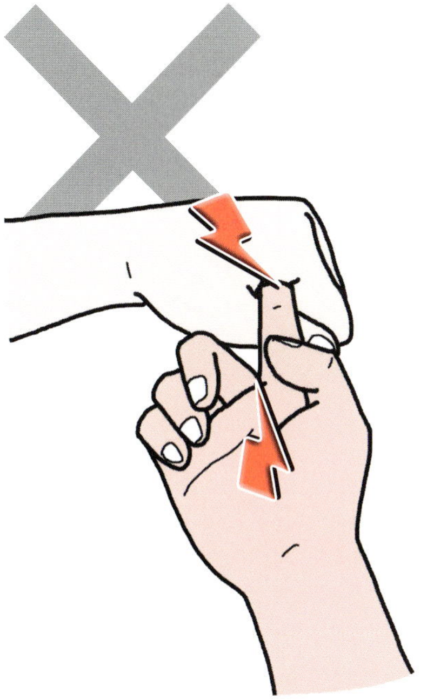

指を１本ずつ持って開いてはダメ。ひとさし指から小指まで一緒に開いていきます。

●おや指の曲げ伸ばし●

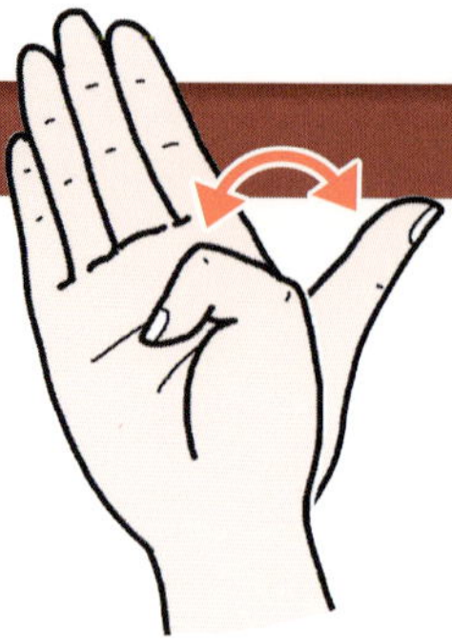

おや指が外側にひらくようになるのが目標です。おや指の下にひとさし指から小指まで、指４本をいれることができればほぼ目標達成。おや指を無理に開くのではなく、指を１本、２本と増やして入れることで徐々に開くようになります。

1 マヒのあるおや指の下から、ひとさし指を滑りこませるように差し入れます。

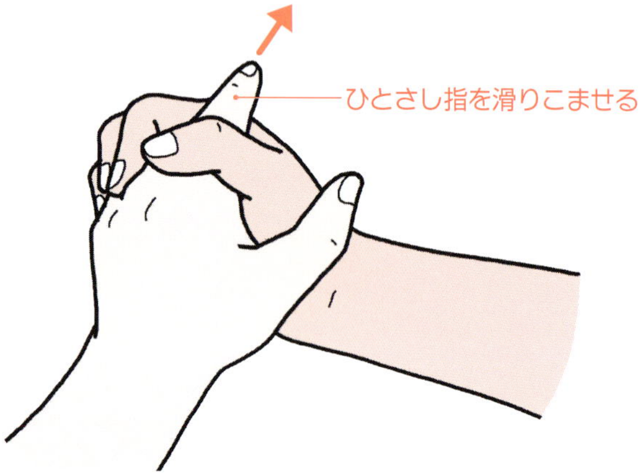

2 同じようにして、なか指もおや指の下に入れ、おや指の根もとをマヒのない側のおや指で押さえるようにしてゆっくりおや指を開きます。

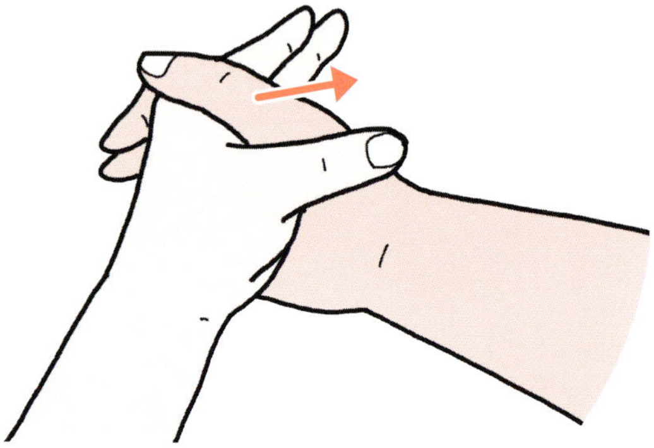

3 おや指が開いてきたら、くすり指と小指もおや指の下に入れ、全部の指を使ってゆっくりおや指を伸ばします。

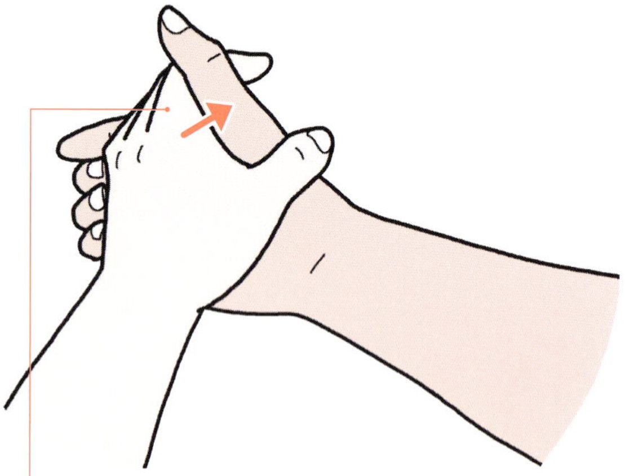

注意!!

4本の指すべてを入れる必要はありません。痛い場合は開き過ぎなので、それ以上指を入れてはいけません。

これはダメ!!

指先だけを引っ張って伸ばすと、おや指の関節を痛めやすくなります。

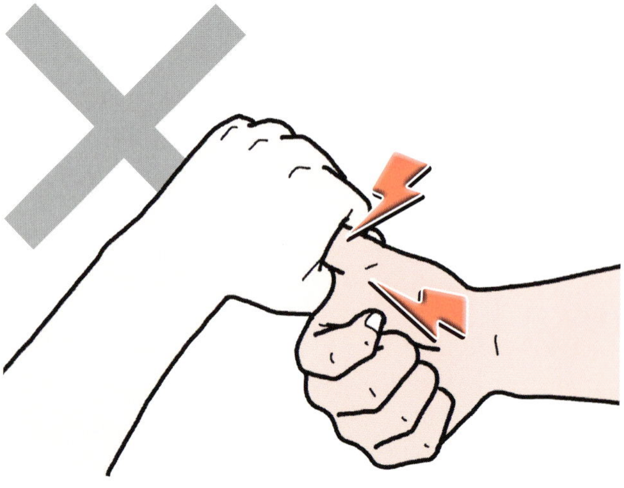

●指を開く●

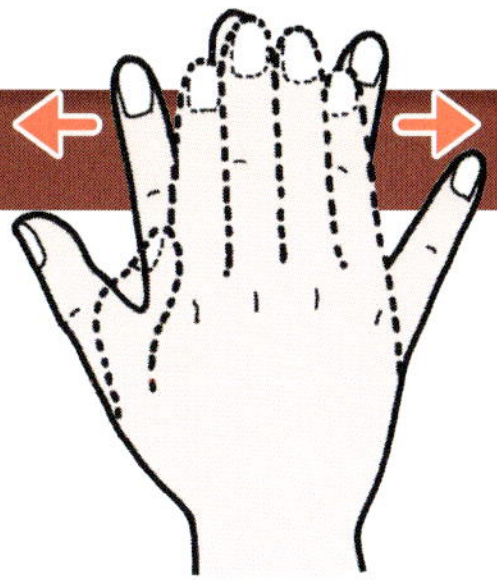

おや指だけでなく、ほかの指も外側へ開きましょう。自分で指を１本１本開いていくのは難しいものですが、指と指が組めれば全部の指を開くことができます。

1

マヒのない側のおや指は手首に軽くそえ、握った指の中にひとさし指から小指を差し入れるようにして少し指を伸ばします。

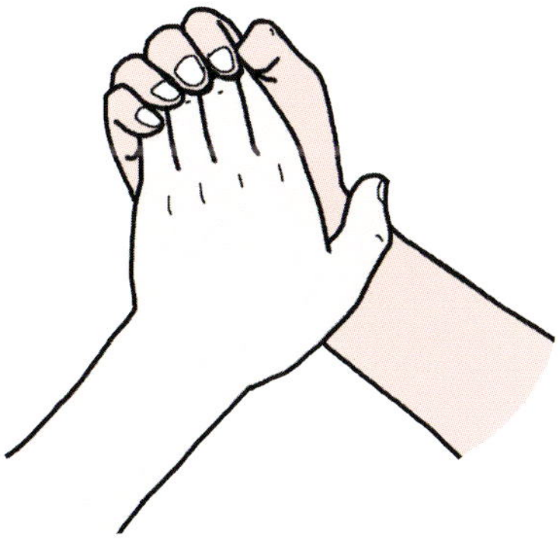

2

ひとさし指から小指までを指と指の間にゆっくり差し入れます。

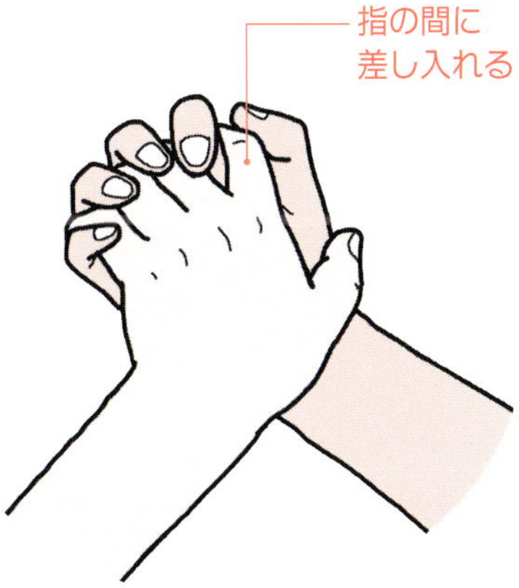
指の間に
差し入れる

3

指を奥まで差し入れ、両手を組み合わせて指と指の間を開きます。

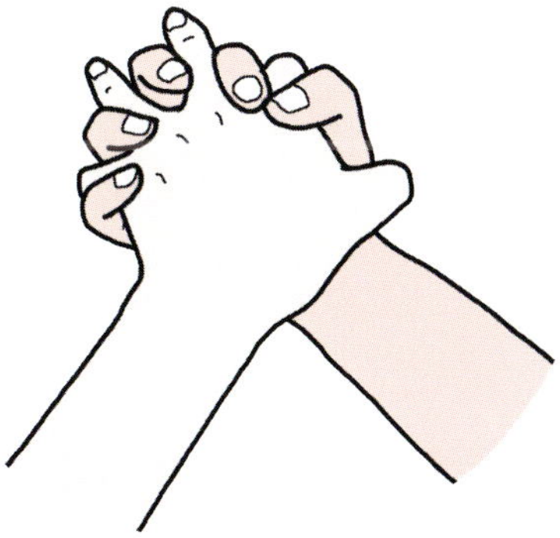

●運動のバリエーション●

両手を組み合わせてもまだ余裕があるようなら、少し手首を返すように押すと、指と手首を伸ばす運動もできます。

1

指の奥まで組めたら。

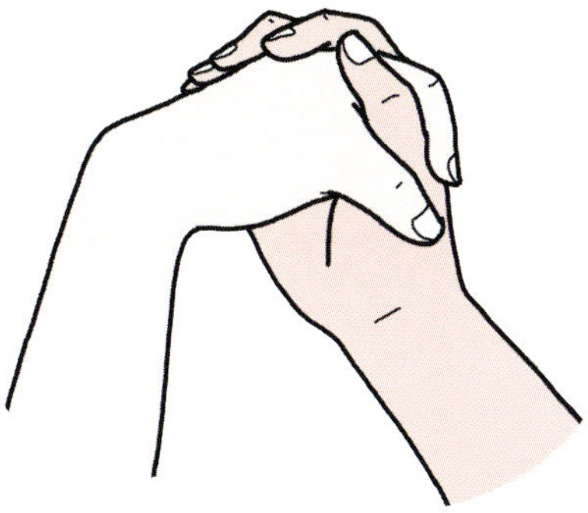

2

徐々に手首を返して指を伸ばしていきます。

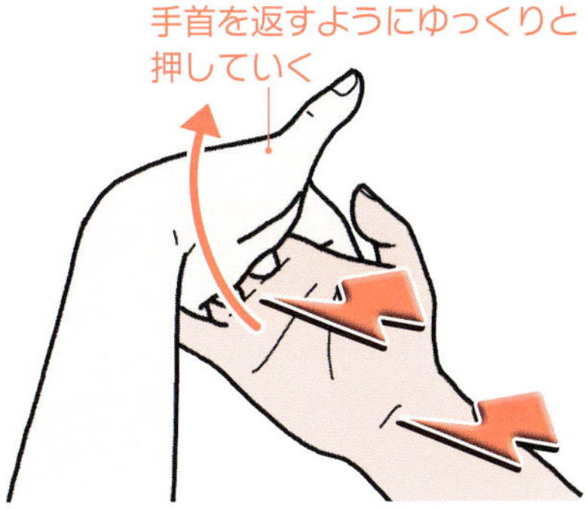
手首を返すようにゆっくりと
押していく

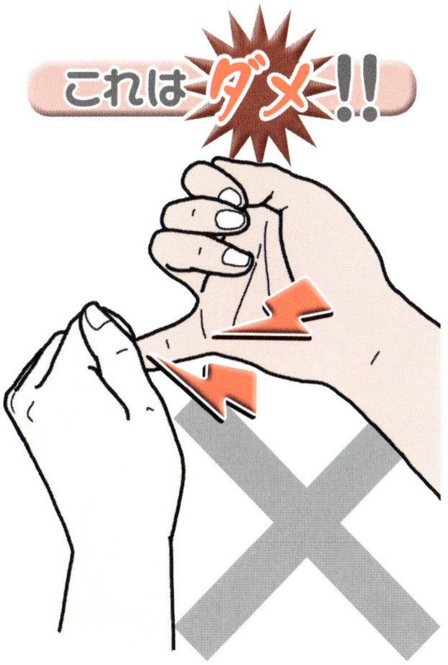
これはダメ!!

指を1本ずつ開くと効果がないだけでなく、関節を痛めやすいので危険です。

●手首の曲げ伸ばし●

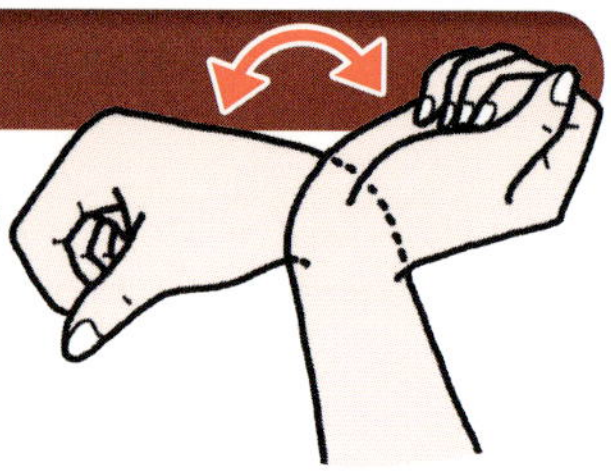

両手の指を組み合わせることができても、マヒがあると手首は内側に曲がりやすいものです。手と手首の内側の腱《けん》を伸ばす運動をしましょう。

1 両手を組んだら、マヒ側のおや指の根もとをマヒのない側のおや指で押さえます。

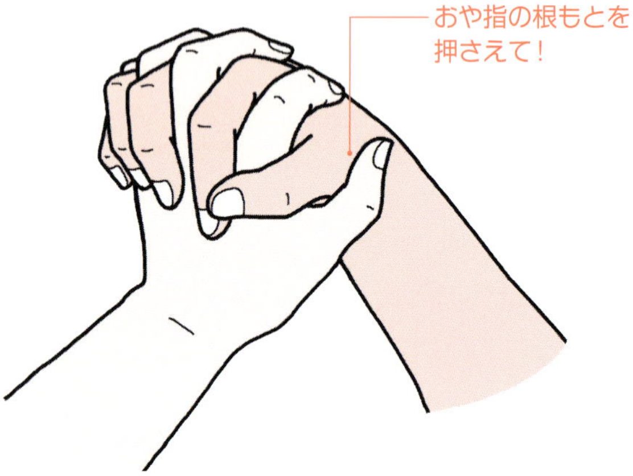
おや指の根もとを押さえて！

2 おや指の根もとを押すようにして、手首を返し、ゆっくり伸ばします。

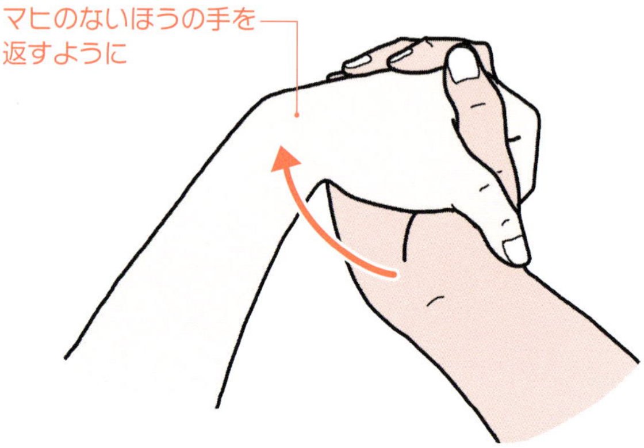
マヒのないほうの手を返すように

●運動のバリエーション●

◆もっと深く曲げたいとき

手のひら側のおや指の根もとを押さえて手首を返すと、より深く手首の曲げ伸ばしができます。ただし、無理はしないで。

1 おや指の根もとを押さえて。

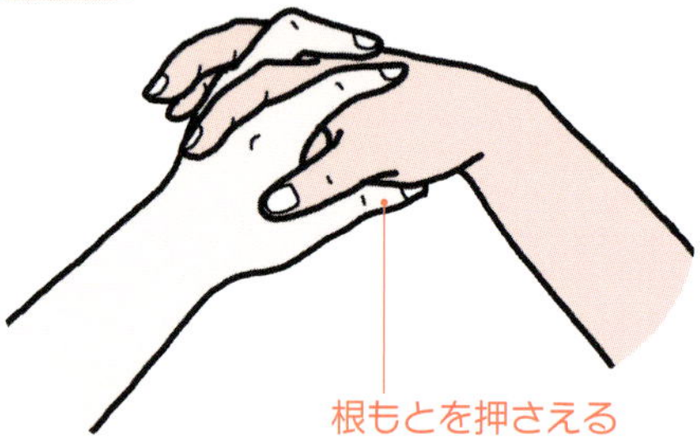
根もとを押さえる

2 手首を返します。

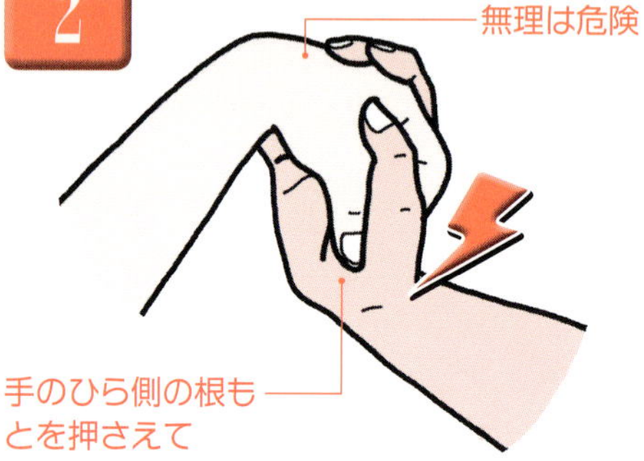
無理は危険
手のひら側の根もとを押さえて

◆指が組めないとき

指が開かずに両手を組むことができないときは、握ったまま指全体を持って手首の曲げ伸ばしでも効果があります。

1 こぶし全体を握ります。

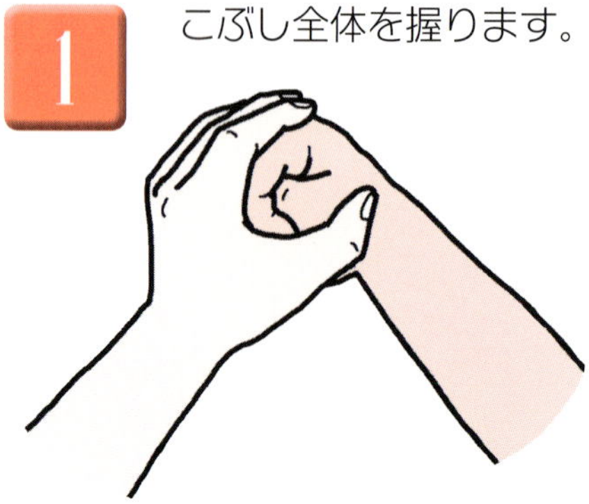

2 手首を返します。

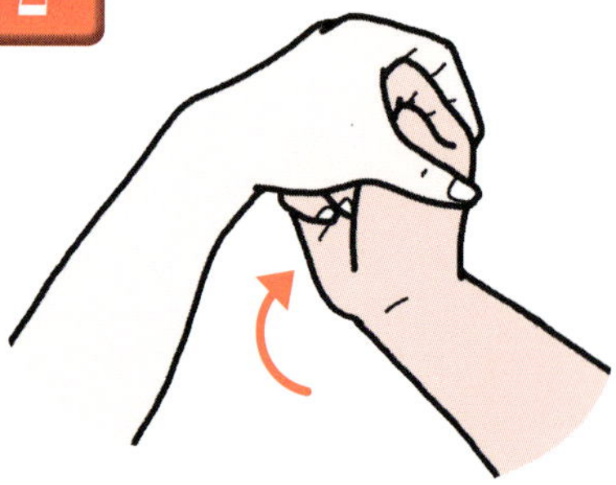

●手首からひじを回す●

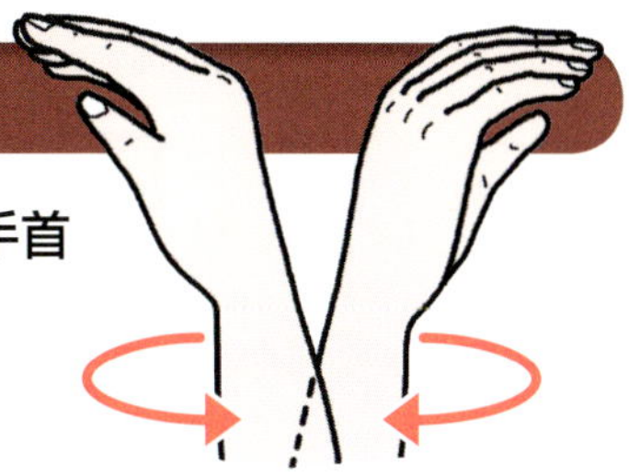

手のひらが常に下を向いた状態、あるいは上を向いた状態のままの人は、手首を持ってよく回しましょう。

1　マヒ側の手のひらを下に向け、もういっぽうの手で手首を軽く握ります。

2　手首を握った手をゆっくり外側に向けるようにして、腕を回します。

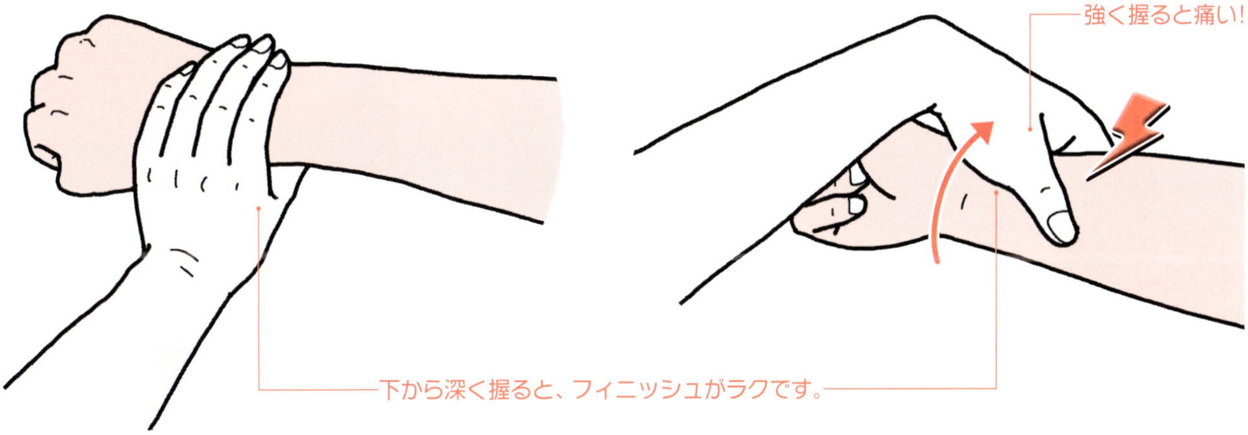
強く握ると痛い!
下から深く握ると、フィニッシュがラクです。

●運動のバリエーション●

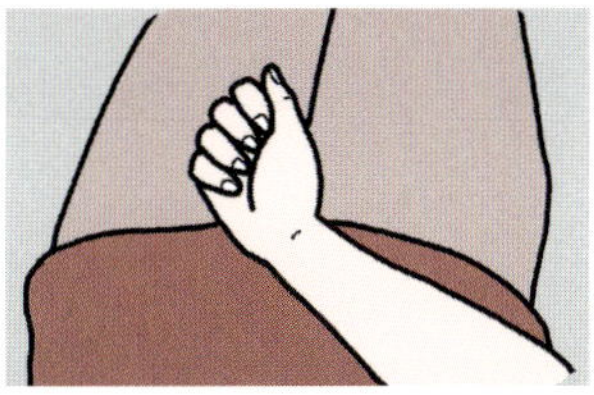

◆手のひらが上に向いている場合

手のひらが上に向いているマヒの場合は、外側から手首を握り内側に回します。

1　外側から手首を握ります。

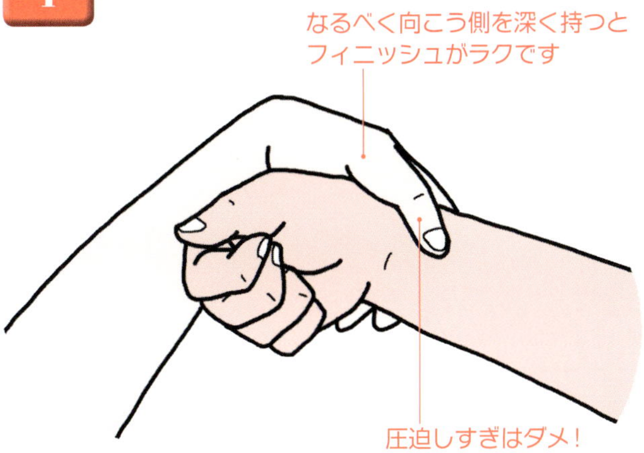
なるべく向こう側を深く持つと
フィニッシュがラクです
圧迫しすぎはダメ！

2　ゆっくり手前に内側に回します。

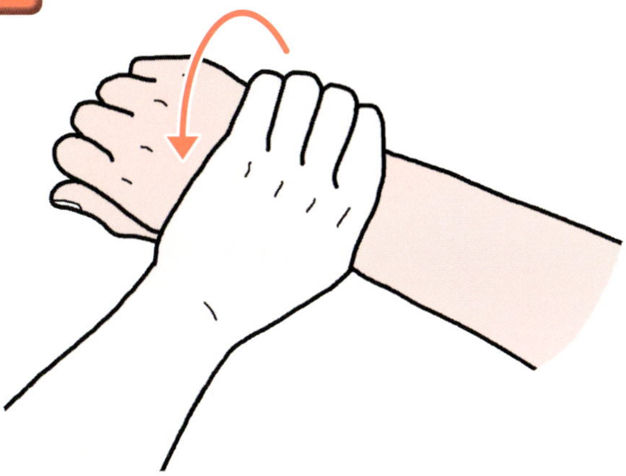

Bタイプ Cタイプ Dタイプ

ひとりでおこなう運動

ひじ・腕・肩の動きをよくする

マヒがあるとひじも曲がって固まった状態になりやすいので、運動によってよく伸ばしましょう。腕全体を伸ばす運動をおこなうときは、仰向けに寝てマヒのない手でマヒ側の手首を握り、上にひじを伸ばすようにして腕を上げましょう。

●ひじの曲げ伸ばし●

ひじの内側に痛みがあることが多いので、少しずつ時間をかけて伸ばすようにしましょう。

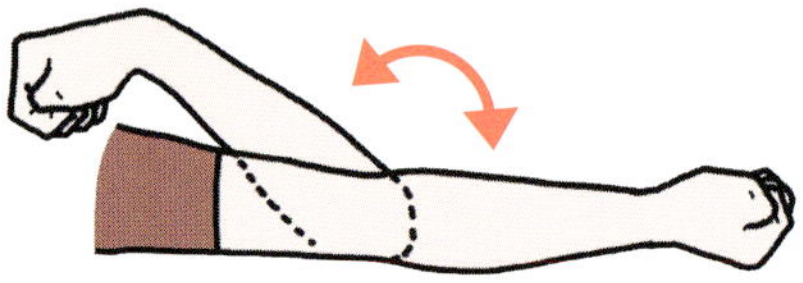

1 ひじを肩のほうに曲げ、マヒのない側の手で手首を握ります。

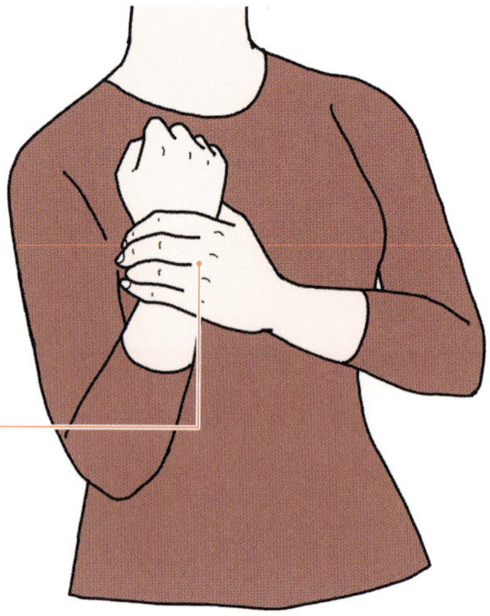

2 時間をかけて、ゆっくりひじを伸ばします。

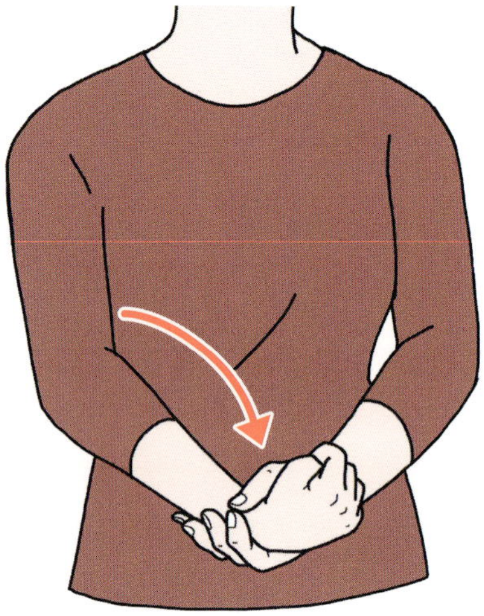

●運動のバリエーション●

腕が内側に向いているマヒがある場合は、外側に向けてひじの曲げ伸ばしをします。肩に痛みがあるときはおこないません。

1 マヒ側の手首を握ります。

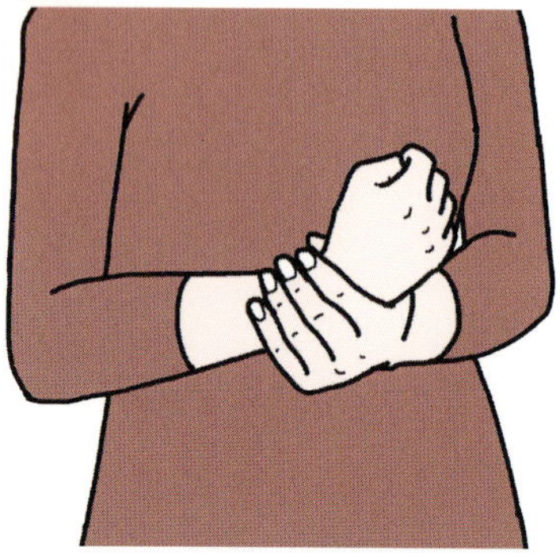

2 外側に向けて伸ばします。

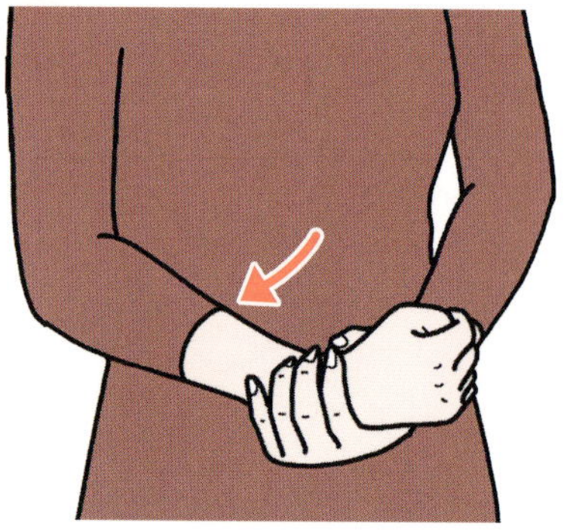

●腕全体を上げる●

マヒ側の手首を握り一緒に手を上げて、自分の顔のほうに寄せます。

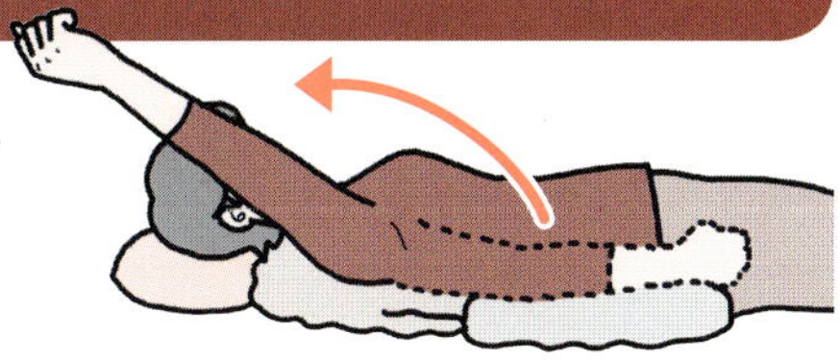

1 ひじを肩のほうに曲げ、マヒのない側の手で手首を握ります。

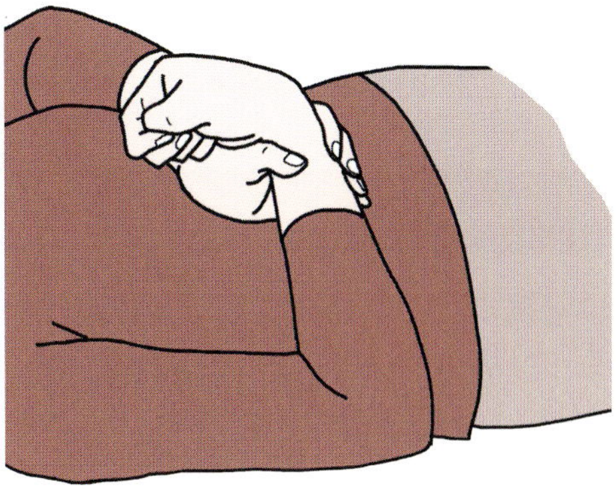

2 マヒ側の腕をまっすぐひじを伸ばしながら腕を上げます。痛みがあるときは、無理せず、そこでやめます。

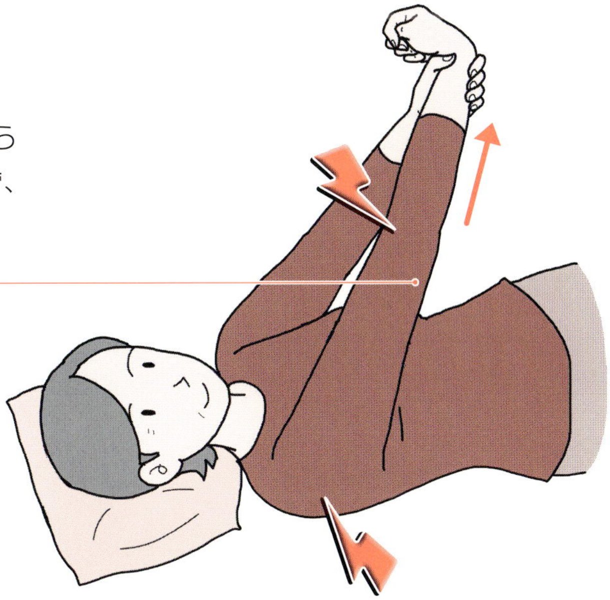

必ずしもひじを完全に伸ばす必要はありません。

3 さらに運動しても大丈夫なら、上げた腕をさらに伸ばし顔に近づけるように引き寄せます。

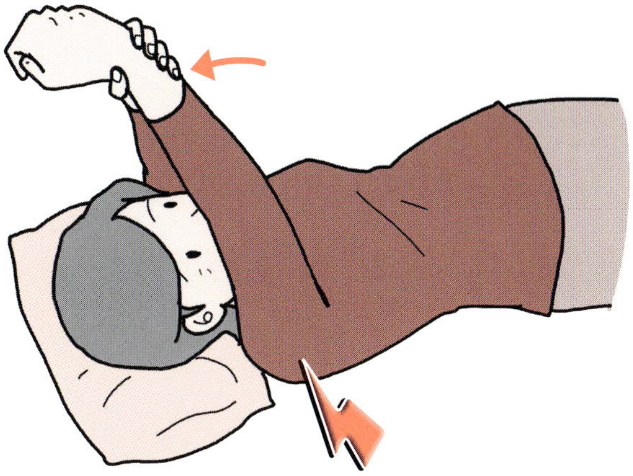

Cタイプ　Dタイプ

ひとりでおこなう運動

脚と腹筋の運動

ここからの運動は、関節がかたくなるのを防ぐと同時に、起きあがる、座るなどのタイミングにつながる運動です。まずは寝がえりがスムーズにおこなえるように、マヒのない側の下半身の筋力と腹筋をきたえましょう。

●足の上げ下げ●

ひとりで寝がえりをおこなうために有効な運動です。腰に痛みを感じたら、「ひざの曲げ伸ばし」の運動を試してください。それでも痛みがあるようなら、運動はおこなわないでください。

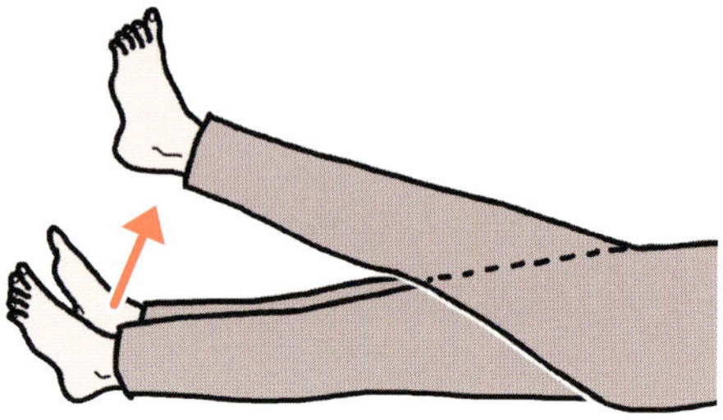

1　足を伸ばしてあお向けに寝ます。

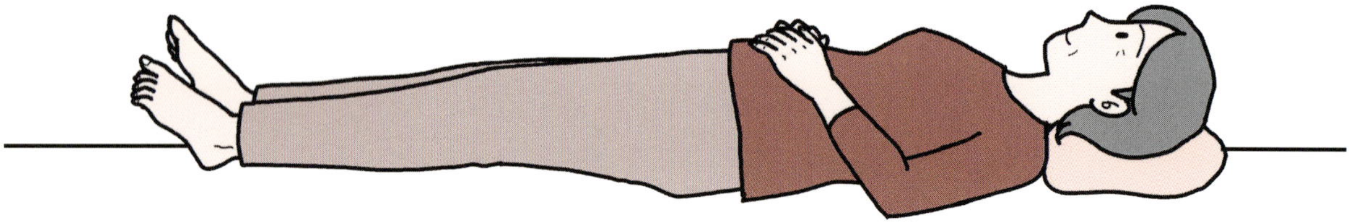

2　できるだけひざを曲げないようにして片足を35～40度ぐらいまで上げ、上げたところでゆっくり1から10まで数え、静かに下ろします。

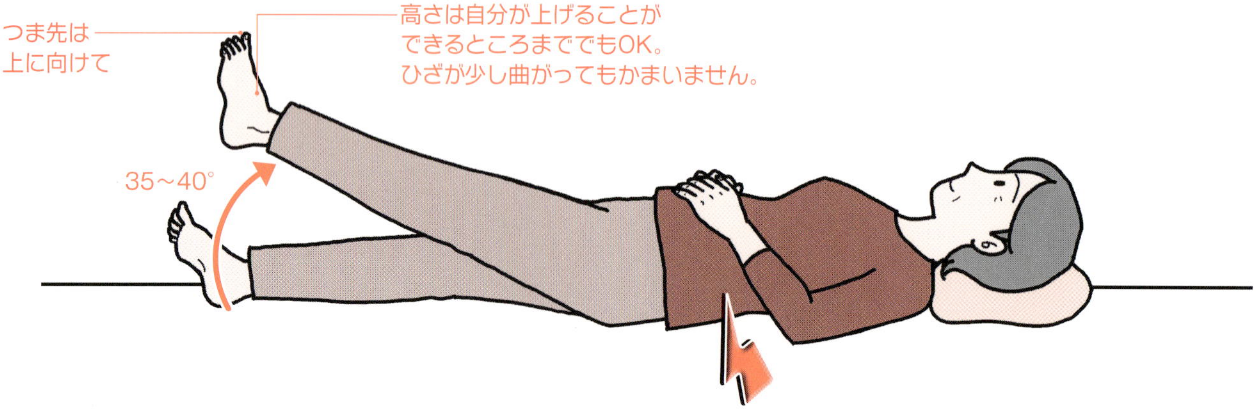
つま先は
上に向けて
高さは自分が上げることが
できるところまででもOK。
ひざが少し曲がってもかまいません。
35～40°

●ひざの曲げ伸ばし●

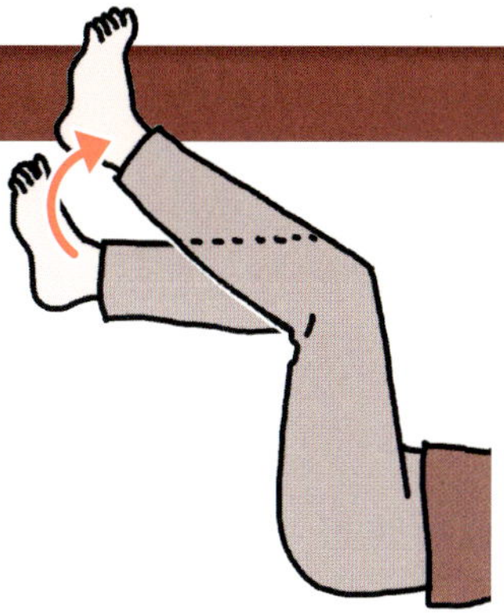

「足の上げ下げ」よりもやや簡単な運動ですが、腹筋は使います。両足をいっぺんに上げておこなう方法もありますが、無理におこなっても効果はありません。

1　片方のひざを上げて90度ぐらいに曲げます。

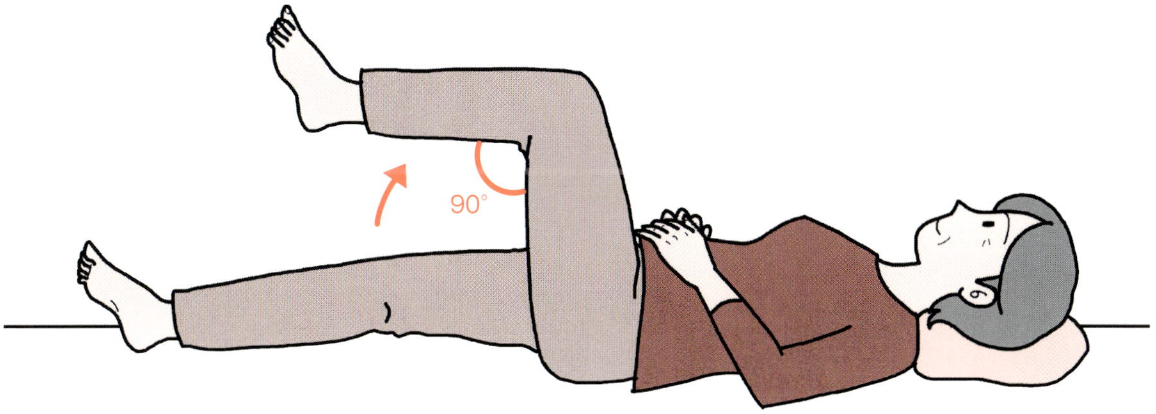

2　そのままひざをゆっくり伸ばしていきます。まっすぐに伸びなくても、伸びるところまででかまいません。

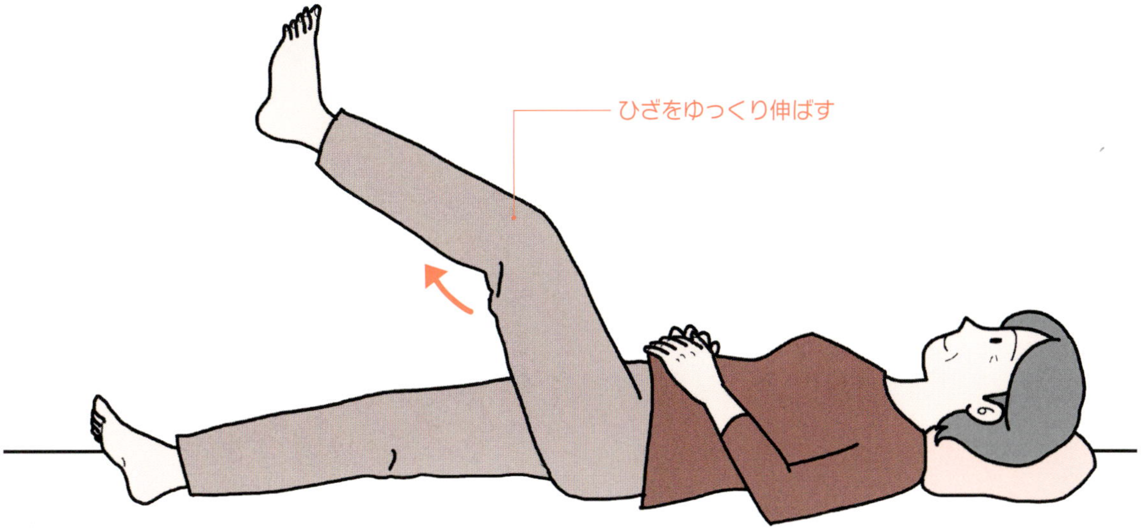

●お尻の上げ下げ●

腰から上の身体を動かすには、お尻が上がるかどうかが大きなポイントです。お尻は思っている以上に重いものですが、十分に上がれば寝がえりがラクにおこなえるようになります。

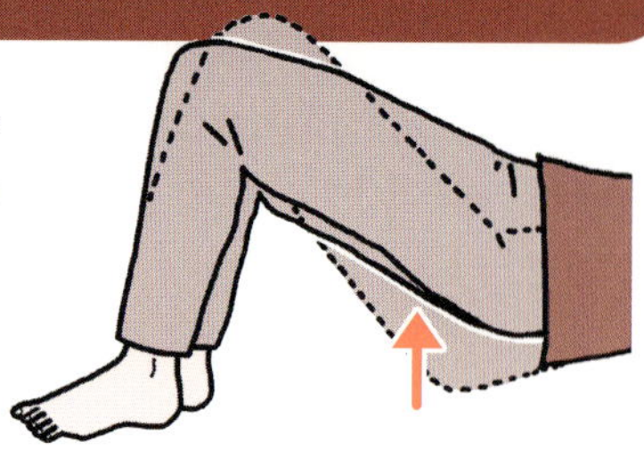

1

足を少し開いてひざを立て、あお向けに寝ます。

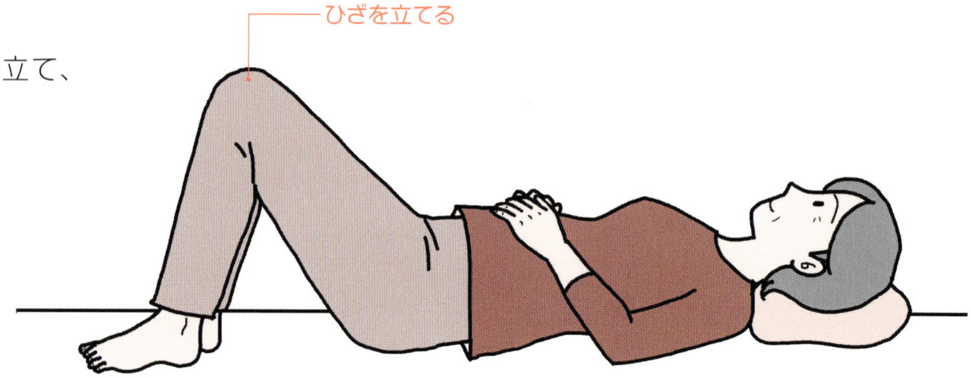

2

おなかに力を入れてお尻を持ち上げます。少しでもお尻が上がれば十分に力が入っています。

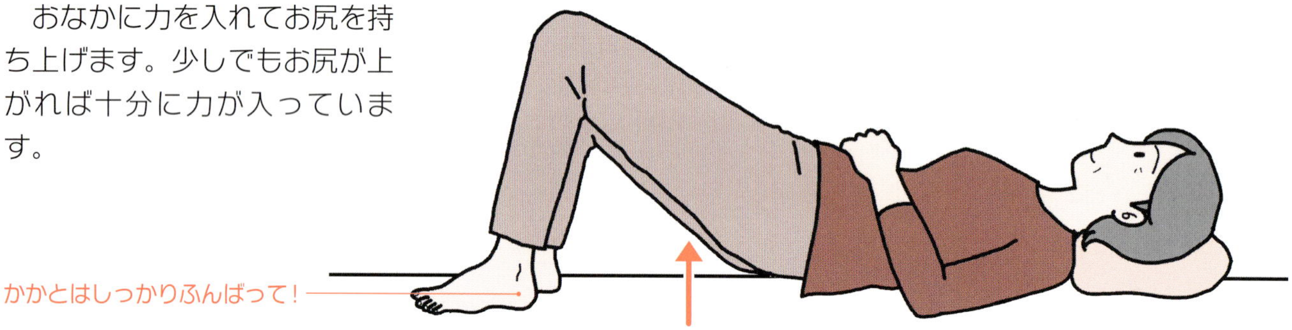

3

かかとを踏みしめるようにしながら、お尻を上げます。腰からひざまでまっすぐ上げれば最上級ですが、無理して背中を上げる必要はありません。

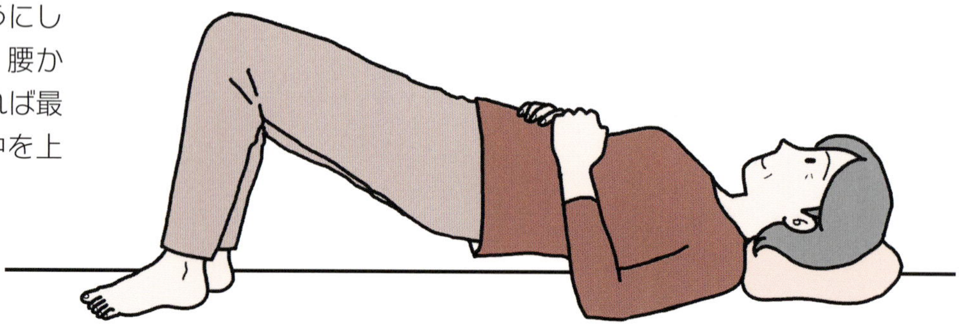

これはダメ!!

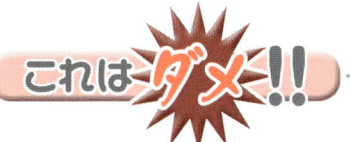

足をふんばってしまうと、おなかや胸だけが上がってしまい、お尻が上がりません。お尻の穴をしめるようにして、おなかに力をいれるのがコツです。

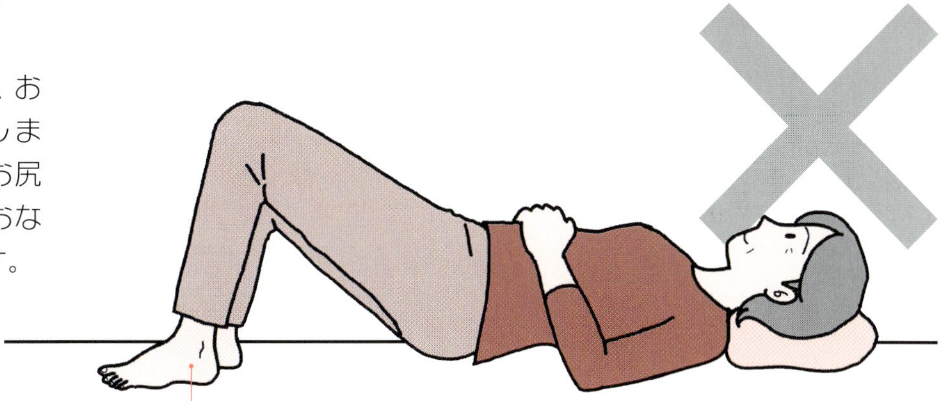
ふんばってはダメ!!
おなかが上がってはダメ!!　腰痛の原因になります。

ちょっと ひと工夫

おなかに力を入れると足がつっぱって伸びてしまう場合は、もう一方の足を足の甲からつま先にのせ、押さえておこなうとよいでしょう。

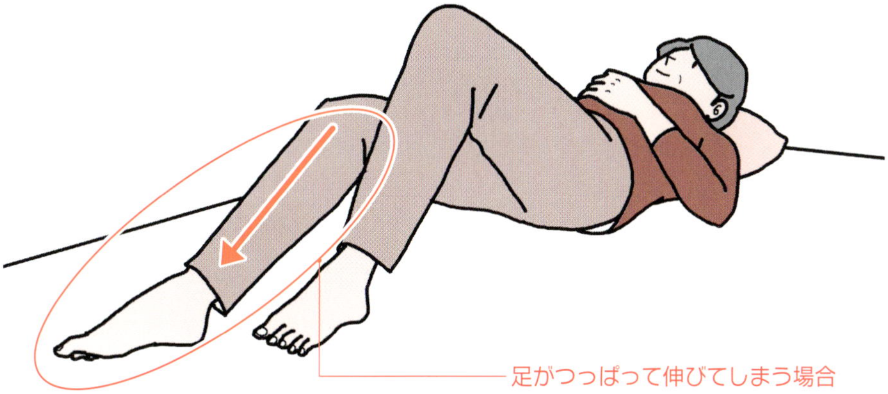
足がつっぱって伸びてしまう場合

足のつま先に、マヒのない側の足をのせて押さえます。

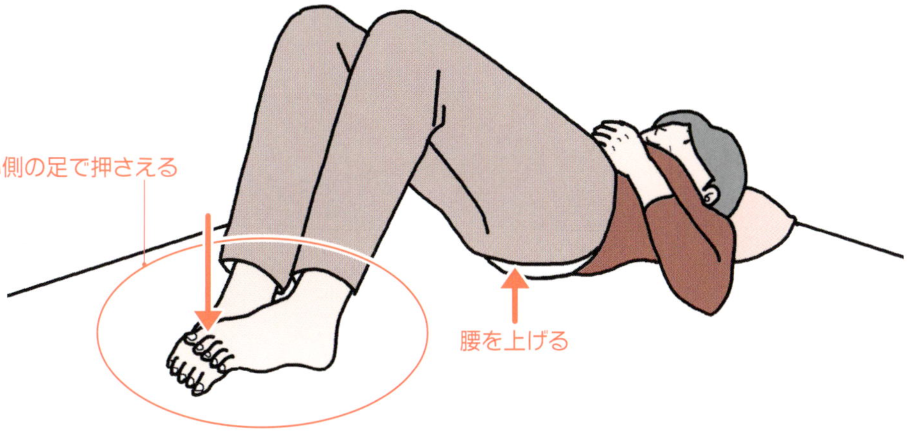
マヒのない側の足で押さえる
腰を上げる

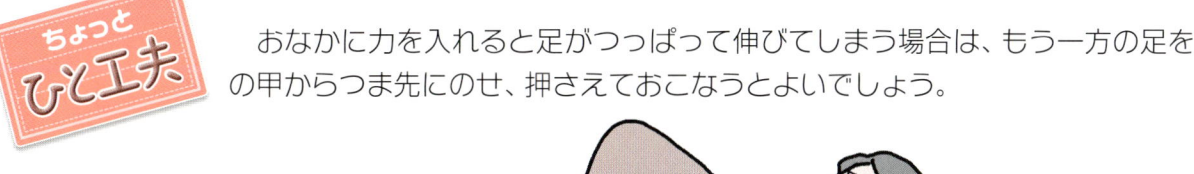

●下半身をねじる●

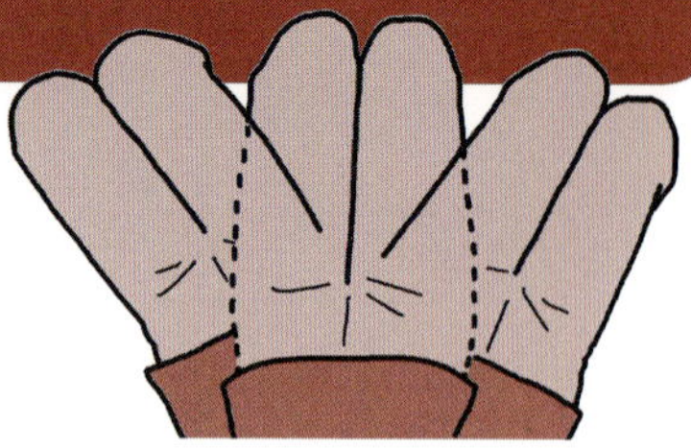

寝がえりをおこなうために大切な運動です。マヒ側の手が体の下敷きになることがあるので、マヒのない側の手で押さえておきましょう。

1

あお向けに寝て、足をそろえてひざを立てます。

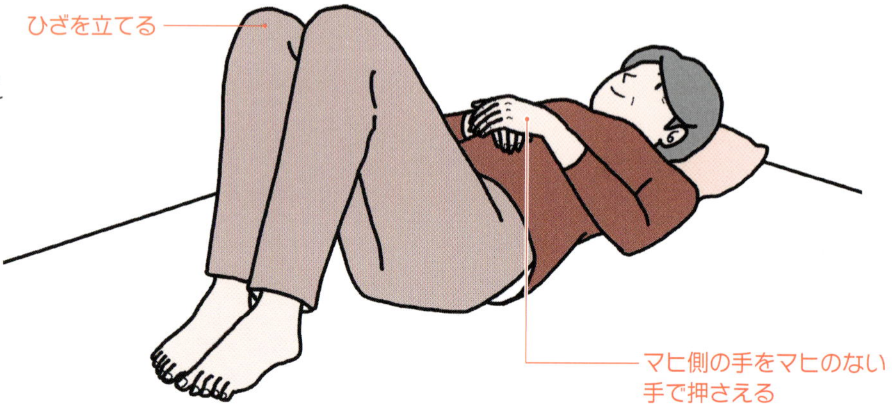

ひざを立てる
マヒ側の手をマヒのない
手で押さえる

2

腰を動かさないように意識しながら、ひざをゆっくり倒します。

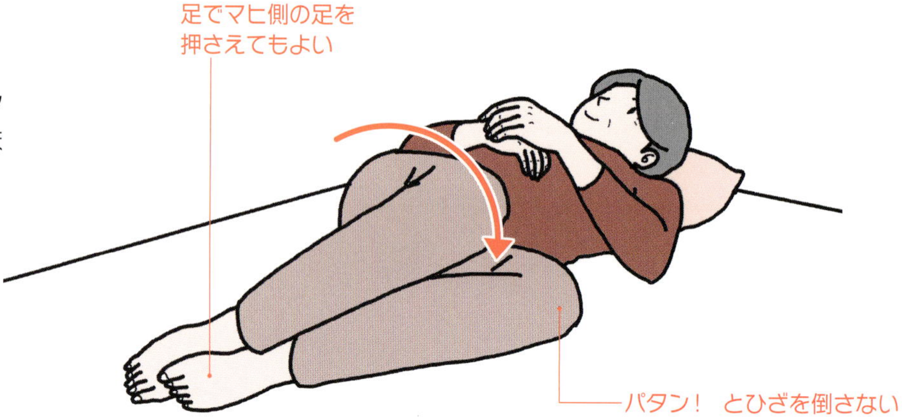

足でマヒ側の足を
押さえてもよい
パタン！　とひざを倒さない

3

ゆっくり元に戻したら、今度は反対側にひざを倒します。腰が痛いときは無理をしてはいけません。

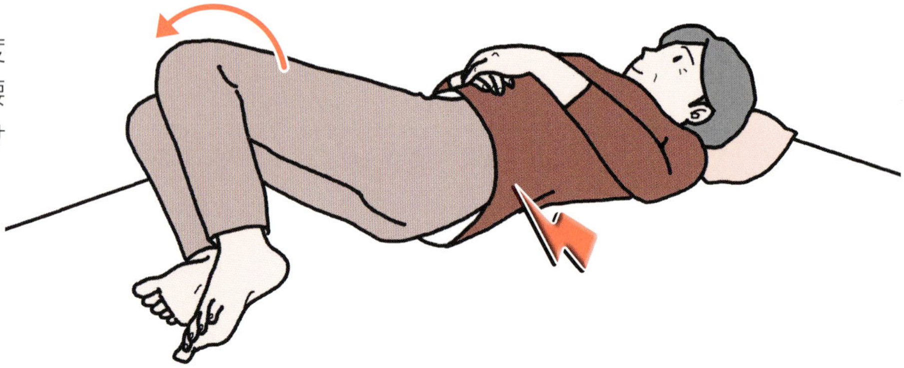

●寝がえりをめざす運動●

寝がえりには腹筋、背筋などの筋力だけでなく、腰やひざの関節がやわらかく保たれていることが必要です。この運動ができれば、ひとりで寝がえり、そしてベッドからの起きあがりが可能です。

1

マヒ側の手首をマヒのない側の手で握り、ひざを立てます。

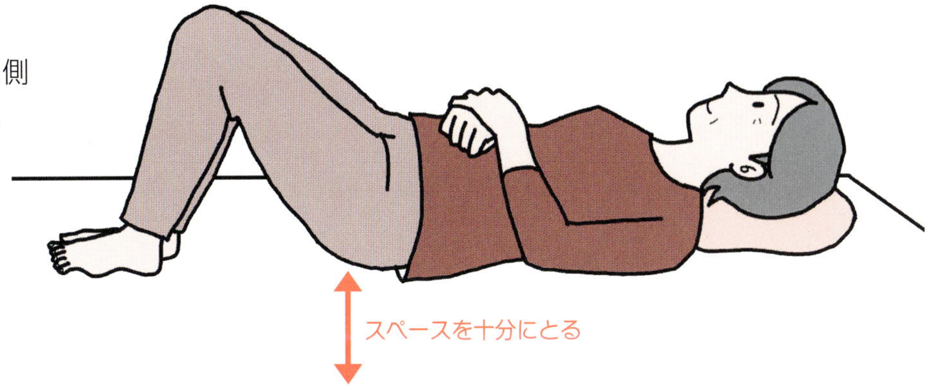
スペースを十分にとる

2

頭を上げて自分のひざを見ます。

頭が上がりにくいときは
枕を高めにするとよいでしょう

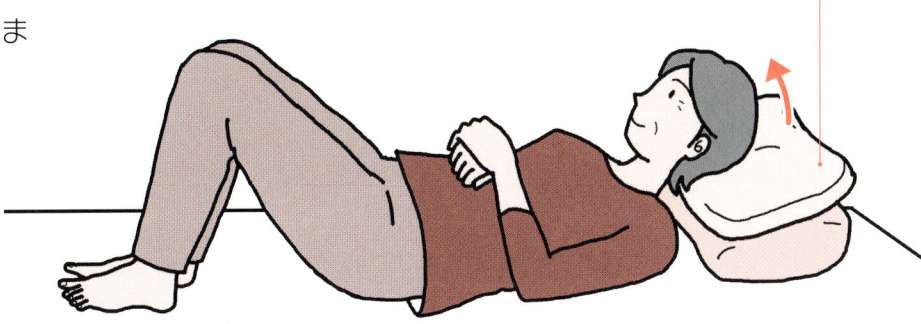

3

マヒ側の腕を伸ばし、手首を握った側の腕のほうへからだを倒します。

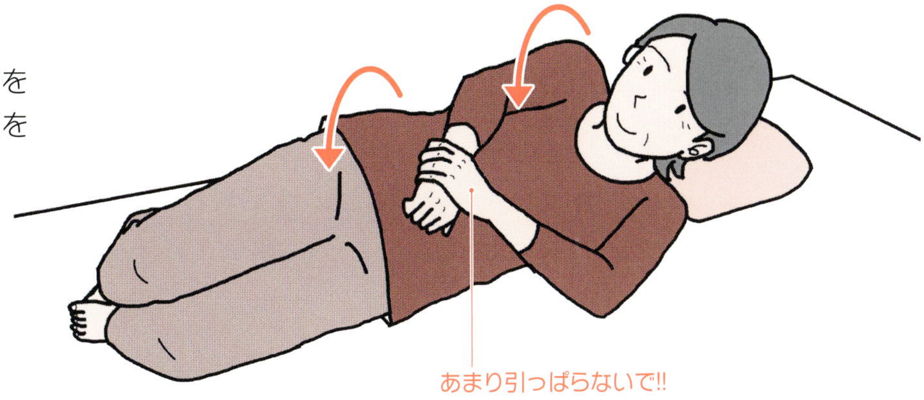
あまり引っぱらないで!!

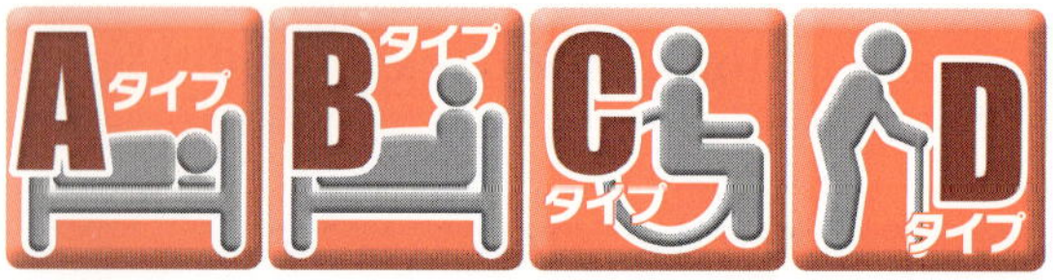
Aタイプ
Bタイプ
Cタイプ
Dタイプ

介助でおこなう運動

指や手首の動きをよくする

マヒがあると指を握りこんでしまうので、手のひらに汗がたまり不潔になりがちです。介助による運動でときどき指を開き、汚れをとり清潔を保ちましょう。指が強く曲がっているときは、手首を軽く曲げると、指が開きやすくなります。

●おや指の曲げ伸ばし●

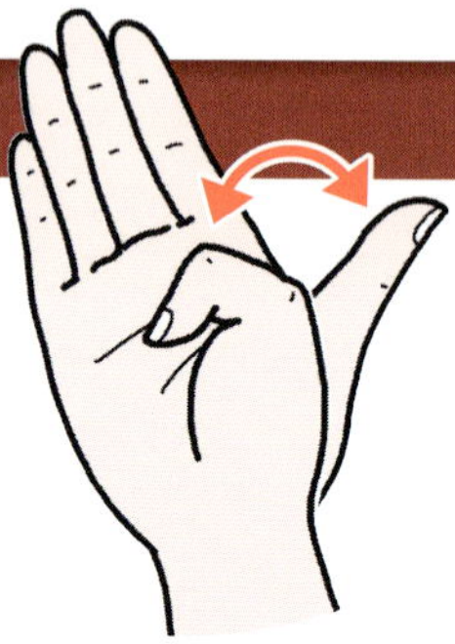

指や手首の関節は小さいので痛めやすく、注意しておこなうことが大切です。痛がるようなら、すぐに中止します。

1 一方の手でひとさし指から小指まで全体を深く包むように握り、もう一方の手のおや指を相手のおや指の下にゆっくり深く差し入れます。

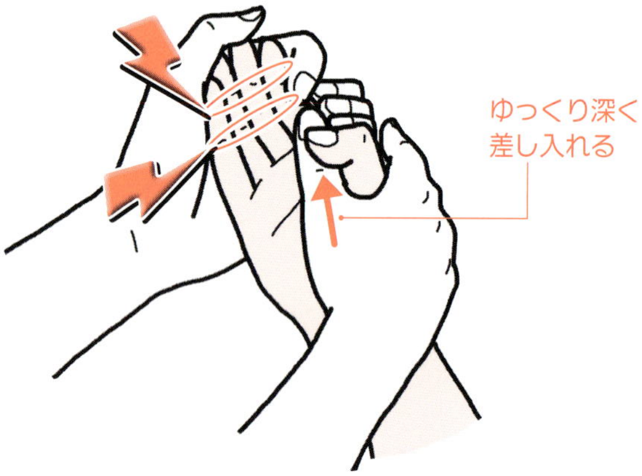
ゆっくり深く
差し入れる

介助者の基本的な姿勢

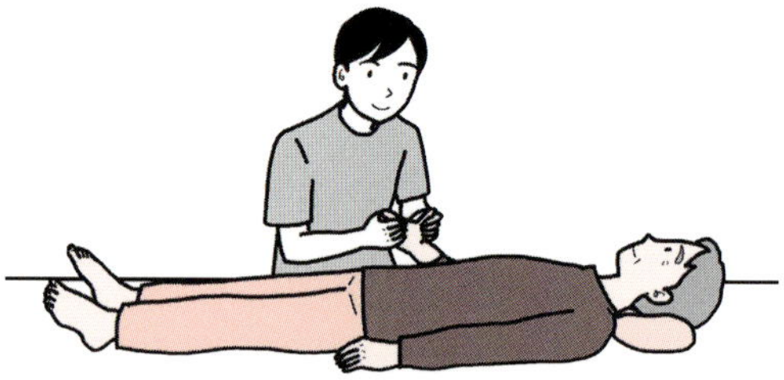

運動をする側の手のひら近くに座ります。運動をおこなうときは、相手の表情が見える位置に座り、表情をたしかめながらおこなうのが基本です。

2 相手のおや指の下に差し入れた介助者のおや指を、ゆつくり開いていくようにしながら伸ばしていきます。

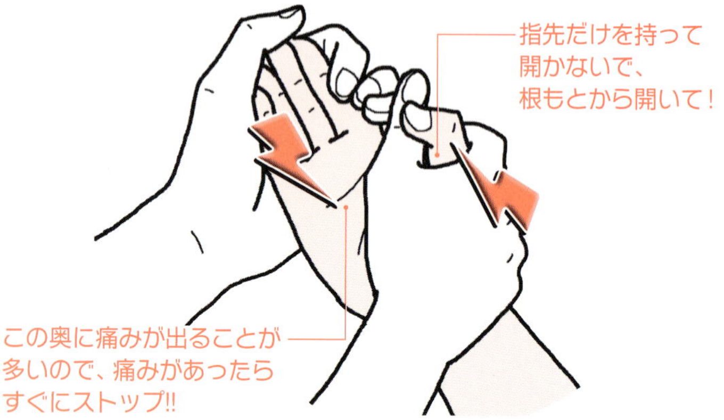
指先だけを持って
開かないで、
根もとから開いて！
この奥に痛みが出ることが
多いので、痛みがあったら
すぐにストップ!!

3 徐々に開いていき、痛くなければゆっくりそらしてみましょう。

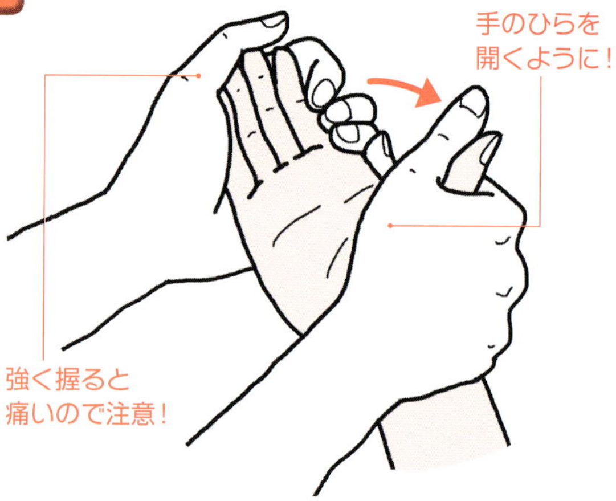
手のひらを
開くように！
強く握ると
痛いので注意！

ちょっと ひと工夫

　肩からひじの下にタオルを数枚入れ、肩が下に落ちないようにすると、ひじや指に入っていた力が抜けて、運動しやすくなることがあります。同時に、肩を保護することもできます。寝ておこなうときはいつも心がけましょう。

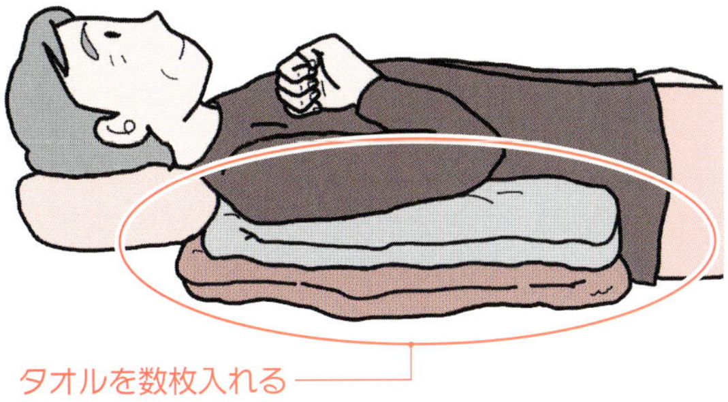

●運動のバリエーション●

◆指が強く曲がっているときは

1　片方の手で相手の手首を曲げると、指が少し伸び開きやすくなります。

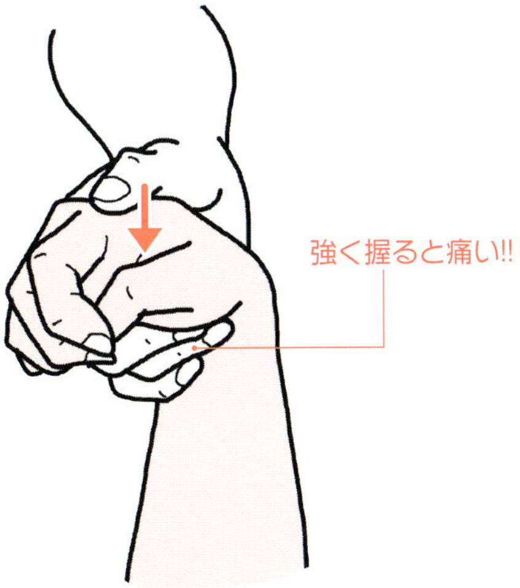

2　もう片方の手のひとさし指となか指を下から相手のおや指にかけて、徐々に引っぱりだすようにしながら伸ばしていきます。（痛みがあるときはそこで中止します）

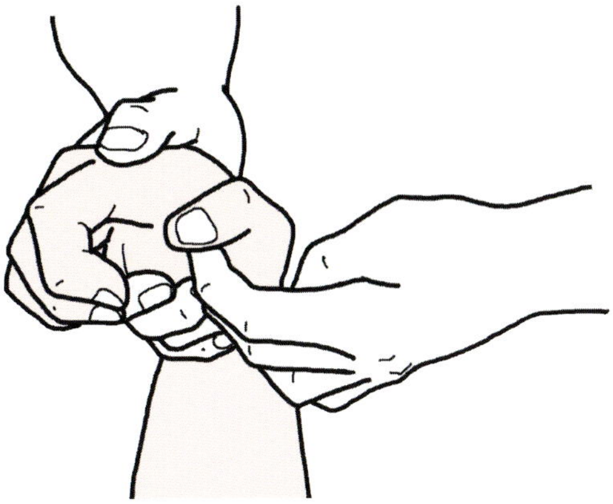

3　徐々におや指が伸びてきたら、指全体でおや指の根もとからつかみ、ゆっくりと開いていきます。伸びたら少しずつ手首を立てるようにしますが、痛みがあるときはすぐに中止します。

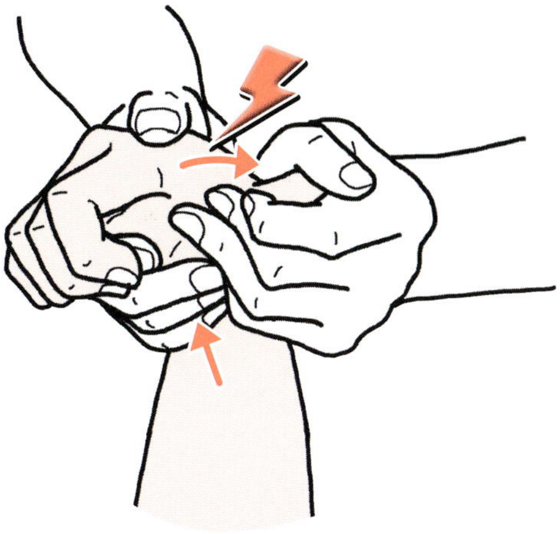

●5本指の曲げ伸ばし●

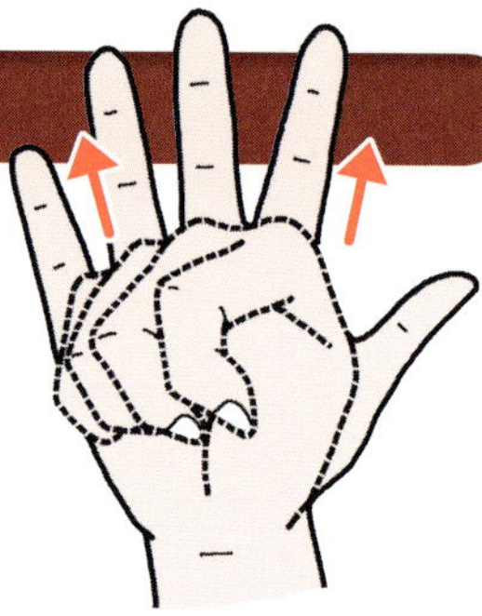

おや指だけでなく、ひとさし指から小指までも開くことができるように運動をします。グーからパーへ開くようにするのが目標です。

介助者の基本的な姿勢

「36ページ　おや指の曲げ伸ばし」と同じ姿勢でおこないます。

1 片方の手は相手の手首を握り、もう片方の手でひとさし指から小指までしっかり握るように深く差し込みます。

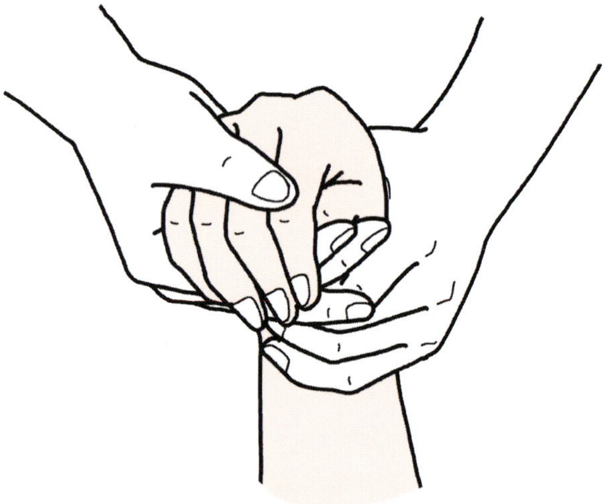

2 指の根もとを持ち、小指側からゆっくり伸ばしていきます。

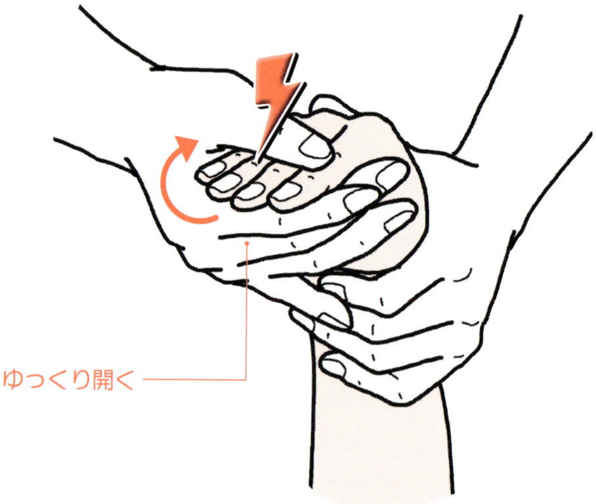
ゆっくり開く

3 ひとさし指から小指までが伸びたら、手首を握っていた手をはなして相手のおや指の下に差し入れ、おや指を根もとから握ります。

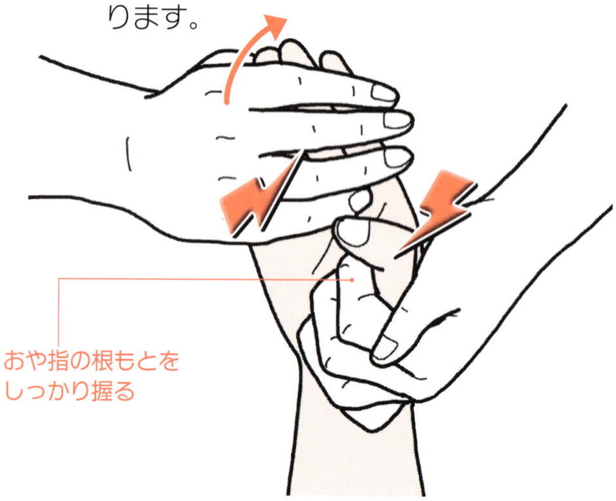
おや指の根もとを
しっかり握る

4 おや指をゆっくり開いていき、手首をそらす感じで、おや指を伸ばします。

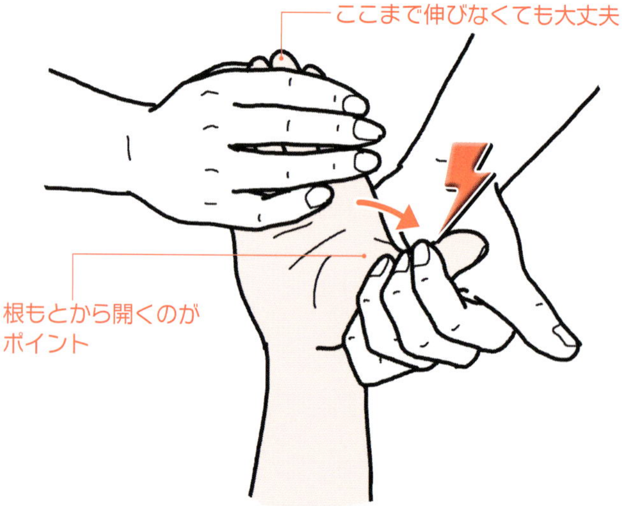
ここまで伸びなくても大丈夫
根もとから開くのが
ポイント

これはダメ!!

指先だけ持って引っぱったり、指先がそり返ってしまうことがないように、指全体を包みこむようにします。

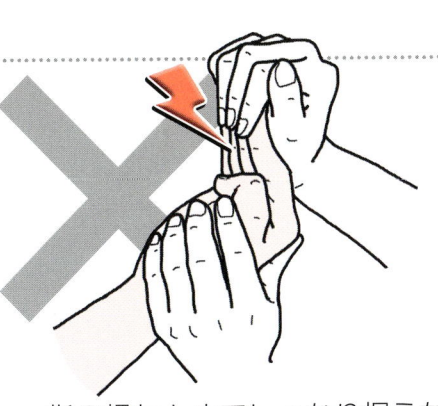

指の根もとまでしっかり握らないと、指がそり返ってしまいます。

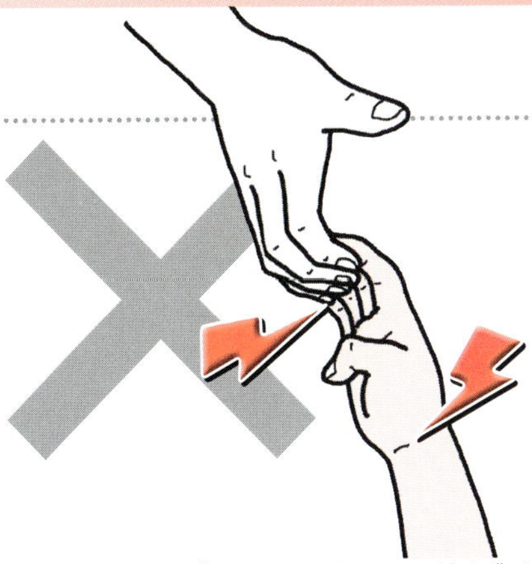

指先だけをつまんで伸ばすのは危険です。

●運動のバリエーション●

◆うまく曲げ伸ばしができないときは

指をうまく曲げたり伸ばしたりできないときは、まず手首を曲げた状態から始めましょう。手首を内側からやさしく包みこむようにしておこないます。

1

片方の手で相手の指の根もとから手のひらをすっぽり包みこむように握ります。

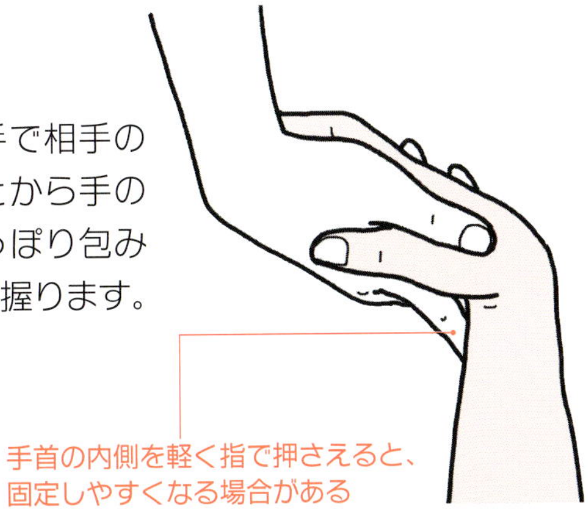
手首の内側を軽く指で押さえると、
固定しやすくなる場合がある

2

もう片方の手は手首を支えるように軽く握ります。

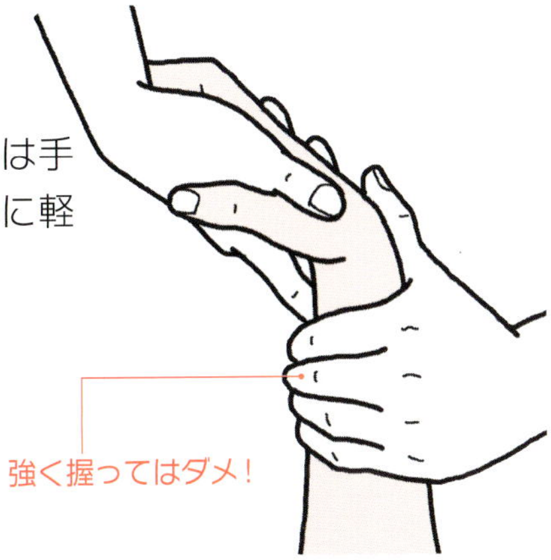
強く握ってはダメ！

3

徐々に自分の手首をそらせるようにして、相手の手首を伸ばしていきます。

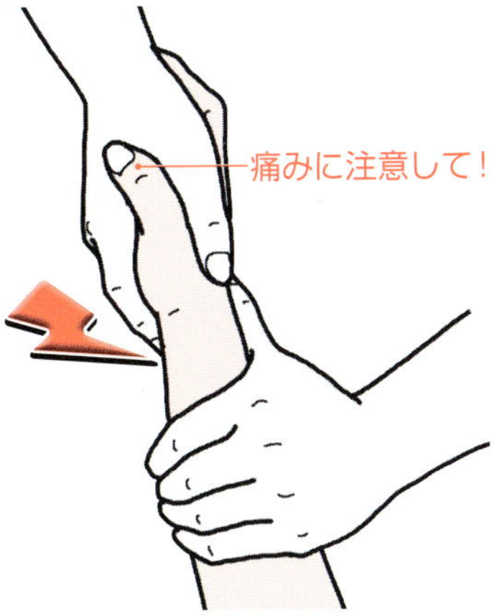
痛みに注意して！

4

相手が気持ちのいいところまで、手首をそらせます。指は少し曲がったままでかまいませんが、痛みがある場合は中止します。

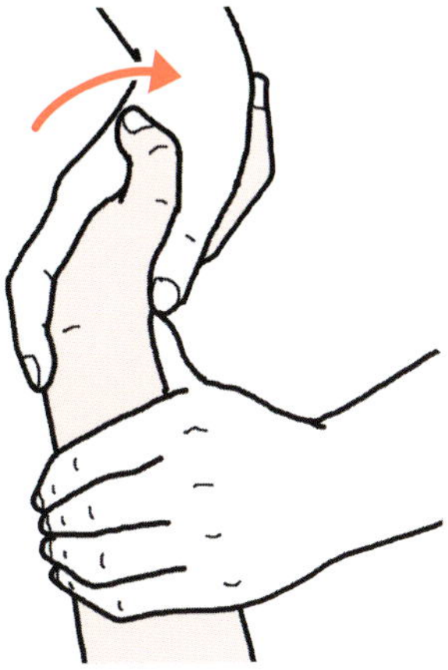

●運動のバリエーション●

◆腕が内側に曲がっている場合

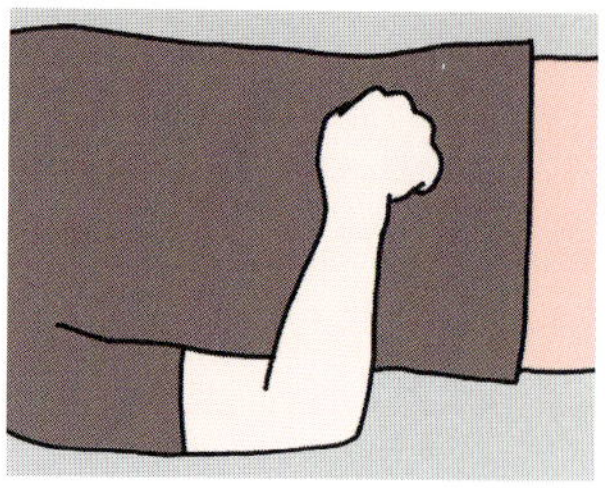

目標　**おなかの上に手を置いたままパーをつくってみよう!!**

腕が内側に曲がったままでも、おなかの上に手を置けば、徐々に指を開いていく運動ができます。少しずつ指が伸びていくようになったら、おなかの上に手をペタンとのせて、パーをつくってみましょう。

1　手首を片方の手で軽く支え、もう片方の手の指を相手のひとさし指から小指までの下に入れます。（手首は曲がったままでかまいません）

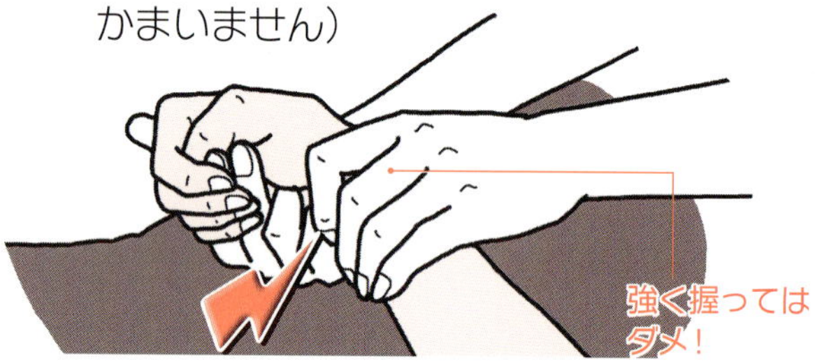
強く握ってはダメ！

2　自分のおや指と相手のひとさし指が平行になるようにして、指の根もとまでしっかりと握ります。

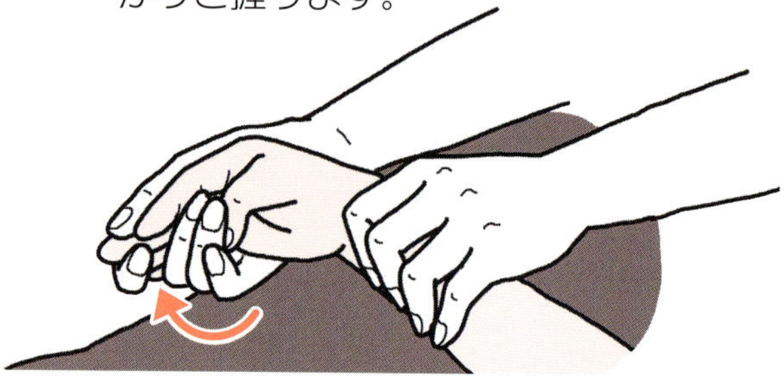

3　指全体を包みこむようにして、ゆっくりと指を伸ばします。

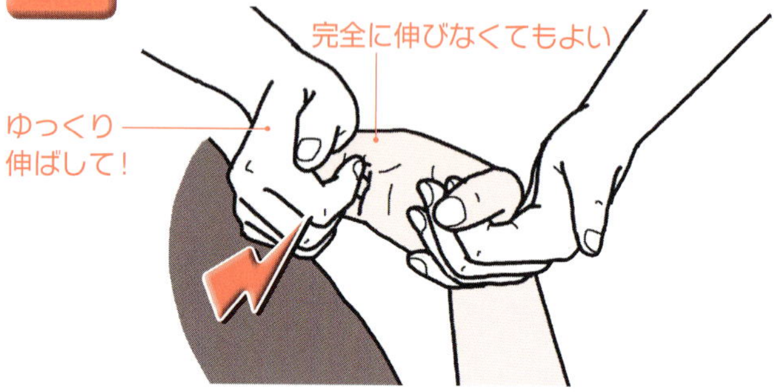
完全に伸びなくてもよい
ゆっくり伸ばして！

4　手首を持っていた手をはなし、おや指をしっかり握ります。

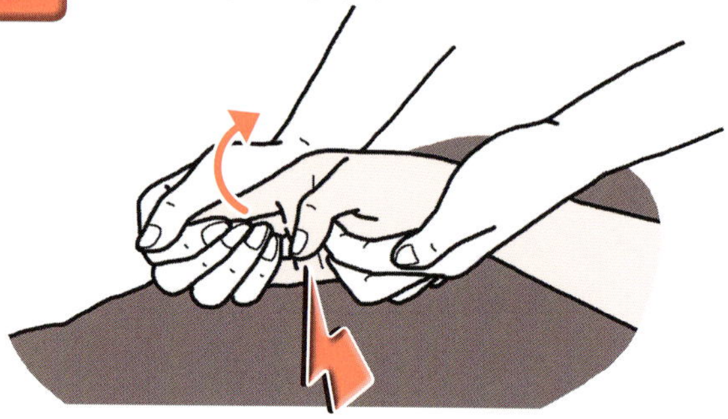

5　おや指をゆっくり開きます。

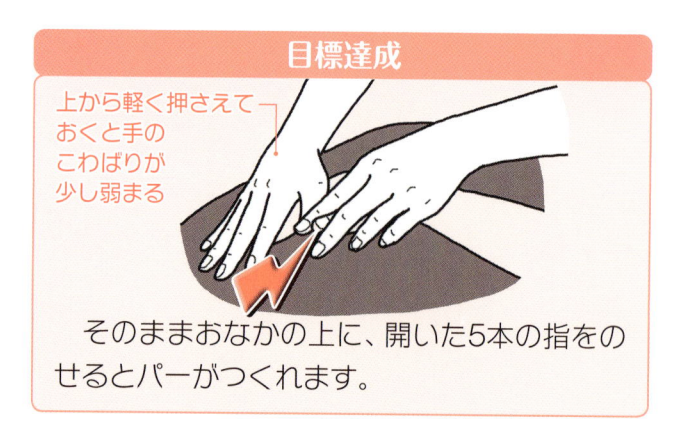

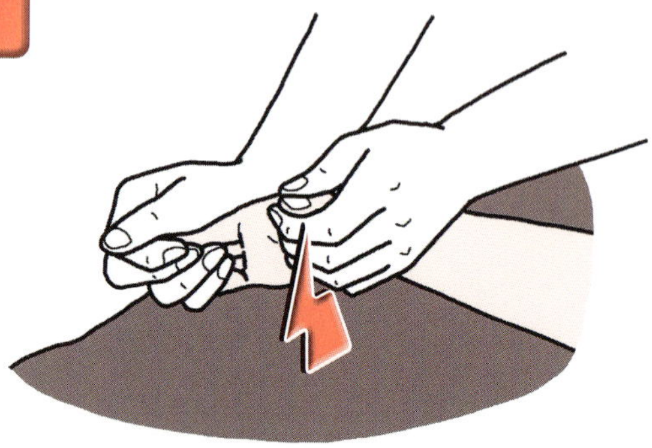

目標達成

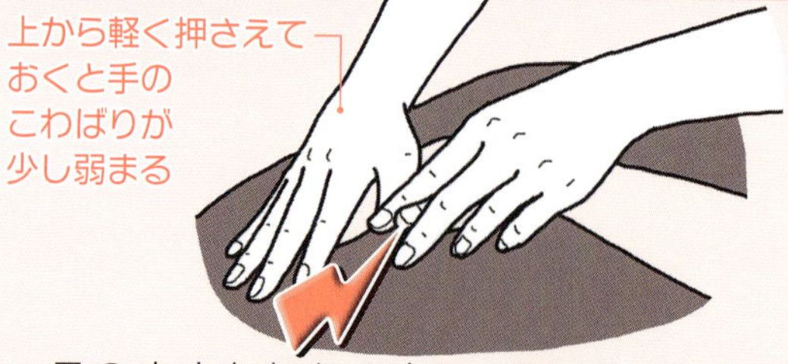
上から軽く押さえておくと手のこわばりが少し弱まる

そのままおなかの上に、開いた5本の指をのせるとパーがつくれます。

目標　握手をしましょう

指の曲げ伸ばしの運動を続けることにより、指が伸びれば握手ができます。

1　片方の手で相手の手首を軽く持ち、もう片方の手で指を根もとまで握ります。

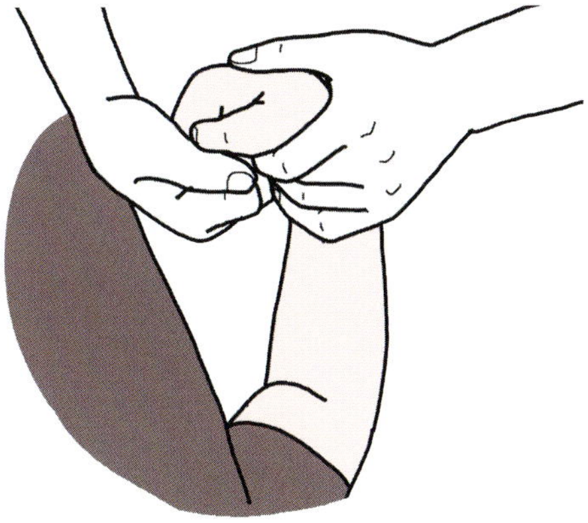

2　ひとさし指から小指までゆっくり開きます。

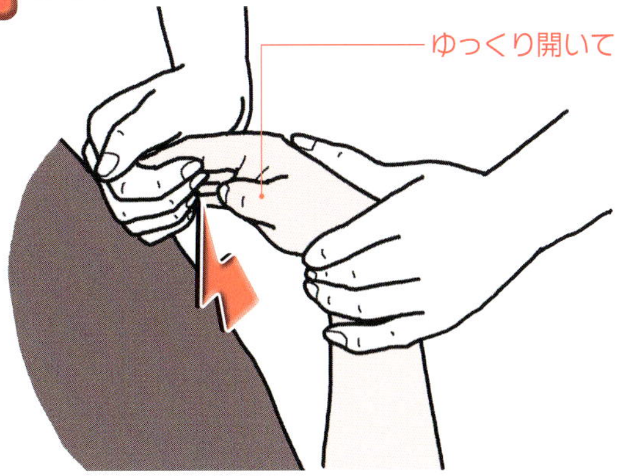
ゆっくり開いて

3　手首を持っていた手を持ちかえて、おや指を握ります。

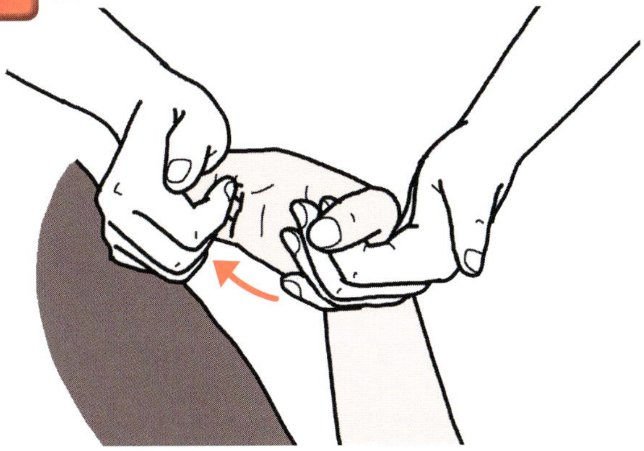

4　おや指が伸びたら、ひとさし指から小指を握っていた手を持ちかえて、お互いの手のひらと手のひらが合わさるように握りなおします。

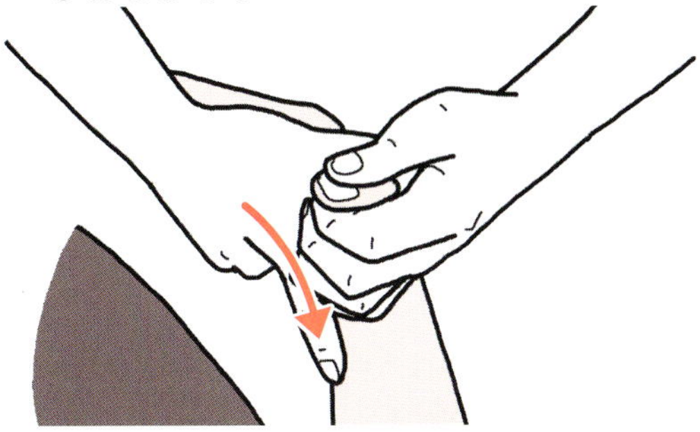

5　おや指を握っていた手をはなし、相手の手を軽く握ります。

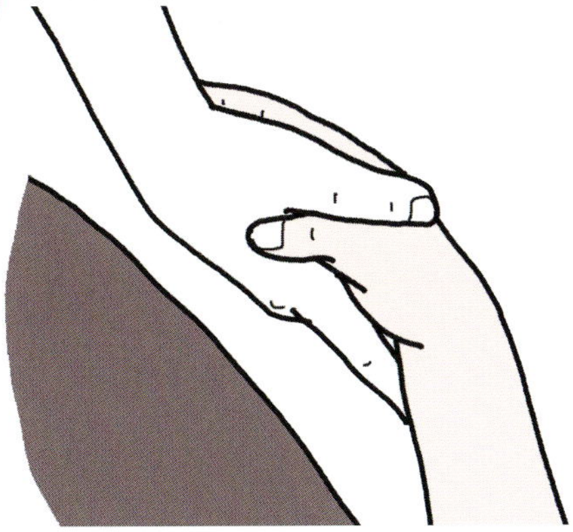

目標達成

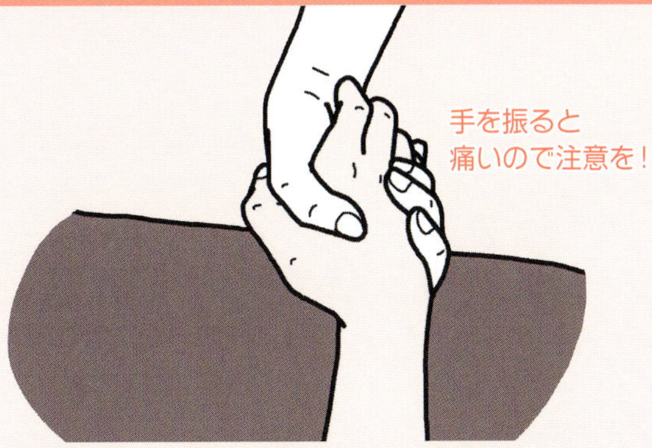
手を振ると
痛いので注意を！

指が伸びたら握手ができました。

●指を開く●

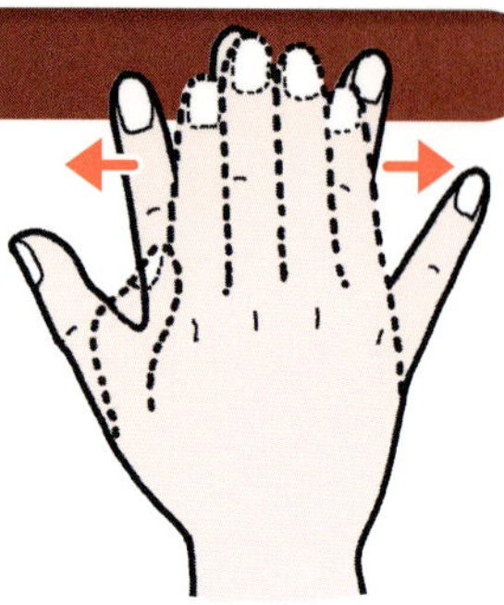

指の間にも汗がたまるので指を開く運動をしましょう。指の間を開くときは、対象の指を1本ずつ持つのではなく、すべての指を両手で握り開くのがコツです。

介助者の基本的な姿勢

「36ページ　おや指の曲げ伸ばし」と同じ姿勢でおこないます。

1 　相手の手の甲を上にして片方の手でおや指、もう片方の手でひとさし指から小指までを握って、おや指を開きます。

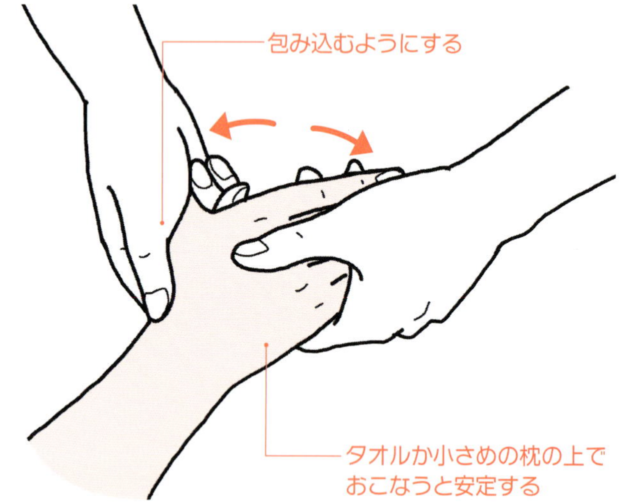
包み込むようにする
タオルか小さめの枕の上で
おこなうと安定する

2 　次は片方の手でおや指とひとさし指、もう片方の手はなか指から小指まで握って、ひとさし指となか指の間を開きます。

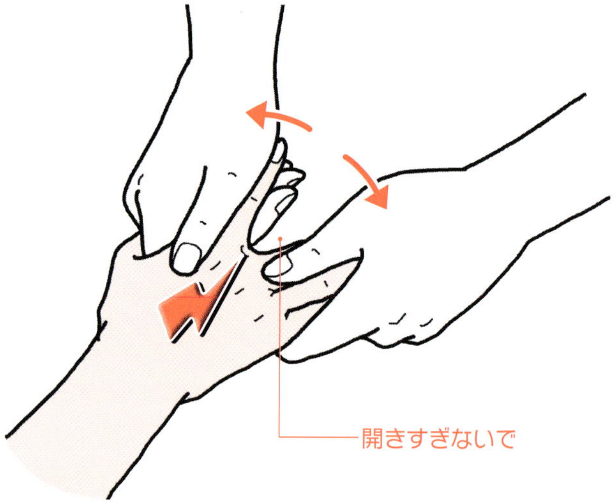
開きすぎないで

3 　次は片方の手でひとさし指となか指、もう片方の手でくすり指と小指を握って、なか指とくすり指の間を開きます。

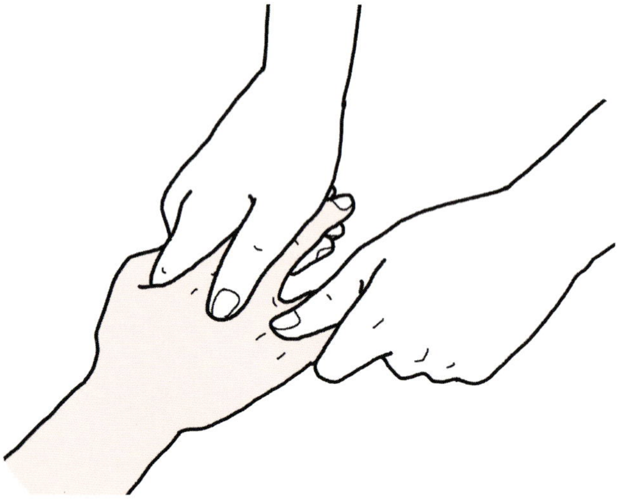

4 　最後に片方の手でひとさし指からくすり指まで、もう片方の手で小指を握ってくすり指と小指の間を開きます。

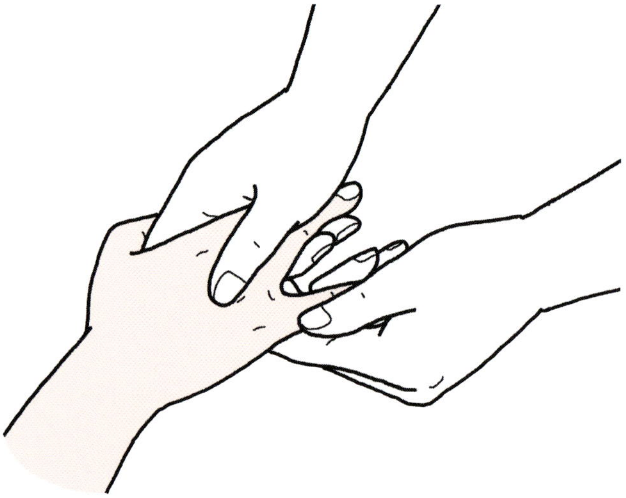

これはダメ!!

　指を1本ずつ持って開いてはいけません。指の関節は小さいので、すぐに痛めてしまいます。

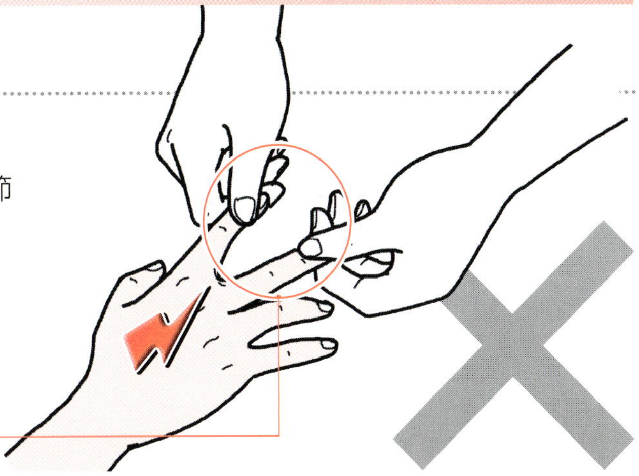

●運動のバリエーション●

◆手首が曲がってのびないときは

**　手首が曲がったままでも指を開くことができます。指の根もとまで深く握ってゆっくり1本ずつ開いていきます。**

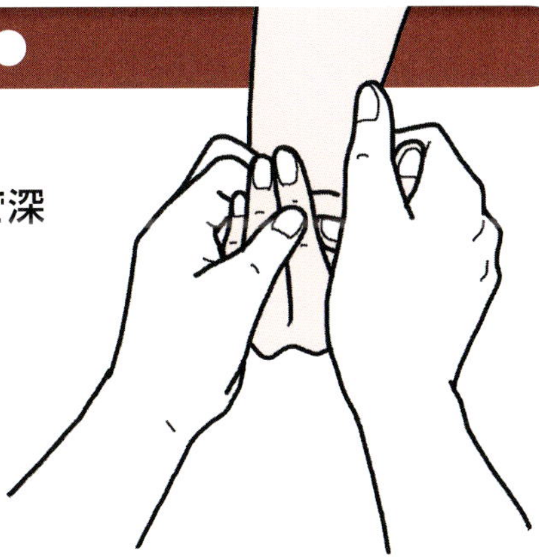

◆指が開いたままのときは曲げる練習を

**　指が開いたままのマヒがある場合は、逆に開いた指を曲げる運動をします。指を開くときとは逆で相手のわきのあたりに座り、相手の甲を包むようにして一緒に曲げます。**

1　相手の手首を軽くそらせて支えます。ひとさし指となか指で手のひらを支え、ほかの指は手首を軽く握ります。

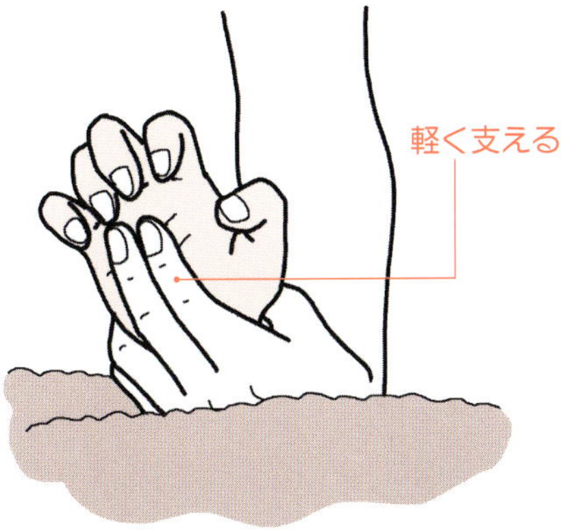

2　もう片方の手を相手の手の上に重ねるように甲の上に置きます。

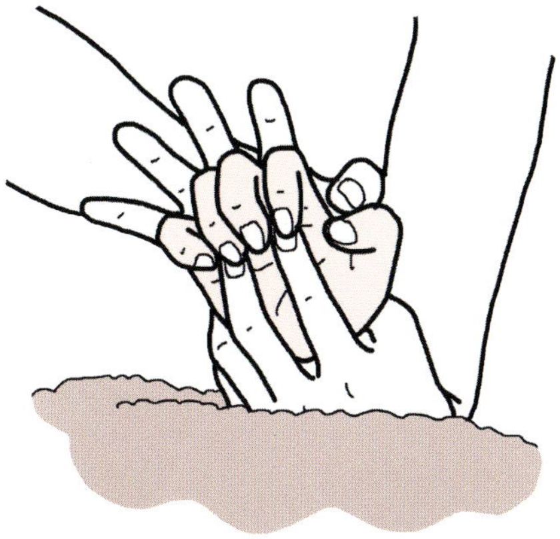

3　指を包みこむようにしながら、ゆっくり曲げていきます。痛みがなければ手首をまっすぐの方向へ、そのまま曲げてみましょう。

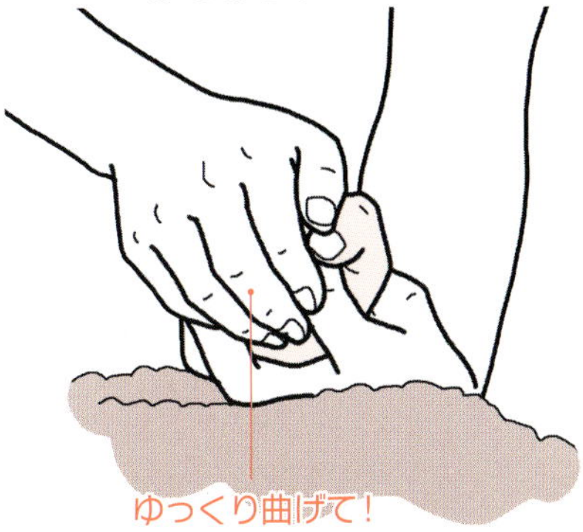

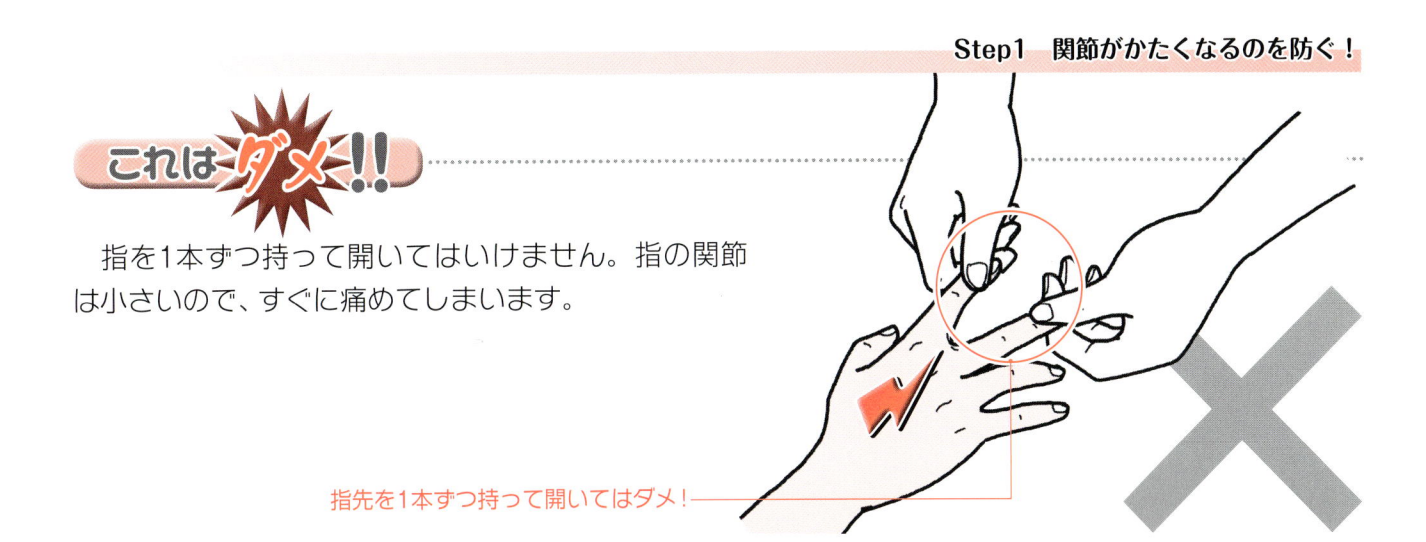

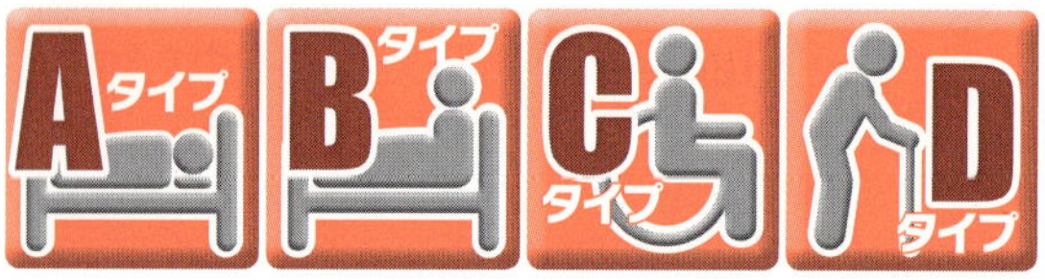
Aタイプ
Bタイプ
Cタイプ
Dタイプ

介助でおこなう運動

ひじ・腕の動きをよくする

手のひらが同じ方向に曲がったままの状態でいると、手首が返りにくくなり、腕全体のこわばりが進みます。指の運動とともに、手首を返す運動をすることで、ひじ・腕のこわばりを改善しましょう。

● 手首からひじを回す ●

手首が返らなくならないように、定期的に手首を返す運動をしましょう。

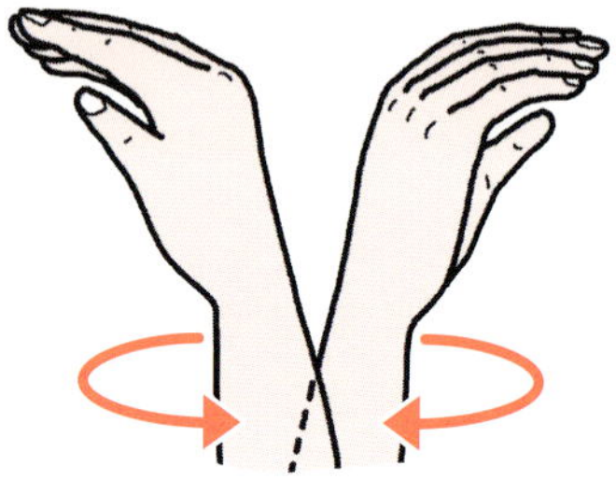

介助者の基本的な姿勢

運動する腕側の腰のあたりに、相手に向いて座ります。

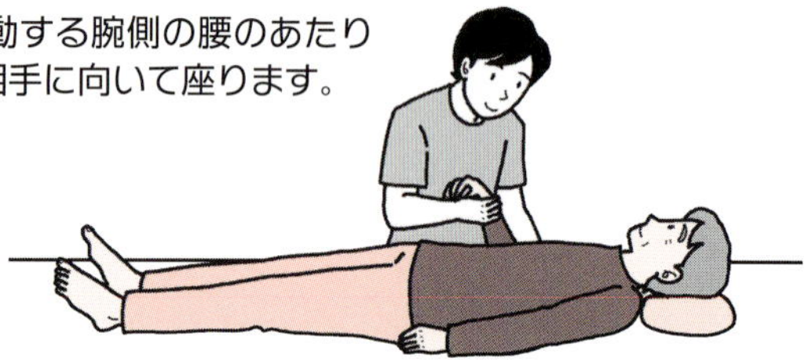

1 片方の手でひじを押さえ、もう片方の手で手首を持ちます。

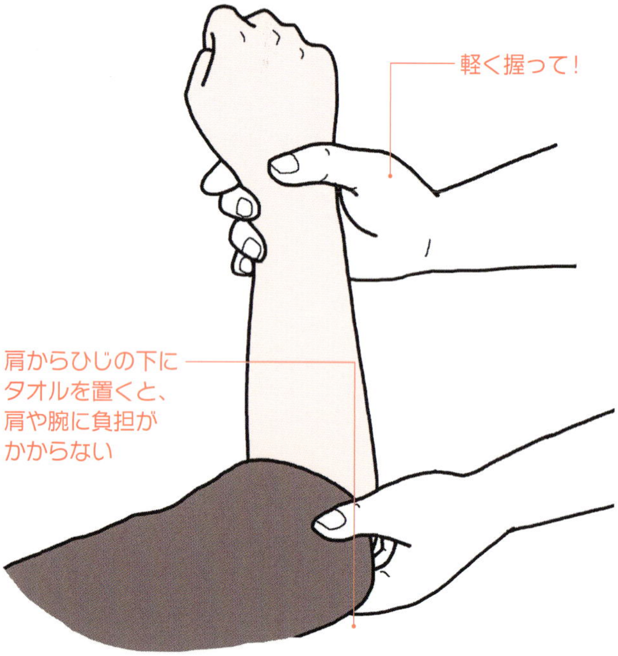
軽く握って！
肩からひじの下にタオルを置くと、肩や腕に負担がかからない

2 ひじを支えている手を固定したまま、手首を持った手で相手の手首を返すように、ゆっくり回します。

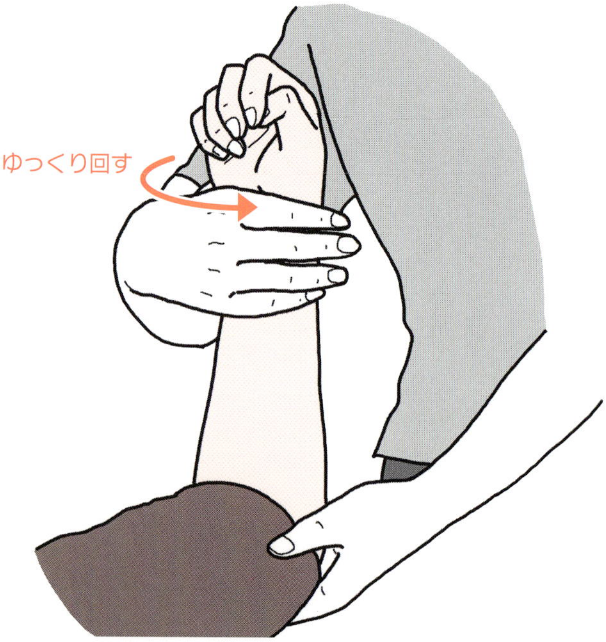
ゆっくり回す

これはダメ!!

握る手首の位置は、手首のグリグリを包みこむような位置です。指先だけを握ってはいけません。

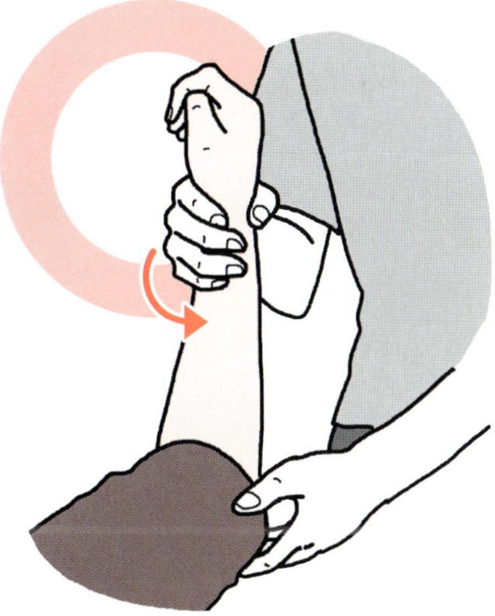

手首のグリグリを包みこむように軽く握って。

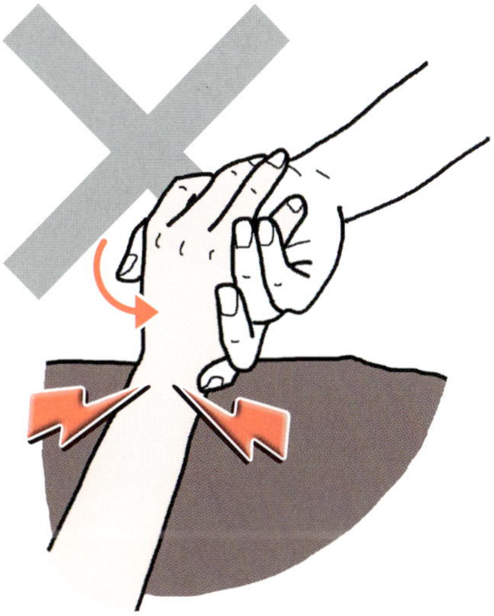

手先だけを持って回すのは危険。手首がねじれてしまいます。

ちょっと ひと工夫

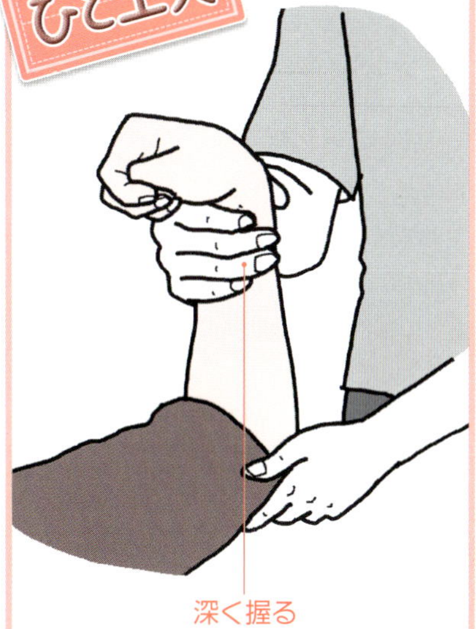

手首が曲がったまま、ひじが回りにくいときは深く握ってください。

●運動のバリエーション●

◆腕が外に開かず基本的な姿勢がとれないときは

おなかの上に手を置いたままでも運動ができます。腕が外に開いて開かない人は、内側に腕を返したときに、ひじを開いてしまうことがあるので、片方の手でひじをしっかり押さえるようにしましょう。

1　おなかの上に手を置いたまま、片方の手でひじの下に入れて支え、もう片方の手で手首を持ちます。

2　自分のほうへ相手の手首を返すようにして、手首からひじまでを回します。

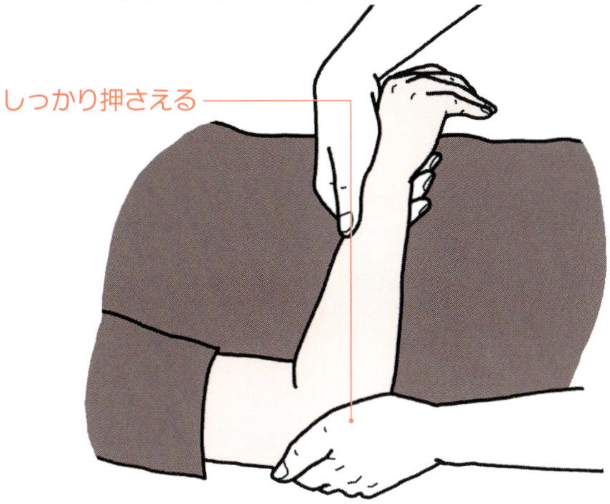

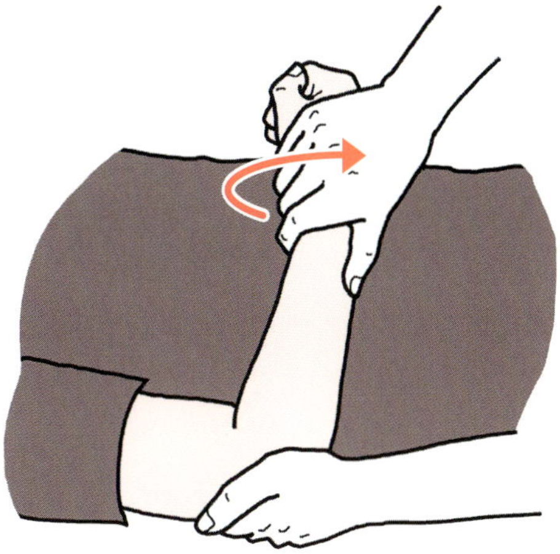

●ひじの曲げ伸ばし●

ひじは運動をしないでいると、曲がったままになりやすい部位です。曲がったままの状態が続くと、ひじの内側が不潔になります。

介助者の基本的な姿勢

「44ページ　手首からひじを回す」と同じ姿勢でおこないます。

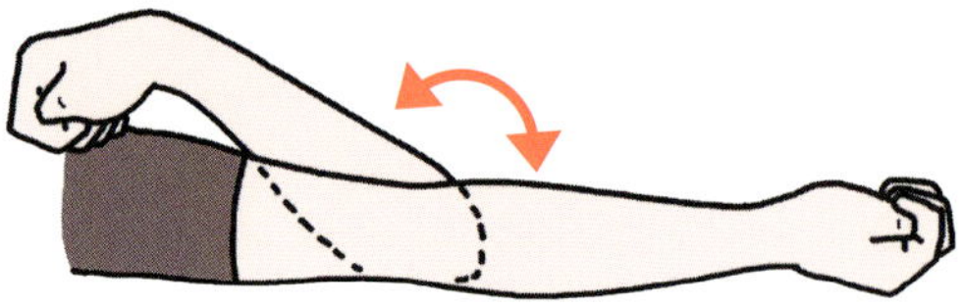

1

片方の手で相手のひじをしっかり固定し、もう片方の手は手首から手のひらにかけて包みこむように持ちます。

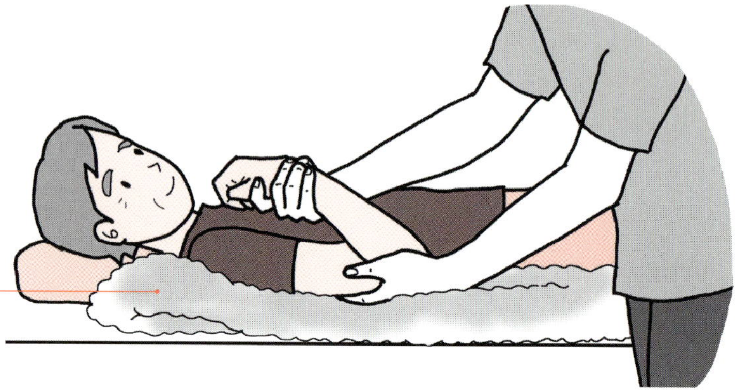
肩や腕に負担がかからないように、
肩からひじの下にタオルを置く

2

ひじをしっかり固定したまま、相手の手を徐々に自分のほうに引き寄せます。

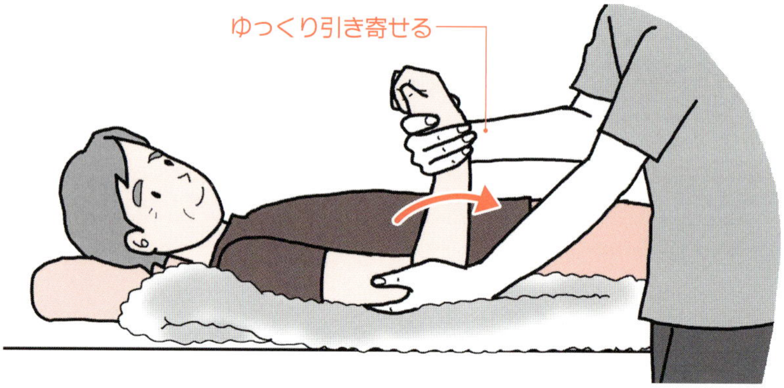
ゆっくり引き寄せる

3

伸ばすのは痛みを感じないところまでです。伸ばした後ギュッと下に押しつけず、そのままゆっくり戻します。

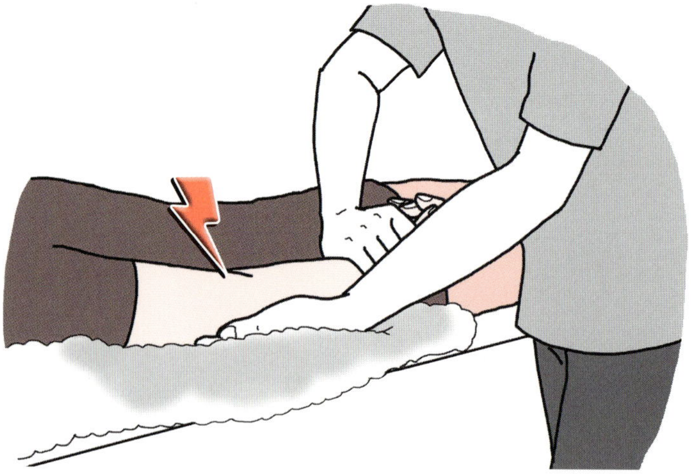

ちょっとひと工夫

◆肩が上がってしまうとき

腕を伸ばしていくときに肩が上がってしまう場合は、肩が浮かないところまでタオルやクッションなどを置き、肩を前方から軽く押さえます。

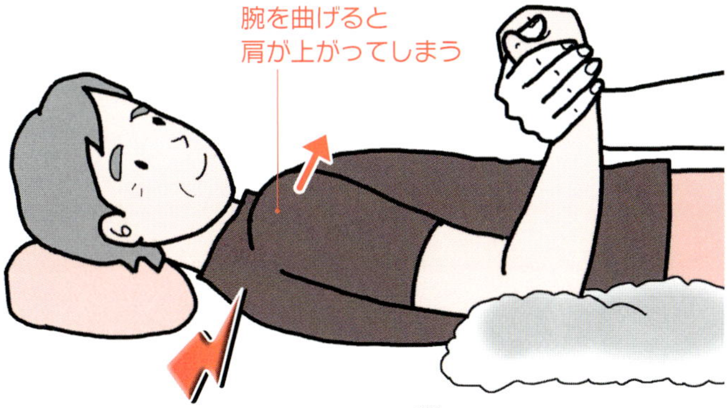
腕を曲げると
肩が上がってしまう

腕を曲げると肩が上がってしまうことがあります。

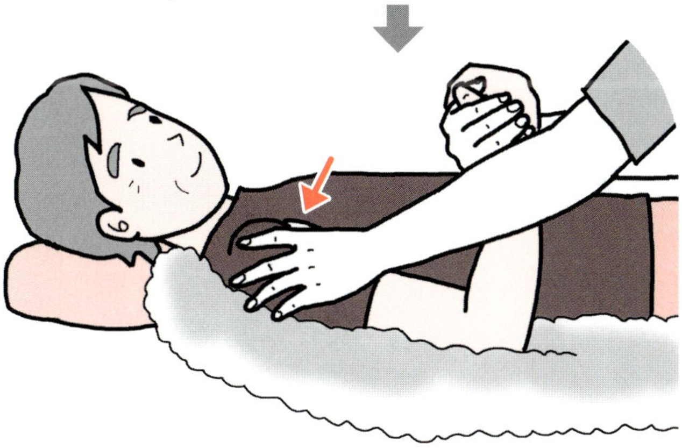

肩の下にタオルなどを入れて、肩を上から軽く押さえます。

◆手首が曲がって動かないとき

手首が伸びにくいときは、ひじも伸びにくいことが多いものです。痛みがあるときは、できるところまででかまいません。

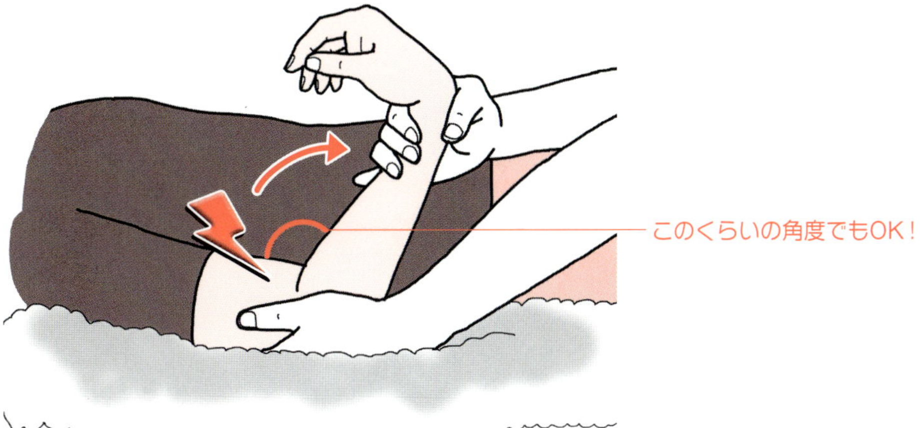
このくらいの角度でもOK！

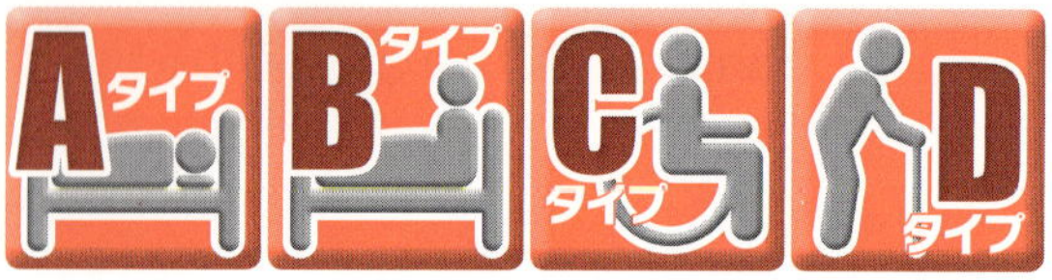
Aタイプ
Bタイプ
Cタイプ
Dタイプ

介助でおこなう運動

肩の動きをよくする

肩の動きは、着がえなど生活のすべての基本です。腕全体を上げる運動や肩を横に開く運動をおこない、肩の動きをよくしましょう。ただし、肩は人間の関節の中で、もっともゆるいので、十分に気をつけておこなってください。

●腕全体を上げる●

肩を上げる介助をおこなうとき、痛みがないか確かめながら、上がるところまでゆっくり上げるのが大事です。乱暴に上げると関節を傷つけます。

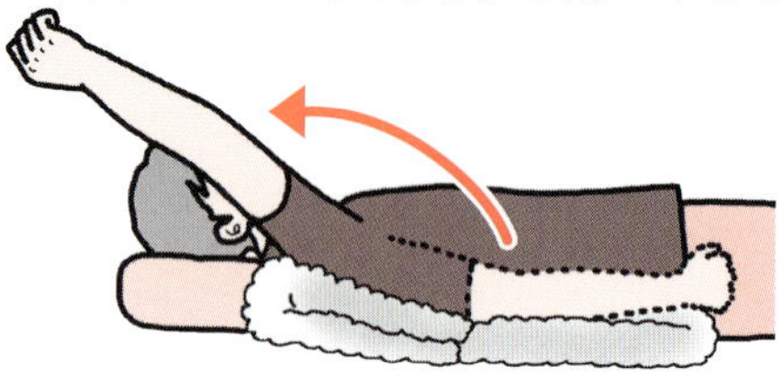

介助者の基本的な姿勢

運動する腕側の肩のあたりに、相手に向いて座ります。

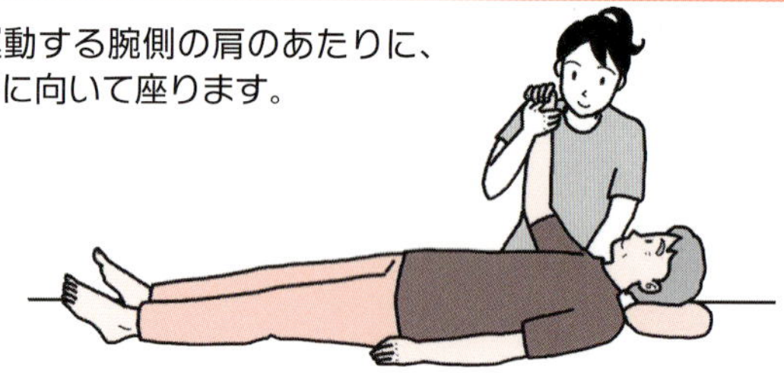

1 片方の手で肩を下から支え、もう片方の手で手首を持ちます。

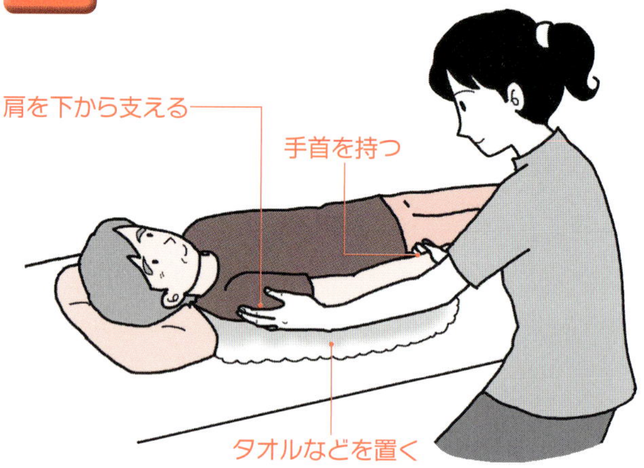
肩を下から支える
手首を持つ
タオルなどを置く

2 肩をしっかり支えて、手を伸ばしたまま徐々に腕を上げていきます。

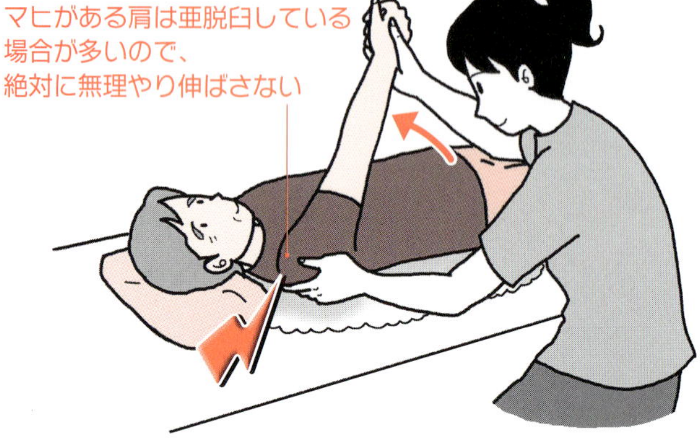
マヒがある肩は亜脱臼している
場合が多いので、
絶対に無理やり伸ばさない

3 痛みがないか確かめながら、上がるところまでゆっくり手を上げていきます。(90～100度ぐらいまででもかまいません)

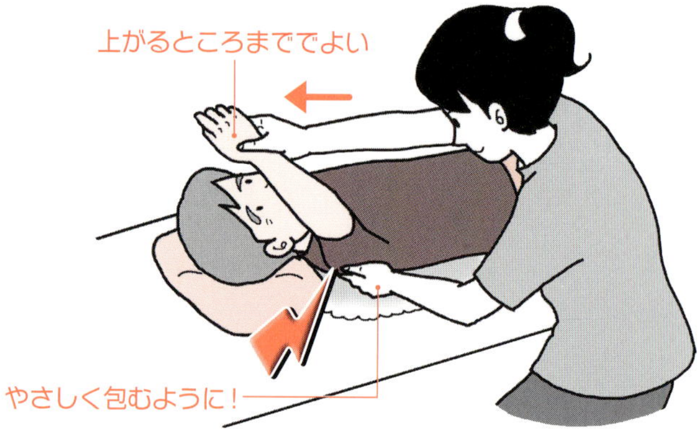
上がるところまででよい
やさしく包むように!

これはダメ!!

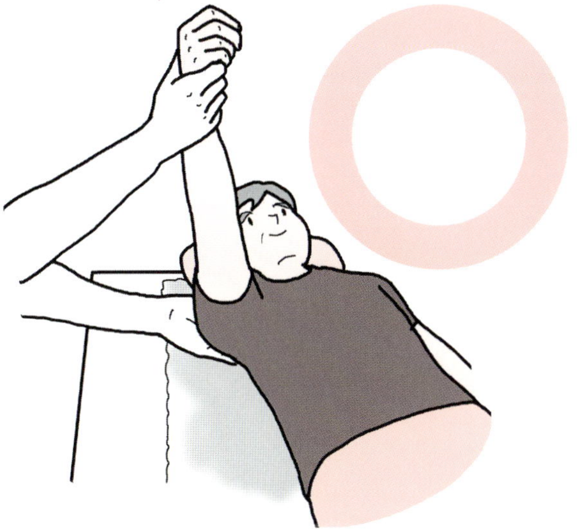

手のひらが内側に向くように。

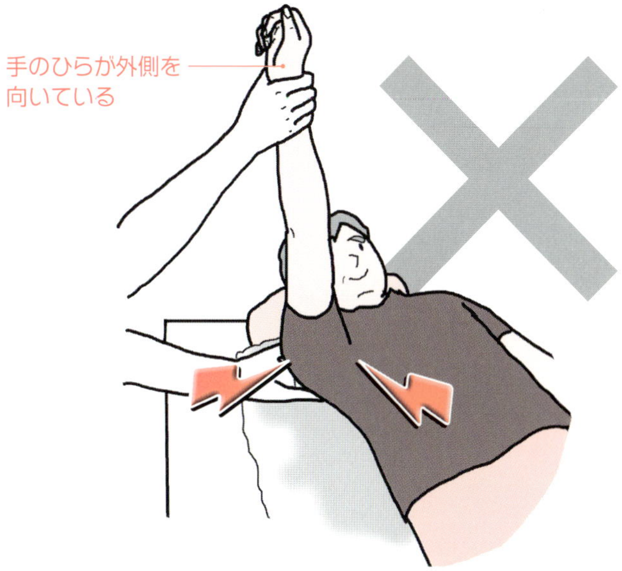

手のひらが外側を向いてはダメ。

●運動のバリエーション●

◆ひじが伸びないときは曲がったままでも大丈夫

ひじが内側に曲がって伸ばせないときは、曲がったままでも肩を上げ下げする運動ができます。片方の手で肩の下を押さえ、もう片方の腕の上に相手ひじから先をのせるようにして支え、相手の腕をゆっくり上げ下げします。

1　片方の手で肩から下を支えて、もう一方の腕の上に相手のひじから先をのせて支えます。

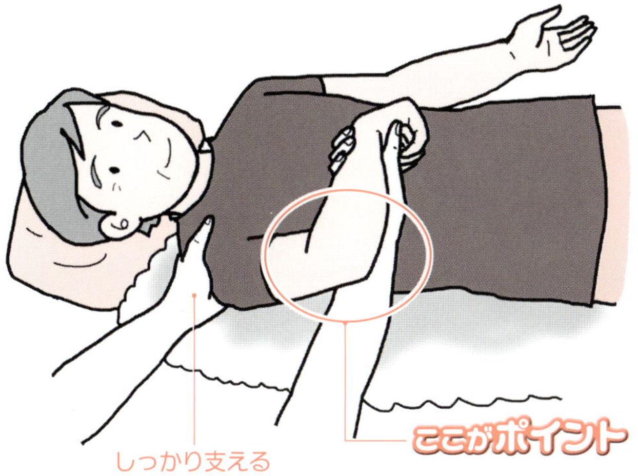

2　自分の腕の上にのせた相手の腕を、徐々に顔に近づけるようにして上げます。ひじが伸びないときは、それだけかたいので無理して痛みを起こさないように注意しましょう。

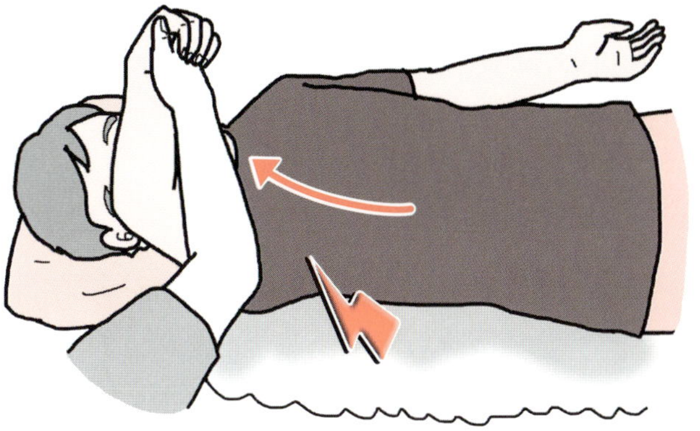

●肩を横に開く●

肩が横に開きにくいと、服の脱ぎ着がしにくく、わきに汗がたまりやすくなるので、定期的な運動が必要です。

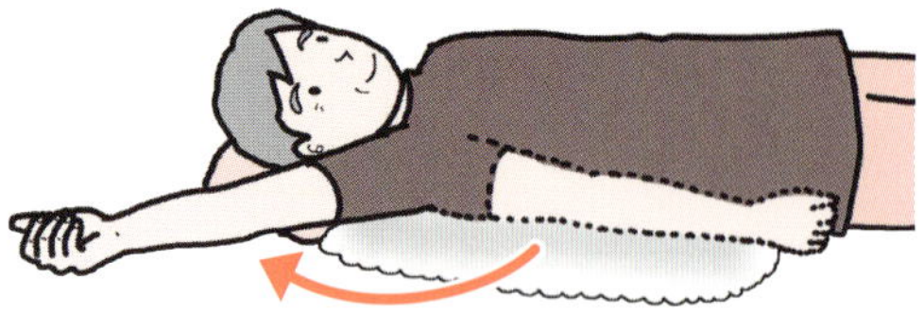

介助者の基本的な姿勢

運動をいる腕側の頭の位置に、相手の足先に向いて座ります。

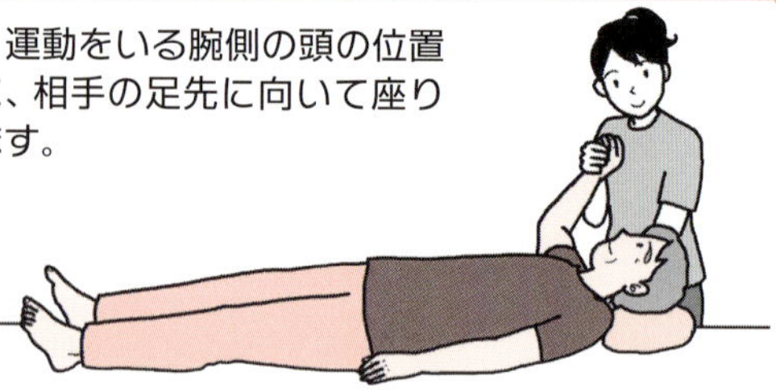

1

片方の手で肩を支え、もう片方の手は手首を持ちます。

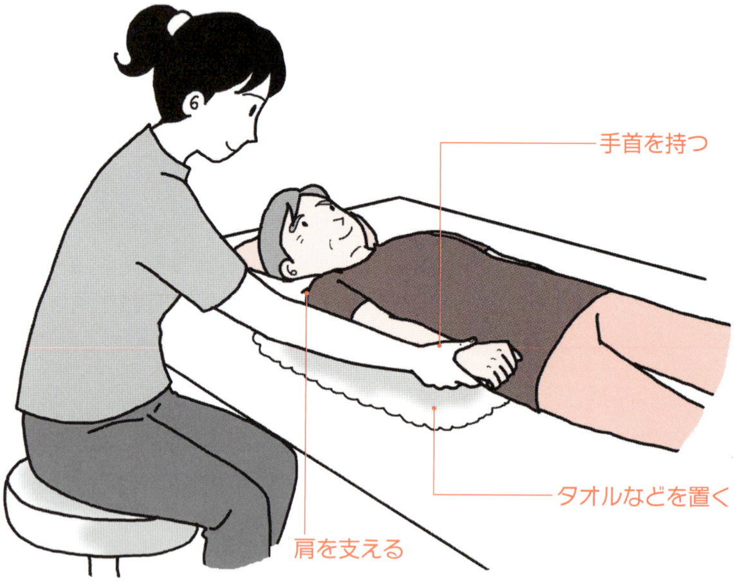

2

手のひらが内側になるようにして、腕をゆっくりと開いていきます。90度くらいをめやすに腕を上げます。痛みがなければ、もうし少し腕を上げますが、痛みがあったら無理は禁物です。

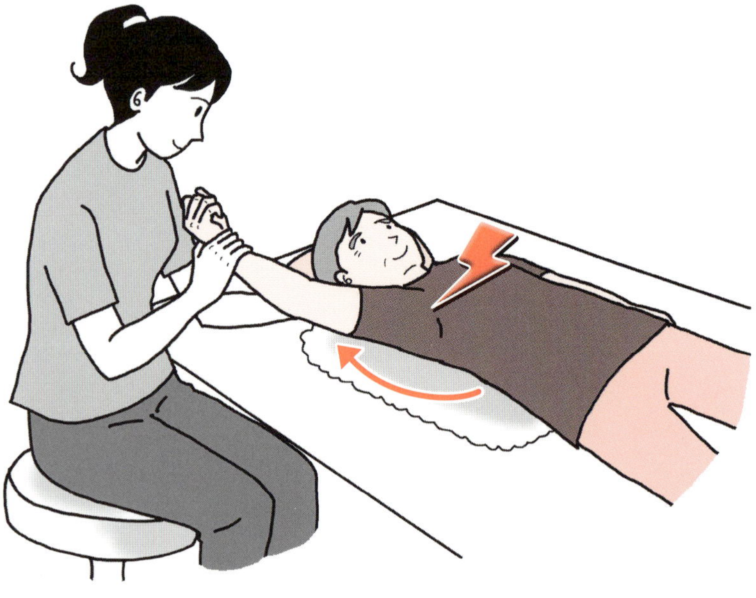

注意!!

この運動は痛みを伴いやすいので、くれぐれも痛みのない範囲でゆっくりわきを開いてください。

ちょっと ひと工夫

腕がかたくてわきが開きにくいときは、枕などをわきの間に5～10分程度はさんでからおこなうと、少し開きやすくなります。

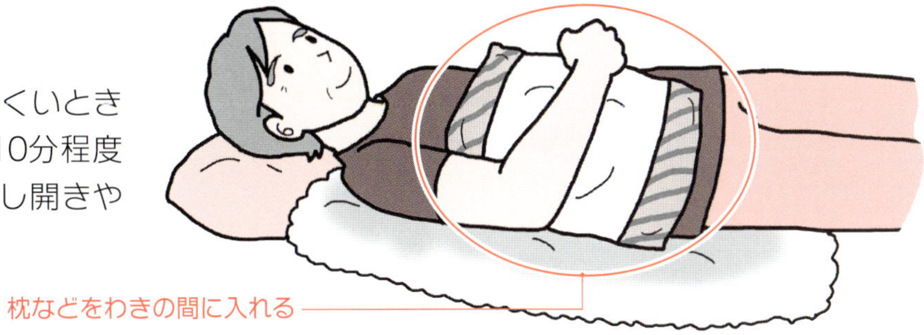

●運動のバリエーション●

◆腕が内側に入っているときは

ひじが曲がっていて伸ばせないときは、そのままの状態でもわきを開くことができます。二の腕(上腕)を握り、自分の腕の上に相手の腕をのせるようにして、左手で肩を押さえながらゆっくりとわきを開きます。

1　二の腕(上腕)を軽く握り、相手の腕を自分の腕にのせて支えます。もう一方の手で肩を支えます。

2　相手の腕を自分の腕に寄りかからせるようにしながら、ひじを曲げたまま、ゆっくりとわきを開きます。

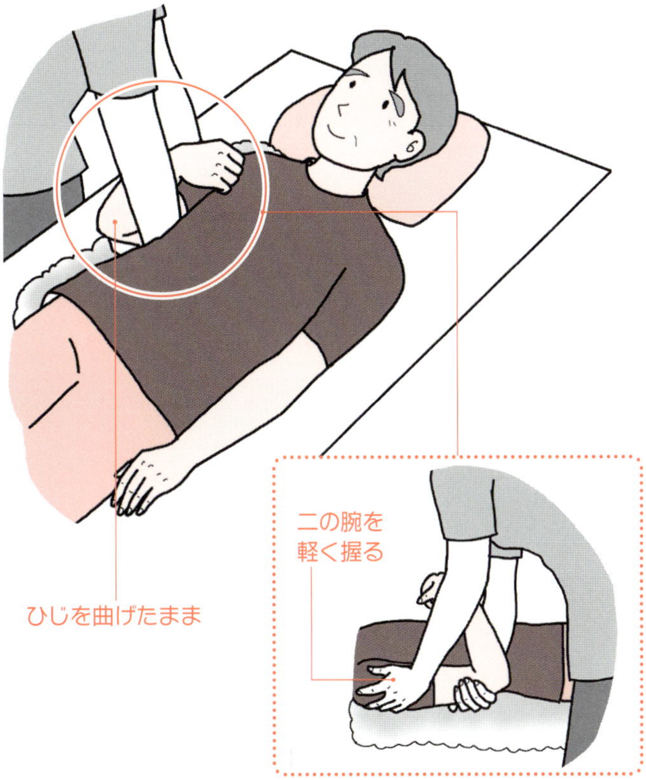

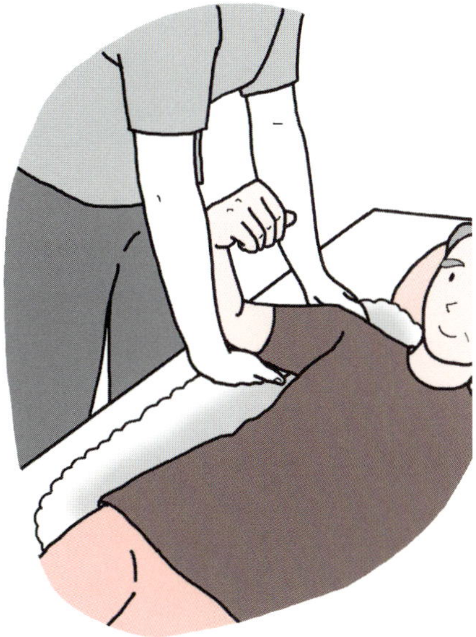

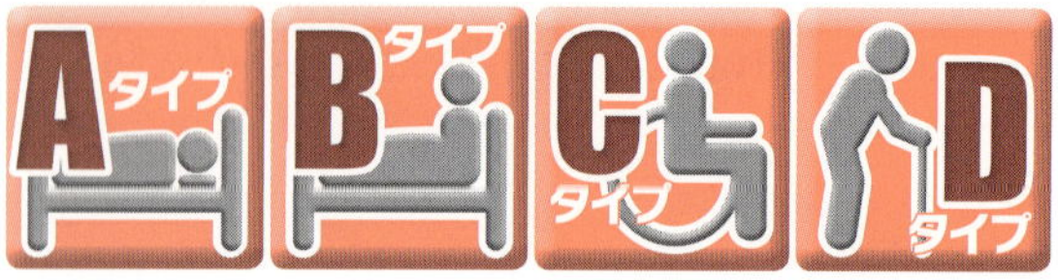

介助でおこなう運動

足ゆびや足首の動きをよくする

手の指と同様に、足の指も曲がったままの状態になりやすいものです。またアキレス腱もすぐに縮みます。かたくなった足の指や足首の関節をやわらかくして動きをよくするためにゆっくりと曲げ伸ばしの運動をしましょう。

●指の曲げ伸ばし●

足の指も手の指と同様に小さな関節ですから、痛めやすいので気をつけましょう。握るときは1本1本ではなく、全体を握るようにします。

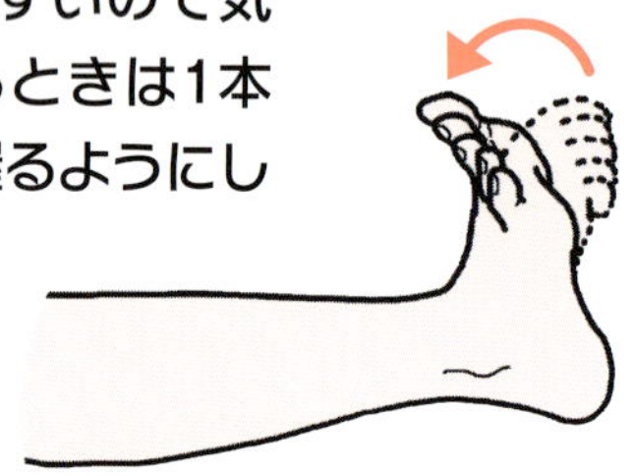

介助者の基本的な姿勢

運動する足側の指の前に相手に向いて座ります。

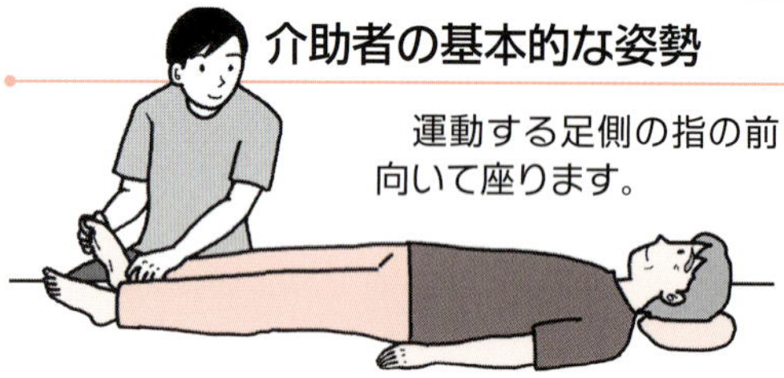

1 片方の手で土ふまずを支えます。

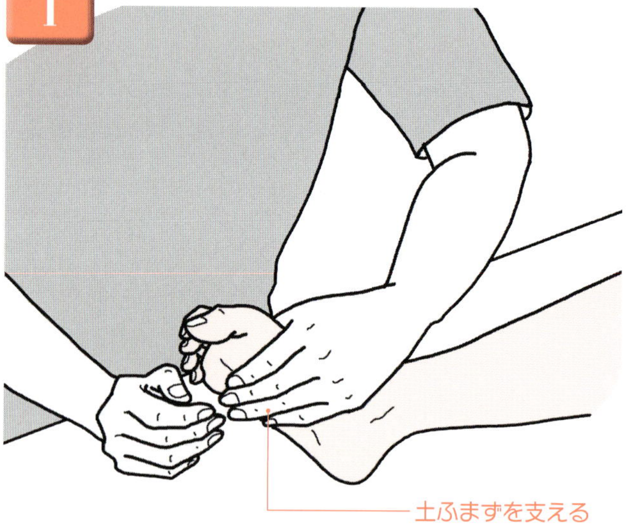

2 もう片方の手はひとさし指のつけ根にくるようにあて、指全体で足の指を包みこむように持ちます。

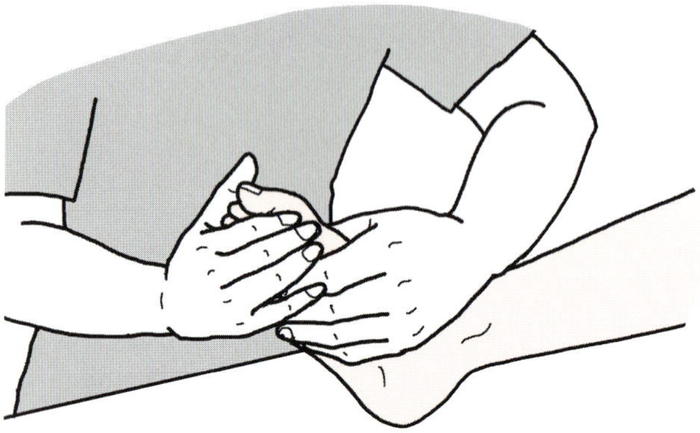

3 土ふまずを持った手は前足部(つま先のほう)を持ち上げるようにしながら、もう一方の手で相手の足の指をゆっくり伸ばしていきます。

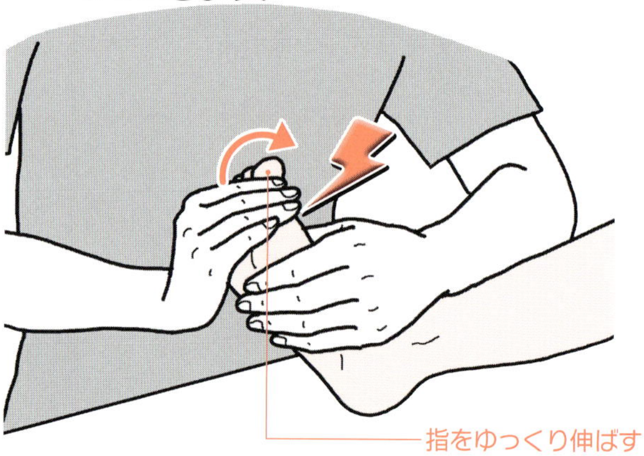

ここがポイント

足の裏を押さえるのは、足の指のつけ根のふくらみのあるあたりで、ここに介助者のひとさし指をあてます。そうすることで、指だけでなく、足の裏や足の甲も伸ばすことができます。

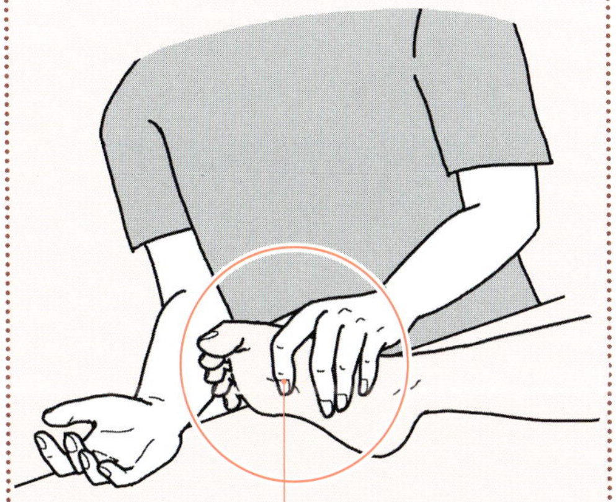

これはダメ!!

足の指先だけを持って1本1本曲げ伸ばしをおこなってはいけません。

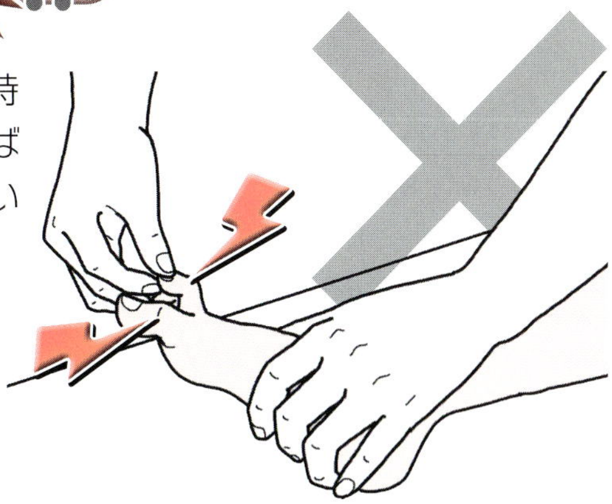

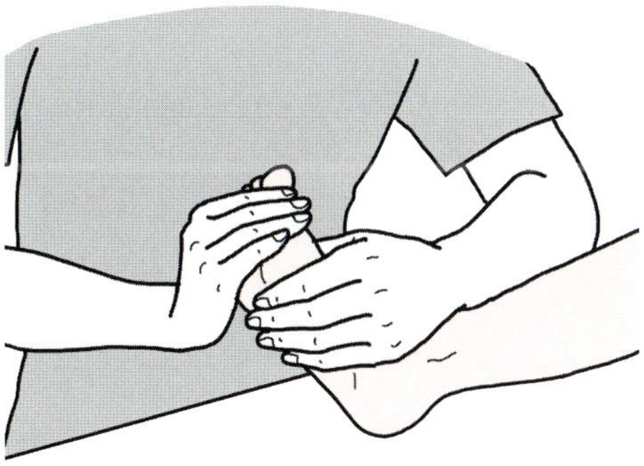

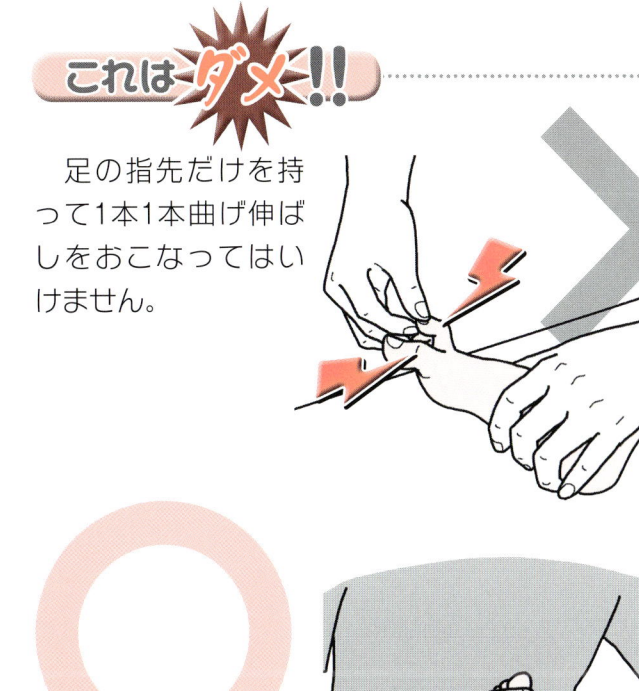

指5本を包みこむように持ちます。

●運動のバリエーション●

◆土ふまずを伸ばす

甲高で、土ふまずが深い足の場合は、かかとと指のつけ根付近を持ち、土ふまずを伸ばすようにするといいでしょう。気持ちがよいだけでOKです。土ふまず部分はほとんど動きがないので、伸びている感覚があれば十分です。

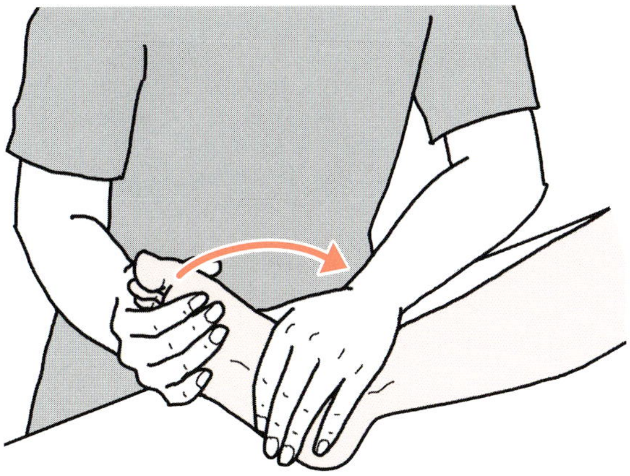

◆足の指を1本ずつ開く

手の指を開く運動（42～43ページ参照）と同じように、おや指から小指までの間をひとつずつ開いていきます。

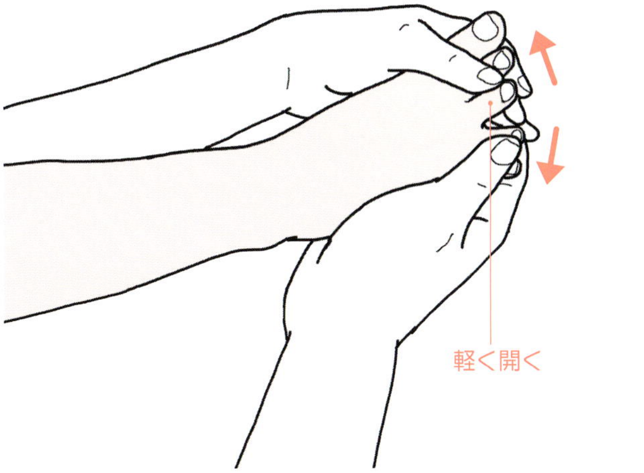

●アキレス腱を伸ばす●

アキレス腱はすぐに縮みます。縮むと立ったり歩いたりするとき、かかとが着かなくなったり、ひざが伸びきってしまうことがあります。しっかり予防しましょう。

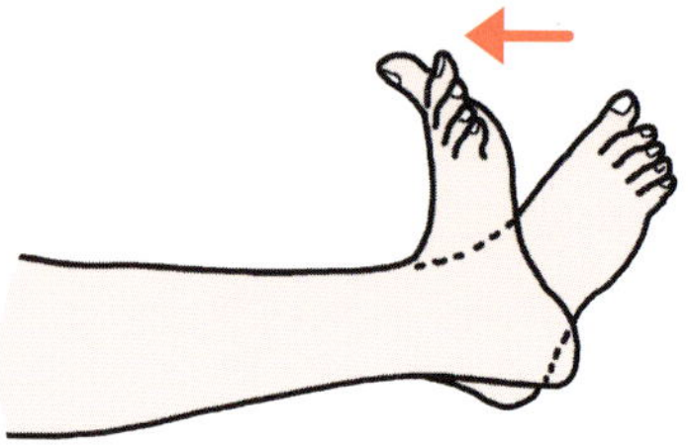

介助者の基本的な姿勢

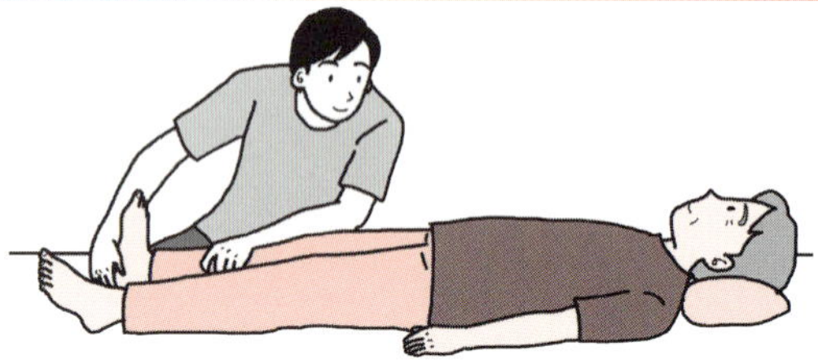

運動する側のひざのあたりに、相手に向いて座ります。ベッドが高いときは立っておこないます。

1 片方の手でかかとを包むように握り、介助者の手の前腕に相手の足の裏全体をのせます。もう片方の手はひざを軽く支えます。

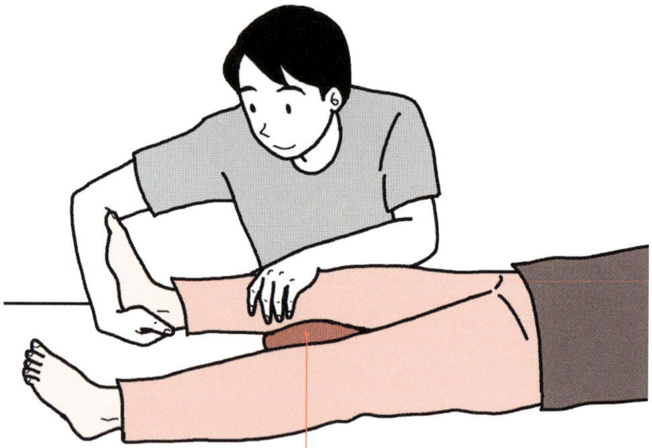
ひざの下に枕を入れて
少し曲げた状態にするとやりやすい

2 手首はそのままで、介助者はひじを少しずつ伸ばしていきます。相手のつま先が手前に伸びる感じ。

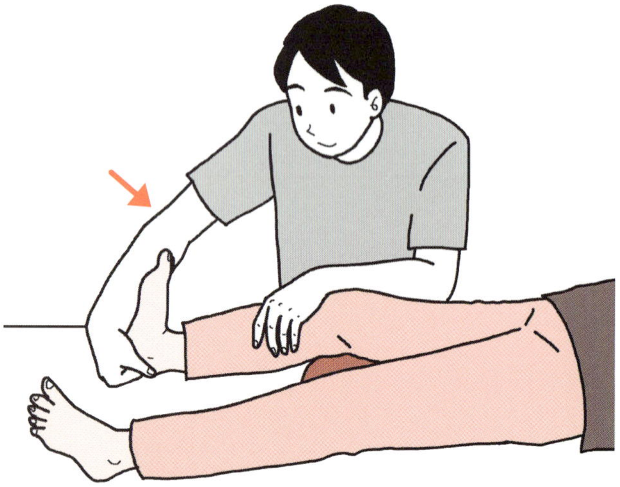

3 かかとが床から離れないように注意しながら、自分のからだの重心を相手の頭側に移動させるようにしてアキレス腱を伸ばします。

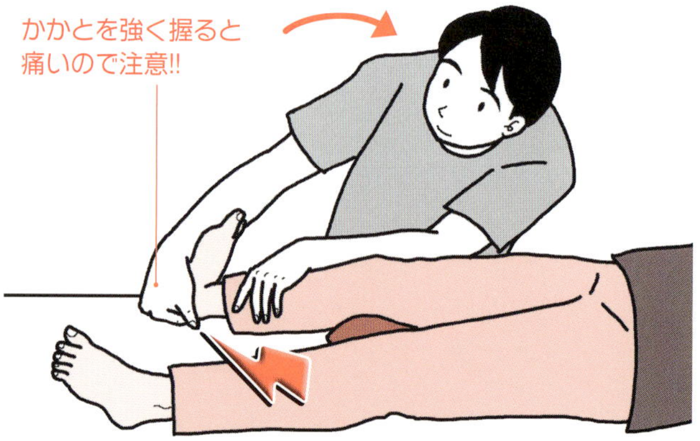
かかとを強く握ると
痛いので注意!!

ここがポイント

前腕の内側で相手の足の裏全体を包みこむようにしてかかとを持つと、テコの応用で小さな力でも、アキレス腱がよく伸びます。

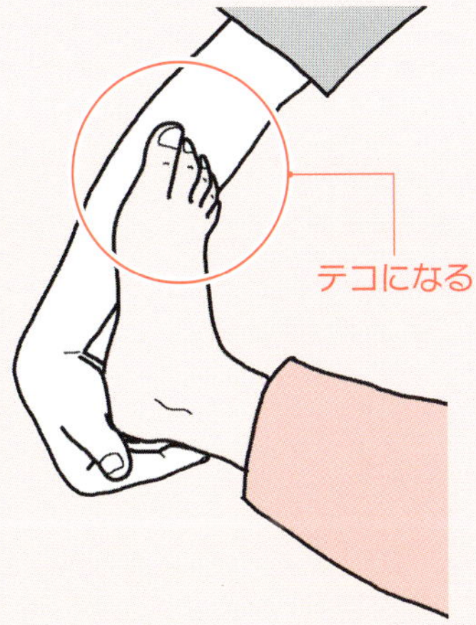

これはダメ!!

かかとをベッドやふとんから浮かせておこなうと、ひざが不安定になり痛める危険があります。また、足先だけを持っておこなってもアキレス腱を十分に伸ばすことはできません。

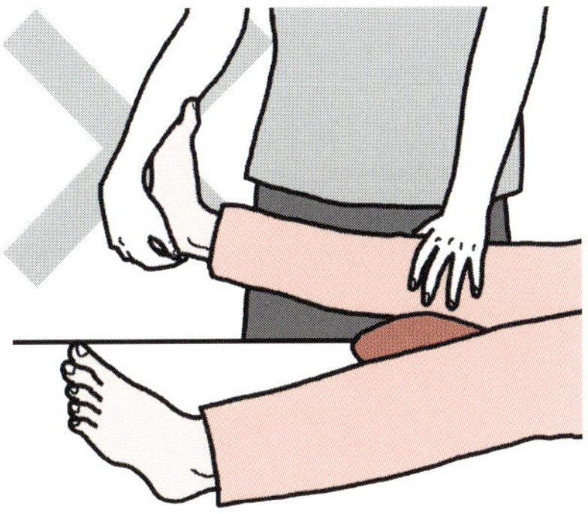

足を浮かせるのは危険です。

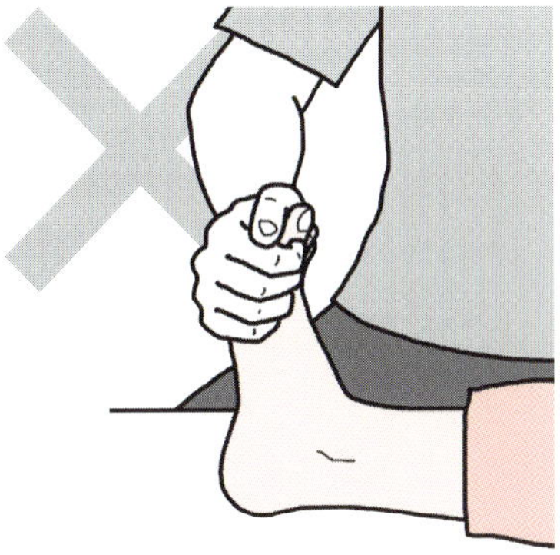

足首が曲がるだけでアキレス腱は伸びません。

●運動のバリエーション●

◆ひざが伸びないときや痛みがあるとき

ひざが曲がったままの状態でもアキレス腱を伸ばすことはできます。その場合、まず介助者は相手のひざあたりに立ちます。そして、片方の手で前ページの「アキレス腱を伸ばす」方法でかかとを持って腕の内側で足の裏全体を支え、相手のひざが90度ぐらいになるところまで持ち上げます。もう片方の手でひざの上に軽く置き、少しずつゆっくりとひざを下ろしていきながらアキレス腱を伸ばしていきます。伸ばせるところで中止し、無理に押しつけることがないようにします。

1　ひざを90度ぐらい持ち上げます。

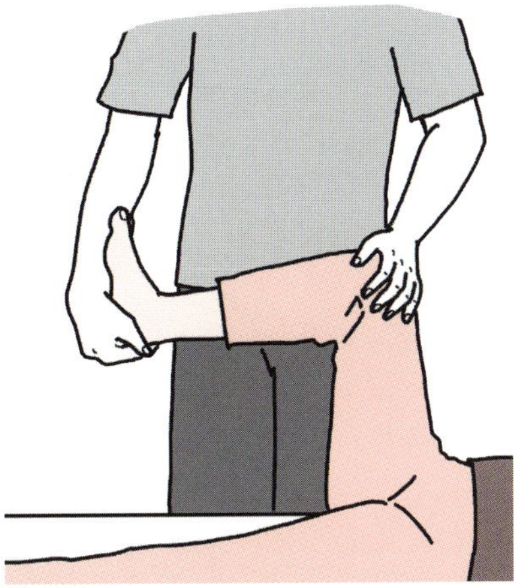

2　徐々にひざを下ろしていきながらアキレス腱を伸ばします。

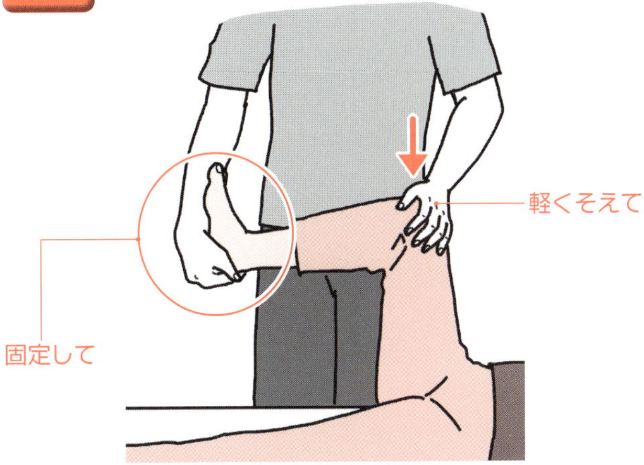

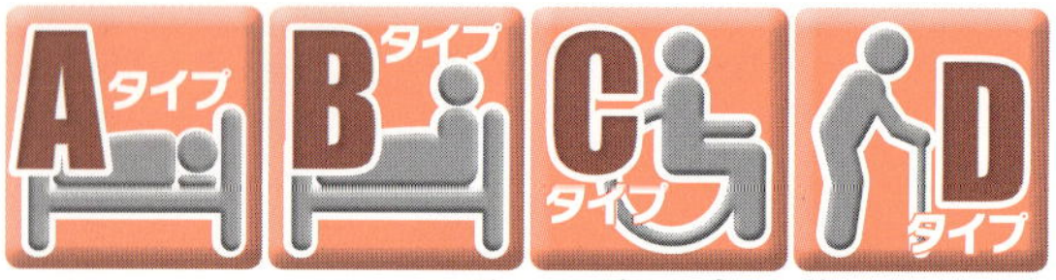

介助でおこなう運動

ひざ・股関節《こかんせつ》・腰の動きをよくする

　こわばりがあり歩行が困難な人に、下半身の動きをよくする運動が有効です。高齢者が起こしやすい転倒の予防にもなります。股関節とひざを一体的に曲げ伸ばす運動やお尻の上げ下げなどは、手軽にでき、かつ効果の期待できる運動です。

●ひざ・股関節の曲げ伸ばし●

　もっともよくおこなわれる脚の運動です。立ったり歩いたりするためにも、しっかりひざの運動をしましょう。

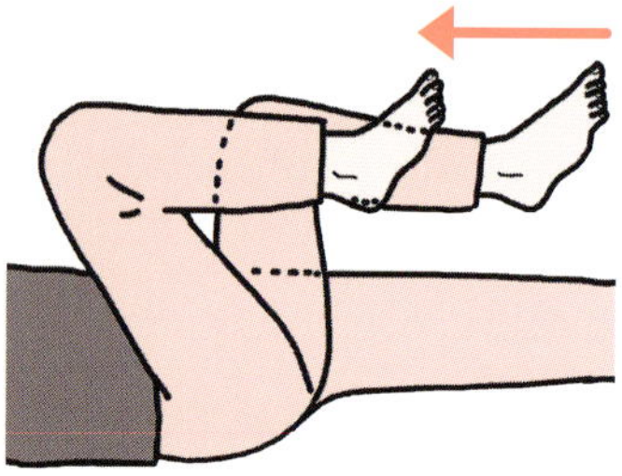

介助者の基本的な姿勢

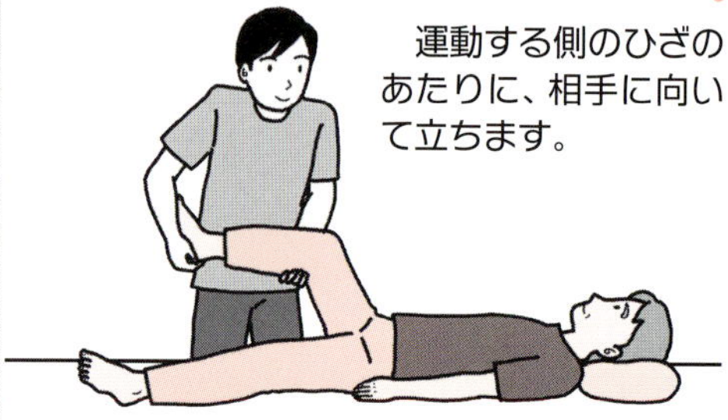

運動する側のひざのあたりに、相手に向いて立ちます。

1　片方の手でかかとを持ち、もう片方の手はひざ下に入れて、ひざが90度ぐらいになるように持ちます。

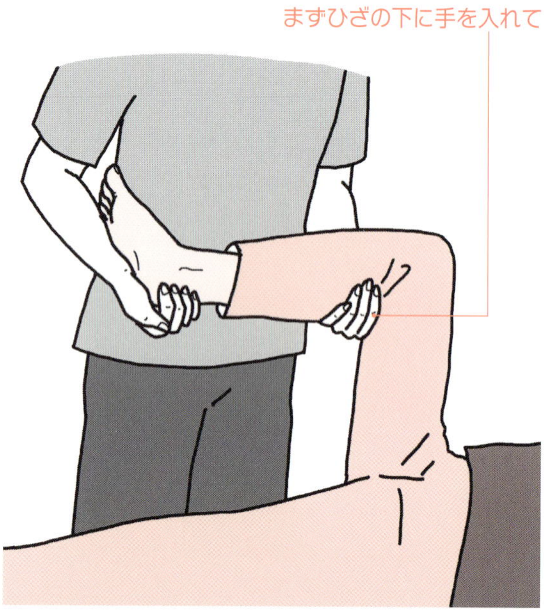

2　ひざ下に置いた手をひざの上に置きかえ、ゆっくりとひざを押しながら相手の顔のほうへ曲げていきます。ポイントはひざにそえる手です。運動を続けている間はひざの上に置き、運動をやめて足を下ろすときはひざの下に入れて支えます。痛みがあるときは、手をひざの下に入れたままおこなうようにします。

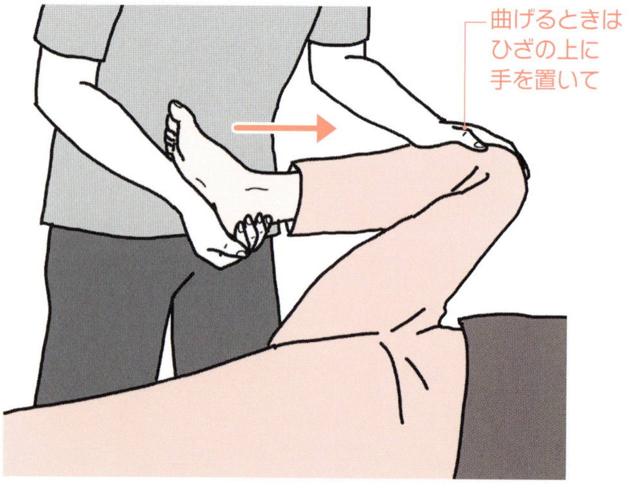

●股関節を開く●

股関節が開きにくくなると、股間に汗がたまり不潔になるので定期的な運動が大切です。

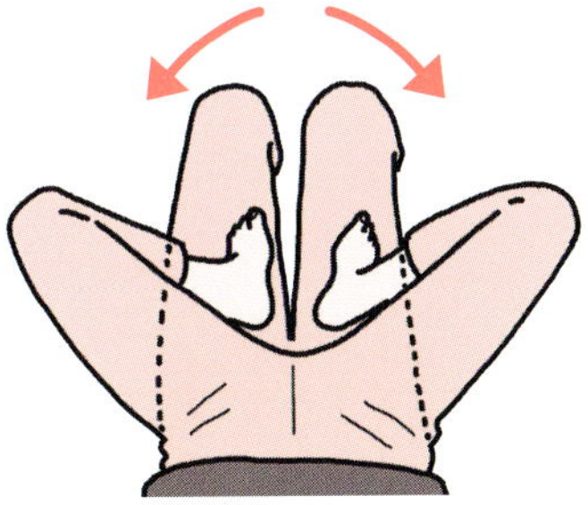

介助者の基本的な姿勢

運動する側のひざのあたりに、相手に向いて座ります。ベッドが高いときは立っておこないます。

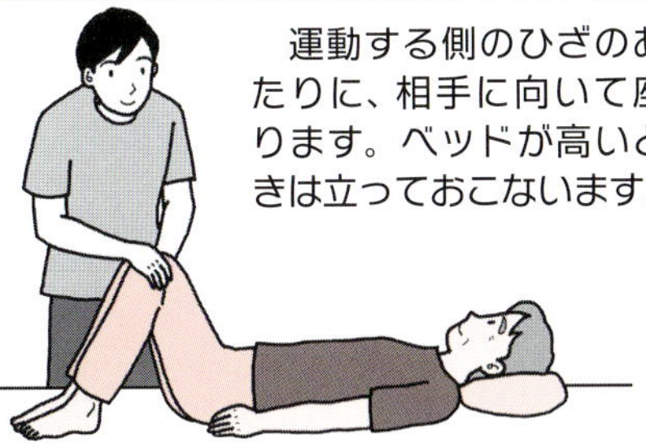

1 両ひざを立てて、ひざの上に手を置きます。

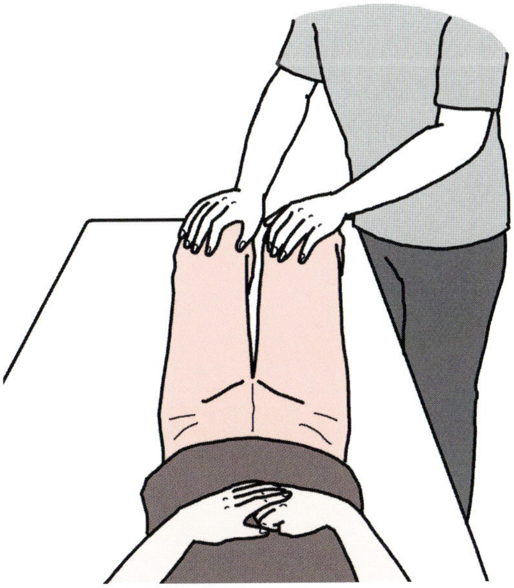

2 両ひざをゆっくり左右に開きます。

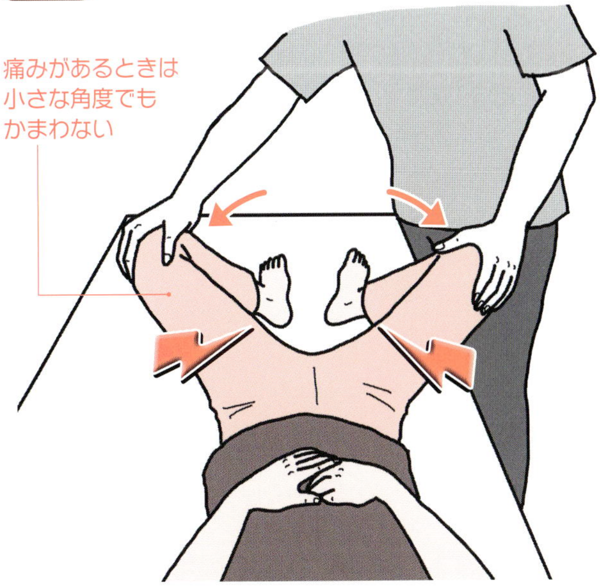
痛みがあるときは
小さな角度でも
かまわない

ちょっと ひと工夫

ひざがつっぱってしまい、開きにくいときは、枕やクッションなどをひざの間に5〜10分程度置いておくと、開きやすくなることがあります。

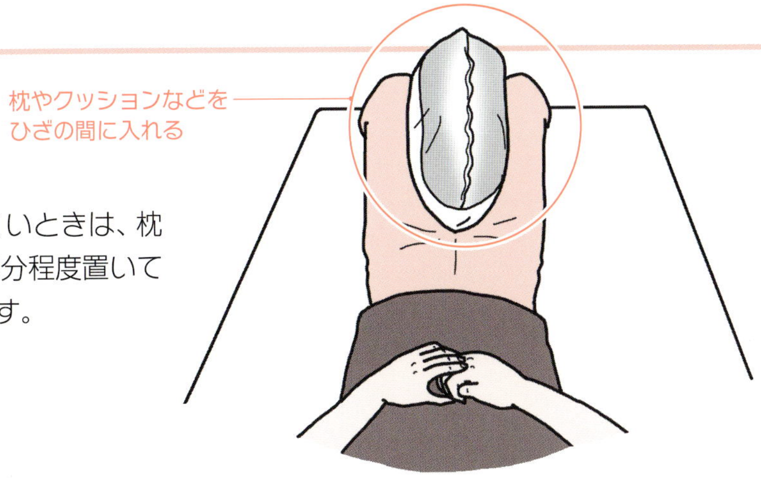
枕やクッションなどを
ひざの間に入れる

●足を広げる●

足を内側の腱は動かさないでいると縮みやすくなります。開く運動をこまめにおこないましょう。

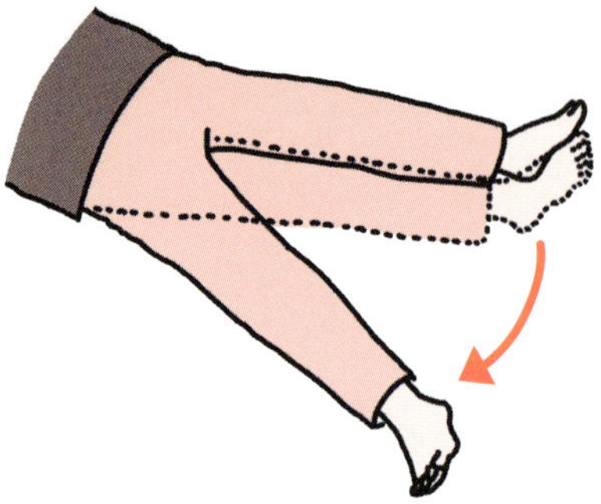

介助者の基本的な姿勢

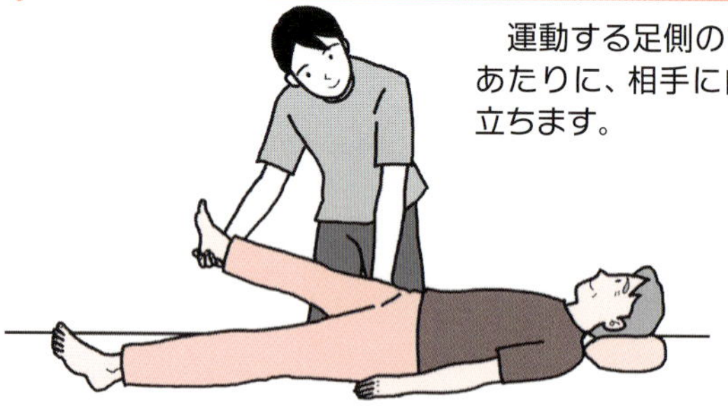

運動する足側のすねのあたりに、相手に向いて立ちます。

1 片方の手でかかとを持ち、もう片方の手でひざの下あたりを支えます。

2 かかとを浮かせずに滑らせるように開きます。

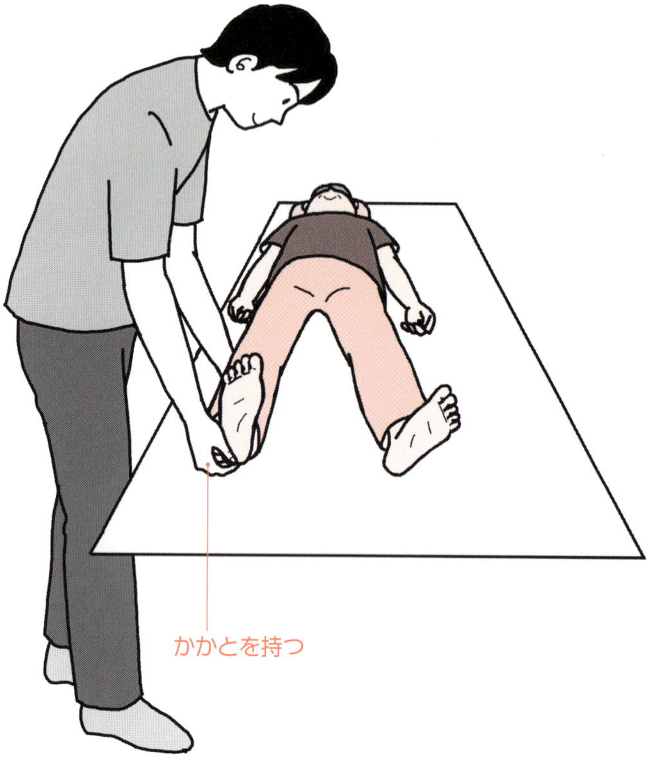
かかとを持つ

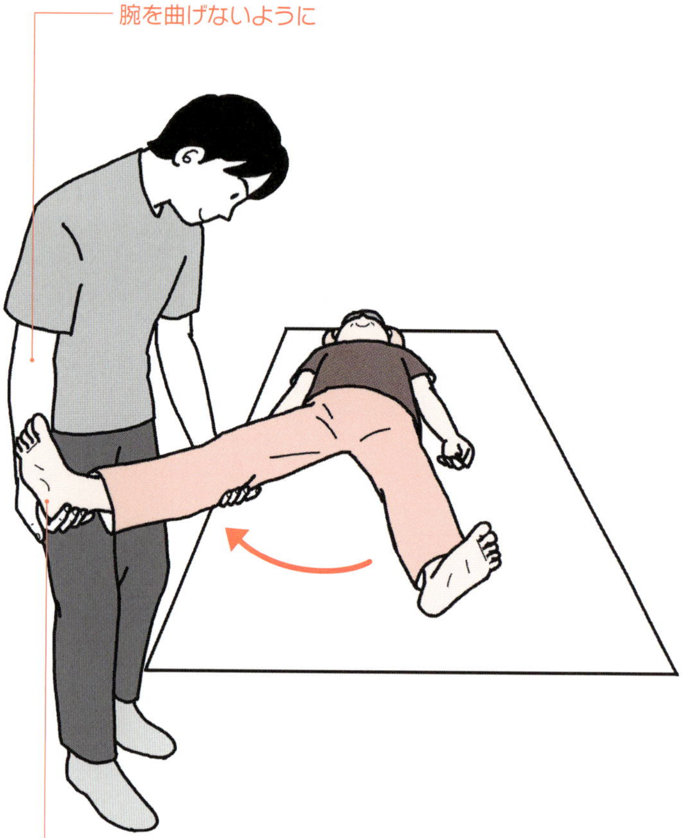
腕を曲げないように
かかとを浮かせないように

これはダメ!!

介助者が腕を曲げると、相手のかかとが浮いて股関節が開かずひざが曲がり、運動効果が半減します。腕を曲げずに相手の足を持ち、ベッドやふとんの上を滑らせるように動かすのがコツです。

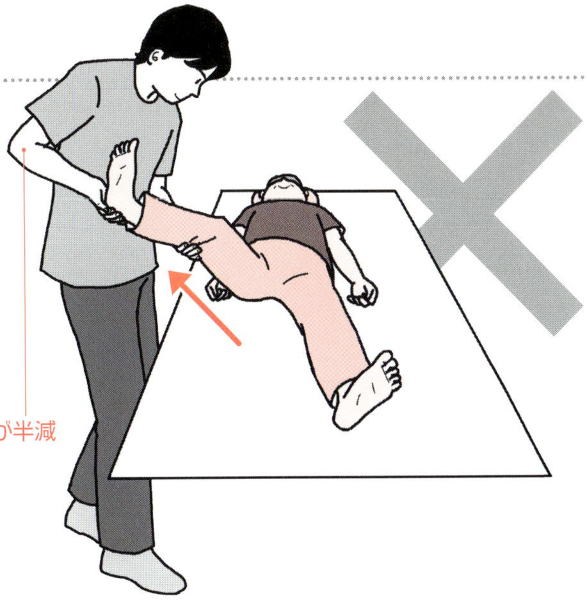

ちょっと ひと工夫

片方の足だけを持って足を開こうとすると、反対側の足も一緒に動いてしまうことがあります。そんなときは、反対側の足のひざを立てたり、足の間に枕やクッションを置くと動きにくくなります。

反対側の足が一緒に動いてしまう。

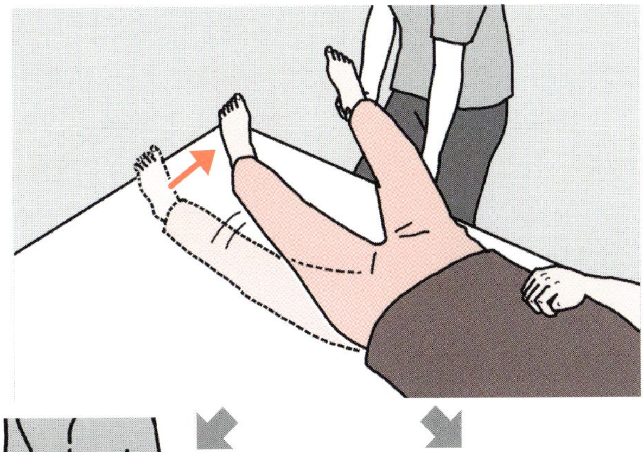

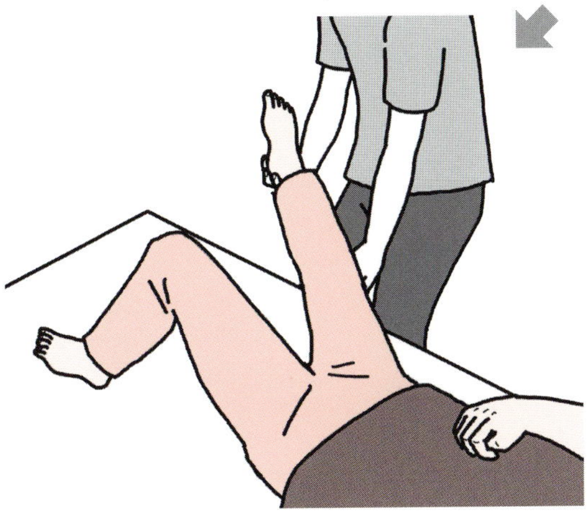

反対側のひざを立てます。

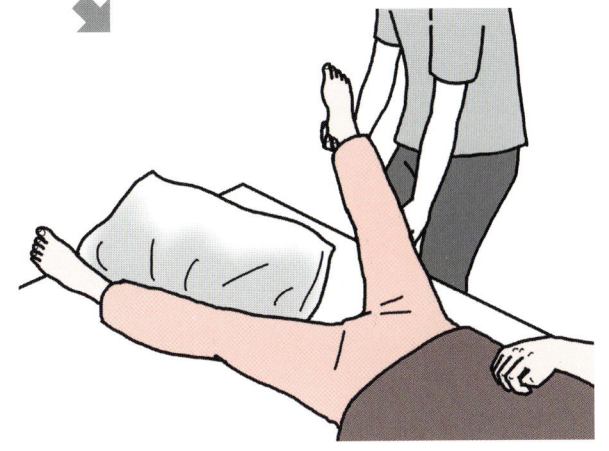

足の間にクッションや枕を置きます。

●ひざの裏側を伸ばす●

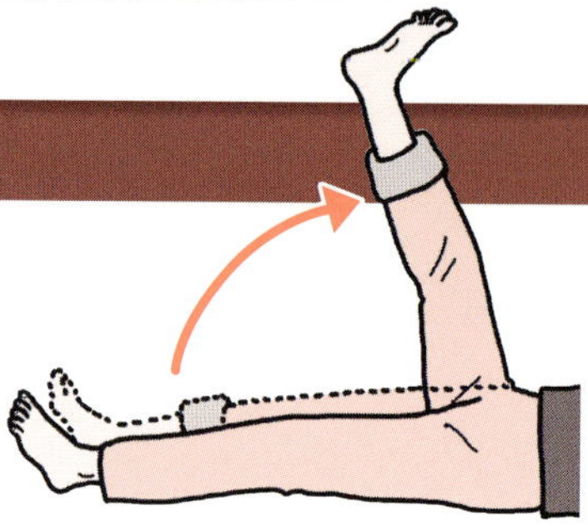

ひざの裏側の腱は縮みやすいものです。あまり縮んでしまうと、足を投げ出して座れなくなります。

介助者の基本的な姿勢

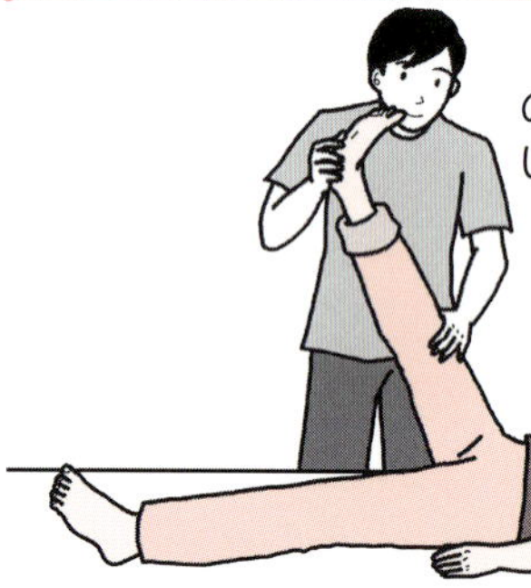

運動する足側のひざのあたりに、相手に向いて立ちます。

1 片方の手でかかとを持ちます。

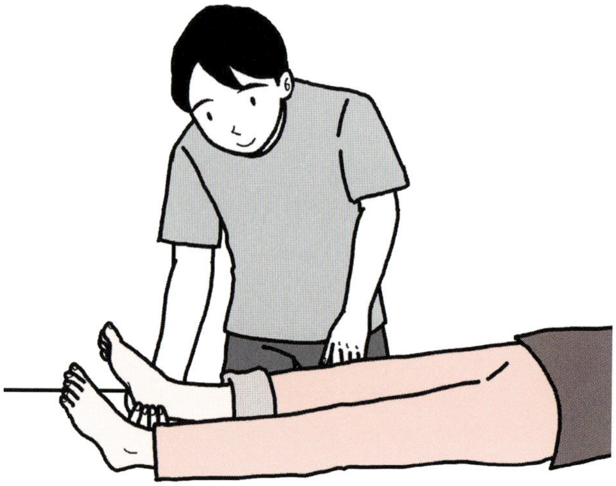

2 もう片方の手でひざの後ろを支え、ひざを伸ばしたままゆっくり持ち上げます。

3 ひざの後ろを支えていた手をひざの上に置きかえ、ひざが曲がらないように軽く押さえながら、ゆっくり上がるところまで上げます。痛くない範囲でおこなってください。

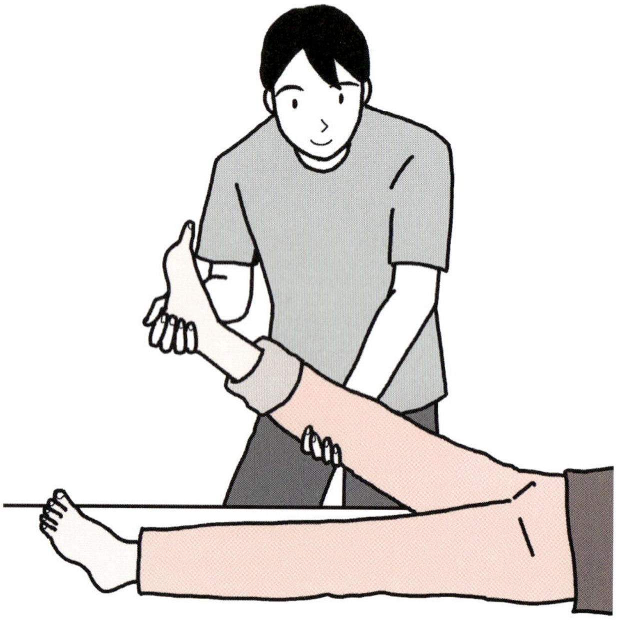

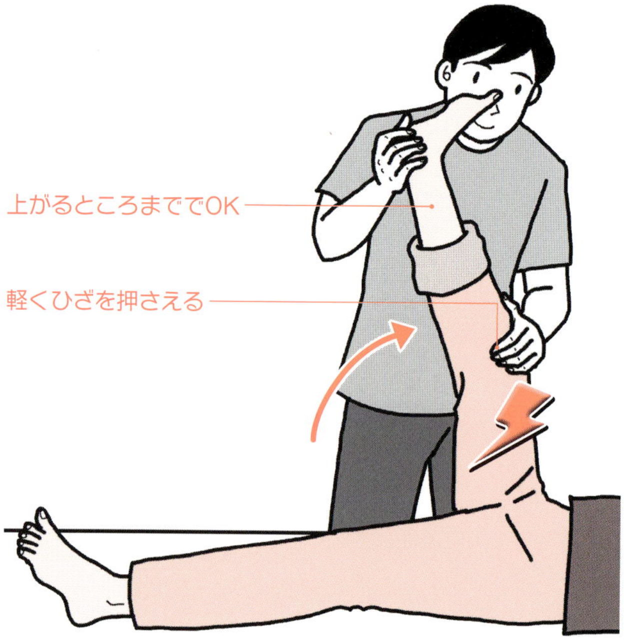

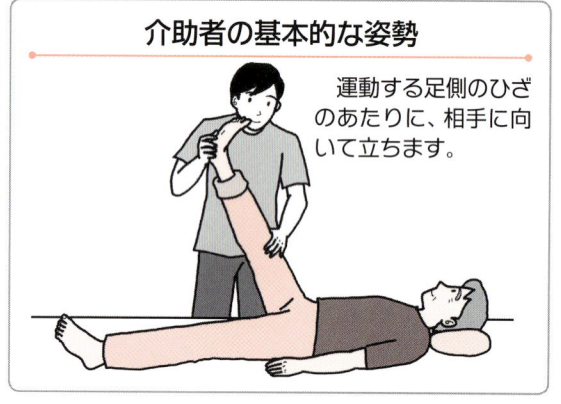

これはダメ!!

足を上げるとき、ひざを曲げながら上げてはひざの裏側が伸びません。必ずもう一方の手をひざにそえて上げるようにします。

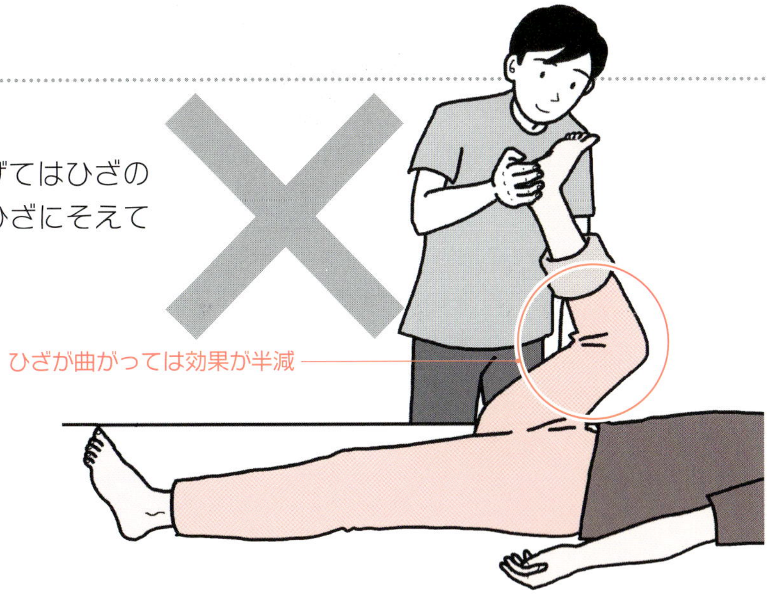
ひざが曲がっては効果が半減

●運動のバリエーション●

◆痛みが強いときは

ひざを伸ばしたまま足を上げるのではなく、いったんひざを曲げたまま足を上げ、その足を徐々に伸ばしていく運動があります。

1　ひざを90度に持ち上げて、もう片方の手をひざの上に置きます。

2　ひざを軽く固定し、そのままゆっくりとひざを伸ばしていきます。痛みがあればそこでやめます。

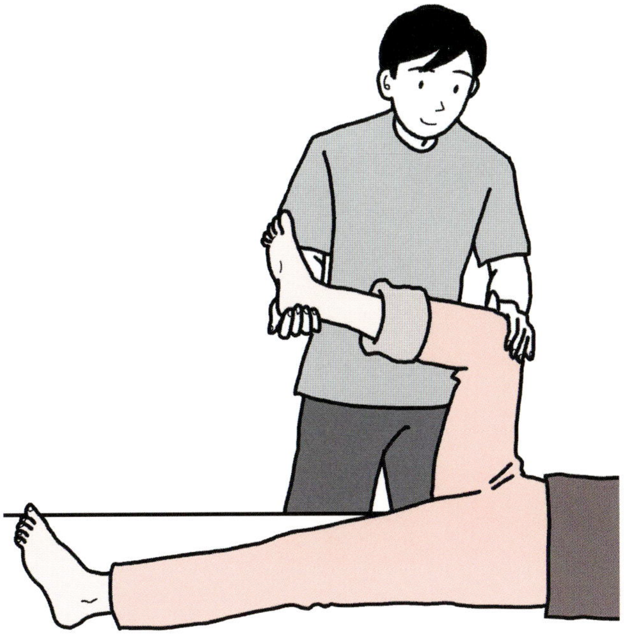

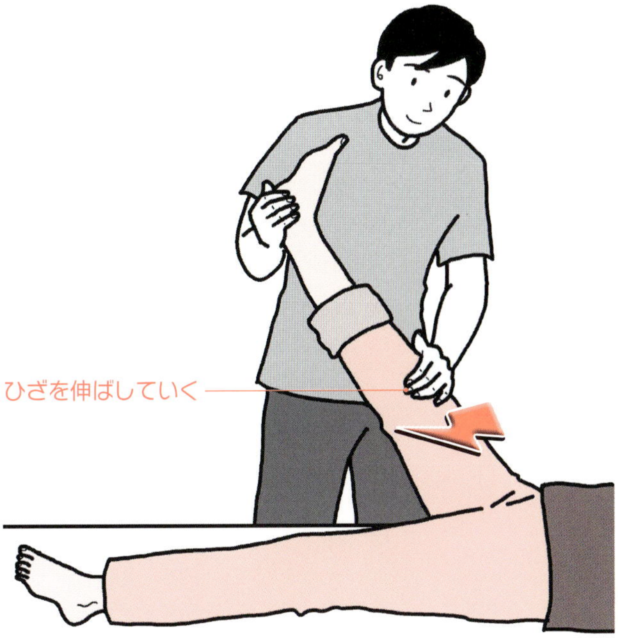
ひざを伸ばしていく

●お尻の上げ下げ●

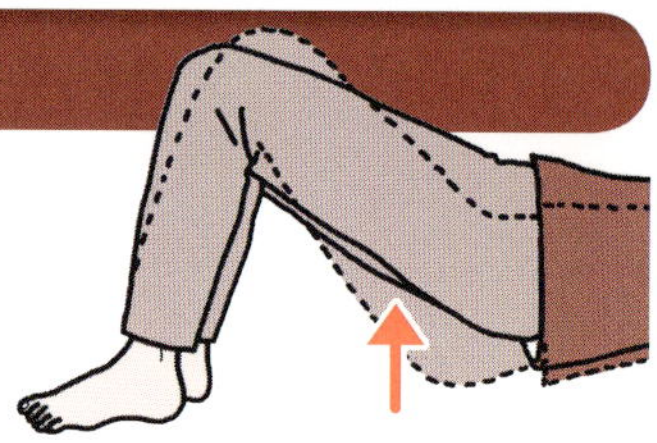

ワンランク上をめざすには、腰まわりを鍛えることが大切です。足が伸びてしまうことが多いので、介助者は足が伸びないようにからだで押さえておこないます。

1 相手の足が伸びないように介助者の足の間に軽くはさみ、ひざに手を置いたまま少し前かがみになります。

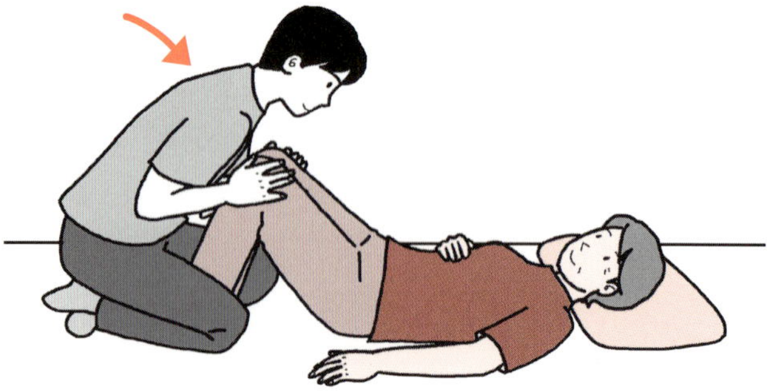

介助者の基本的な姿勢

相手のひざを立てて足をはさむように座り、立てたひざを手にあてます。

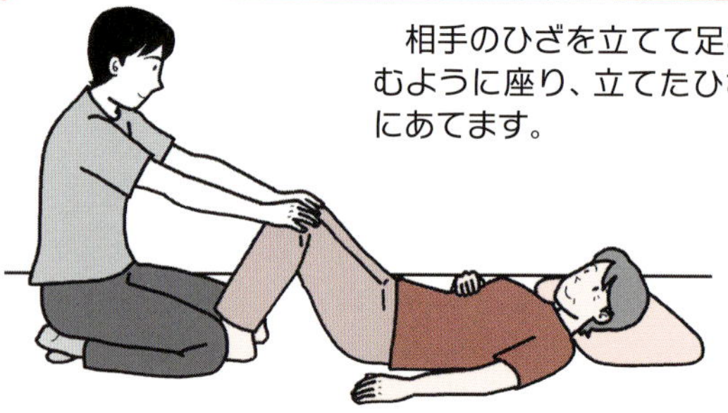

2 手を相手の腰のあたりの床につけ、おや指を腰の下に入れます。

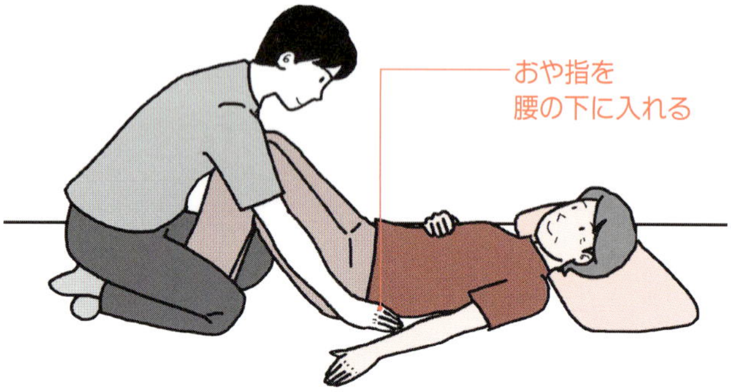

3 手のひら全体でお尻を支えるようにして軽く上げます。このとき、相手にも一緒にお尻を上げてもらうようにしましょう。

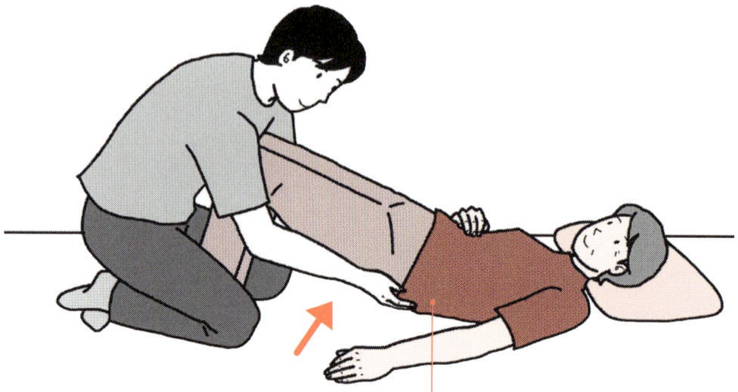

●介助者の腰が痛いときは

介助者の腰が痛いときは、片ひざを立てておこなうとよいでしょう。

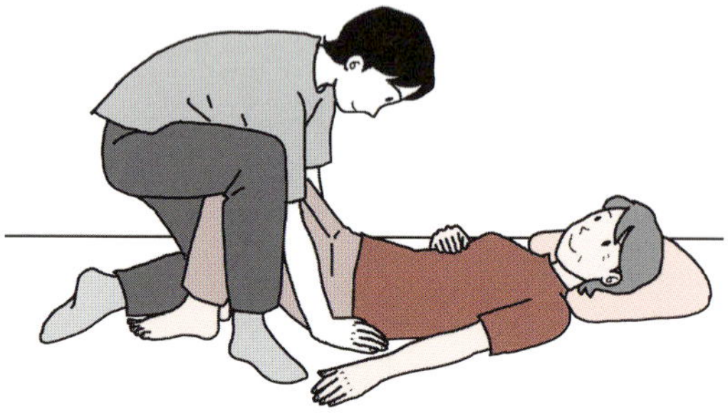

ここがポイント

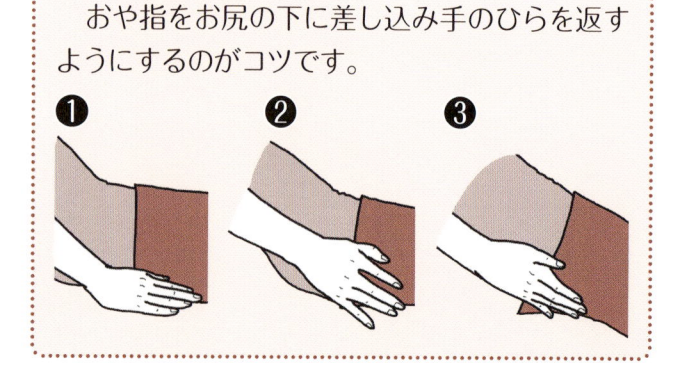

おや指をお尻の下に差し込み手のひらを返すようにするのがコツです。

❶

❷

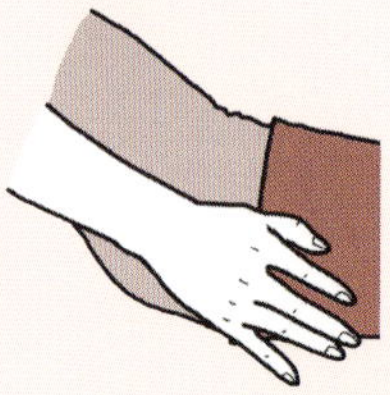

❸

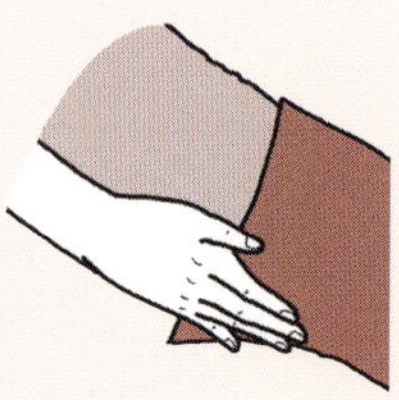

●腰を丸める●

介助者は両手でひざをゆっくり押していき、腰を伸ばします。上げきった位置で2～3秒そのままの姿勢を保つと効果が上がります。

介助者の基本的な姿勢

「62ページ　お尻の上げ下げ」と同じ姿勢でおこないます。

1

ひざに手を置き、体重をかけるようにして押します。

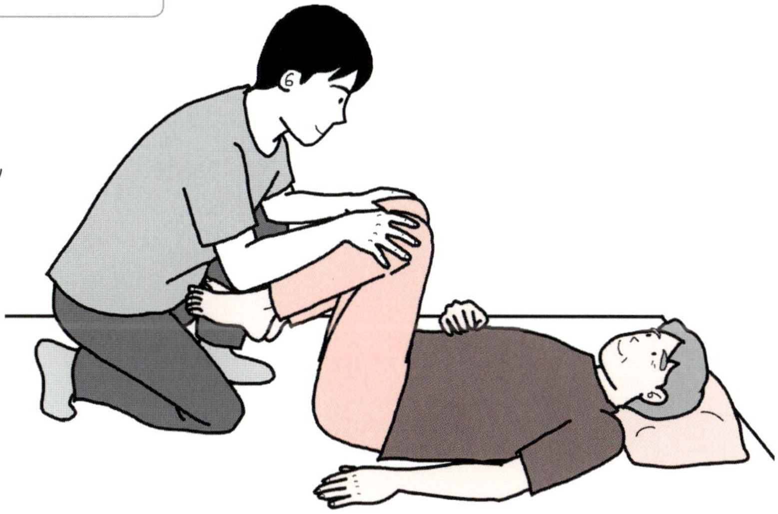

2

からだに近づけるようにしてひざを押し、腰の筋肉を伸ばします。その姿勢を2～3秒保ちますが、痛いようならやめます。

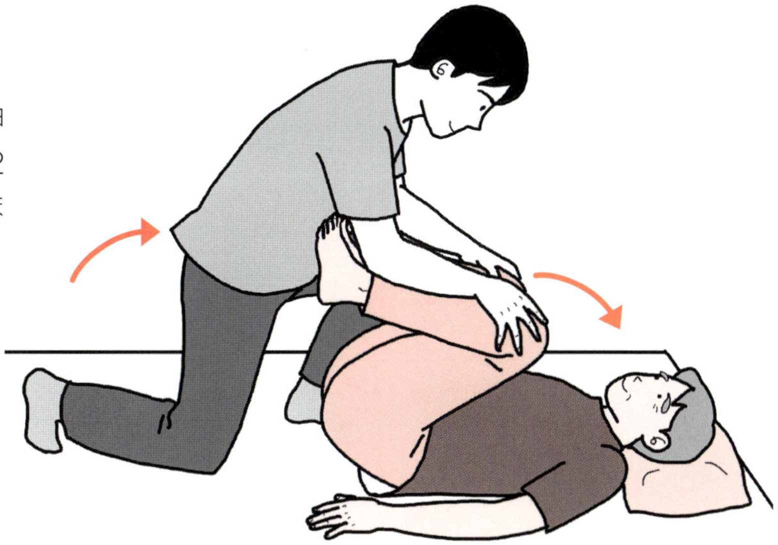

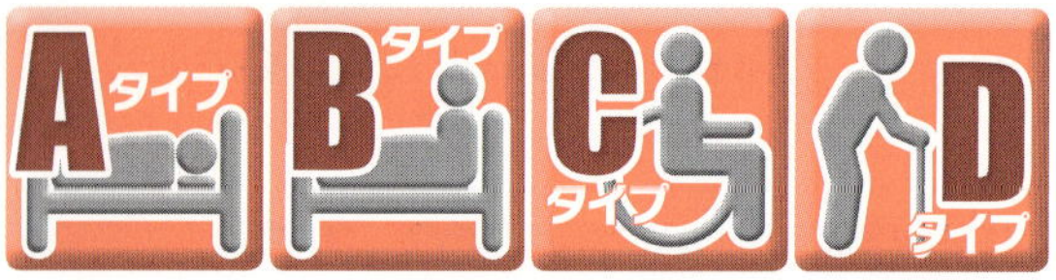

Aタイプ
Bタイプ
Cタイプ
Dタイプ

からだ全体の運動

マヒがあるとからだ全体がかたくなりがちです。からだを「ねじる」運動によって筋肉などを伸ばします。有効な運動ですが、骨折や腰痛の原因になりやすいので、事前に理学療法士などから指導を受け十分に注意しておこなってください。

●上半身をねじる●

腕を上げてもらい、その腕を押したり引いたりして上半身をねじります。下半身は動かしません。

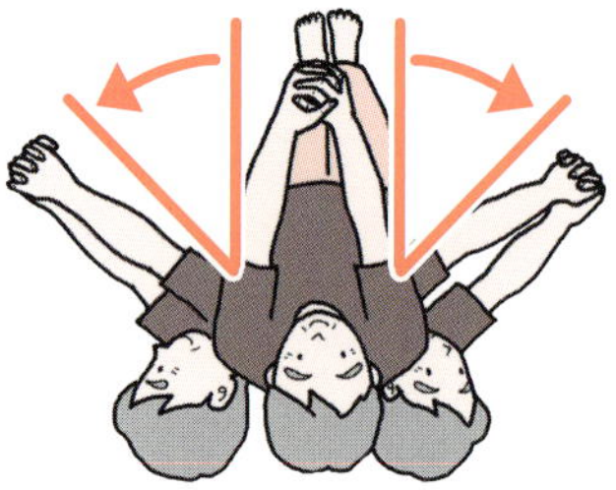

からだをねじるのは45度ぐらいが目標です。

介助者の基本的な姿勢

胸のあたりに、相手に向いて立ちます。

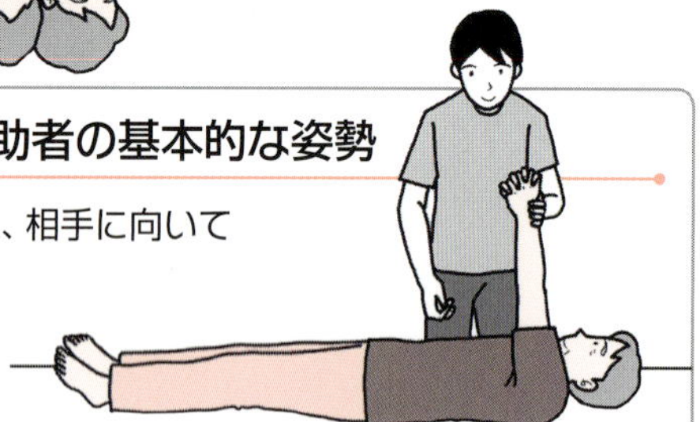

1 相手に両手を伸ばして組んでもらい、その手を持ちます。もう片方の手で相手の向こう側のわきにあてます。

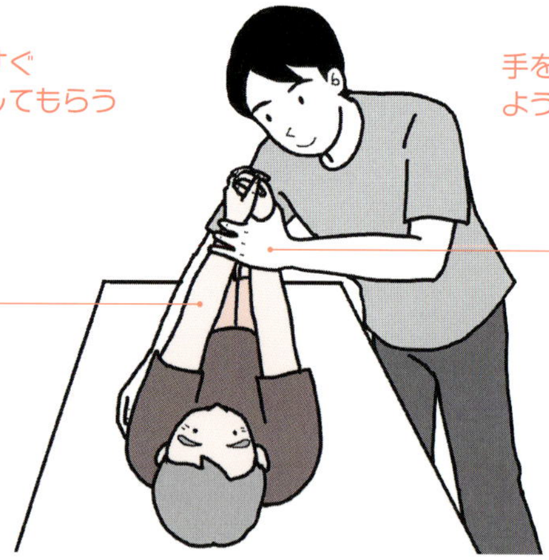

まっすぐ
伸ばしてもらう
手を落とさない
ように注意する

2 相手の手を介助者側に倒しながら、わきにあてた手を手前に引いて上半身が介助者側に向くのを助けます。

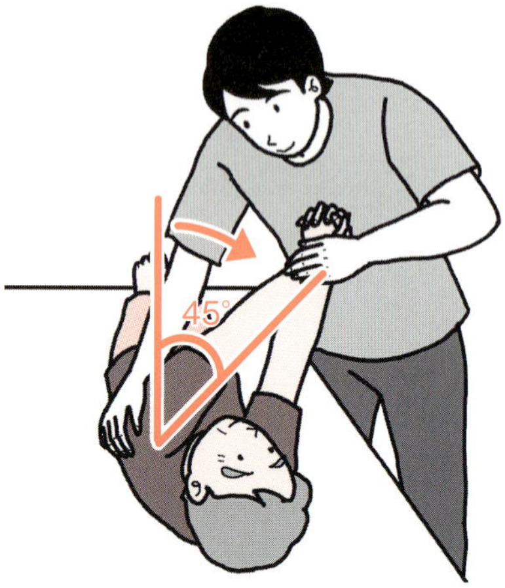

45°

3 手を持ちかえて反対側の手で相手の手を持ち、もう一方の手で手前側の肩を支えて向こう側へ上半身を向かせます。

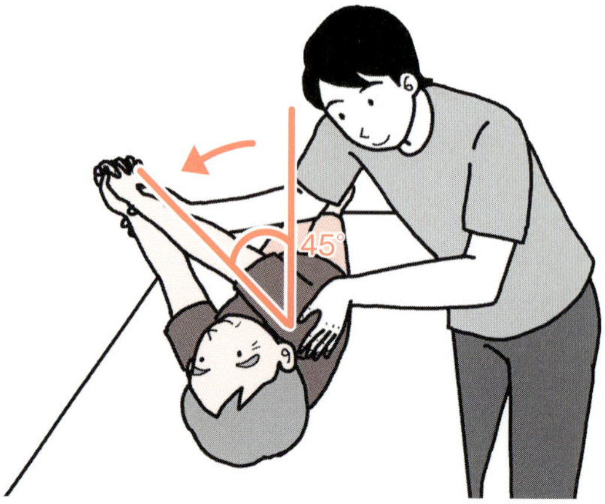

45°

●運動のバリエーション●

◆腕が伸ばせないときは

相手の両手を自分の前で組んでもらえば、同じように上半身をねじることができます。両肩に手を置き、向こう側へ肩を押したり、手前に引いて上半身をねじります。

両手を
組んでもらう

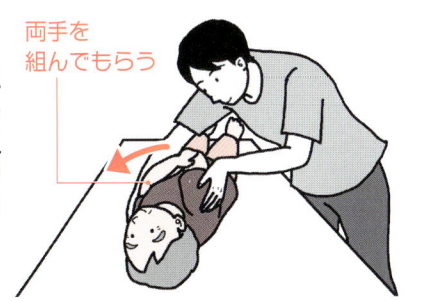

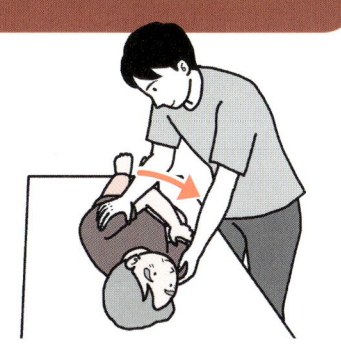

●下半身をねじる●

下半身をねじる運動とは腰をひねることです。腰痛があったらおこなってはいけません。上半身同様、45度ぐらいが目標です。

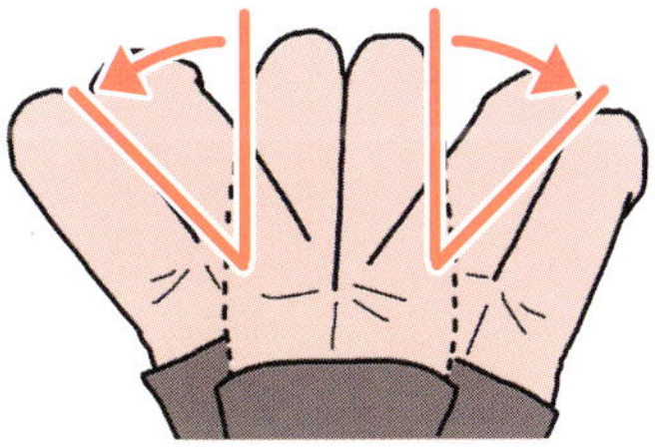

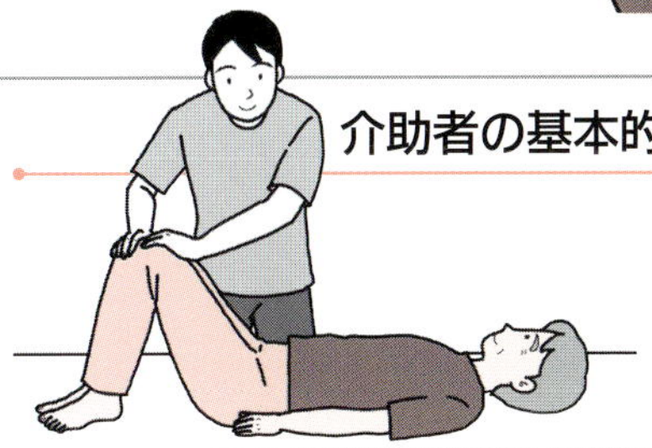

介助者の基本的な姿勢

腰のやや下の位置に、相手に向いて立ちます。

1　両ひざを立ててもらい、両方のひざの上に手を置きます。

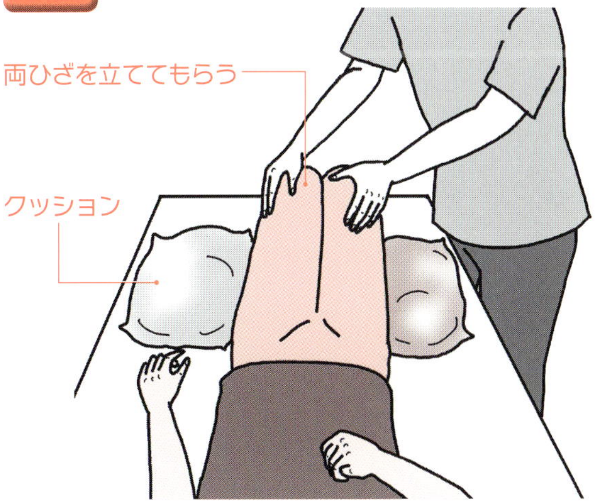
両ひざを立ててもらう
クッション

2　まず、ひざを介助者側に倒します。

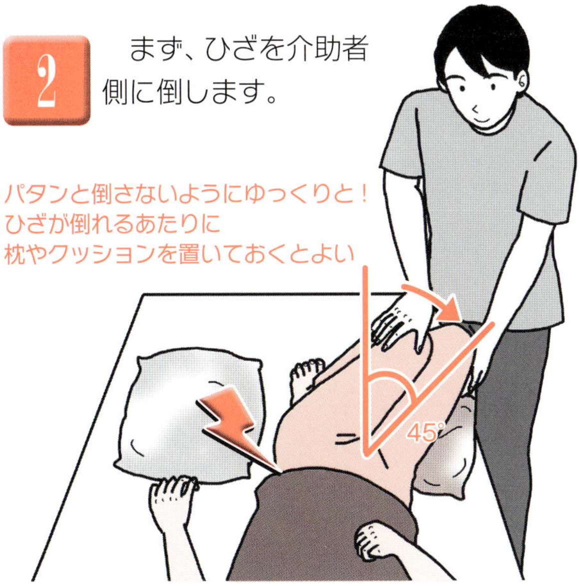
パタンと倒さないようにゆっくりと！
ひざが倒れるあたりに
枕やクッションを置いておくとよい
45°

3　次に反対側に倒します。

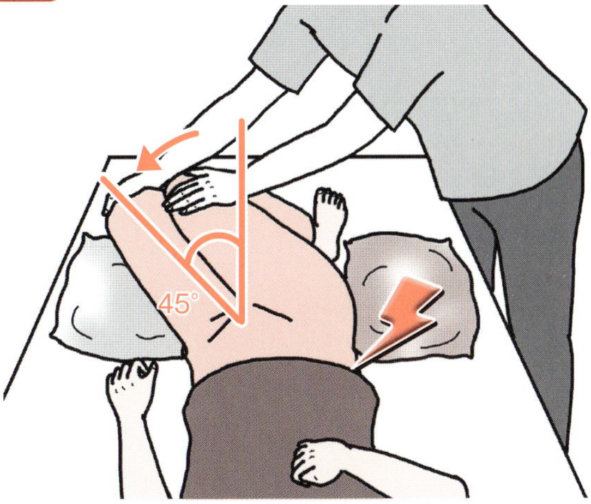
45°

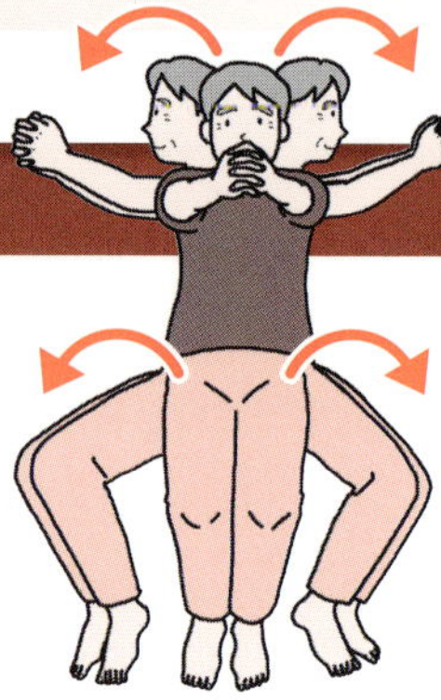

●全身をねじる●

この運動はもっとも難しい応用の運動です。これができれば十分にやわらかいからだといえますが、それだけ難易度が高いので必ず理学療法士などに相談してからおこなってください。

介助者の基本的な姿勢

腰のあたりに、相手に向いて立ちます。

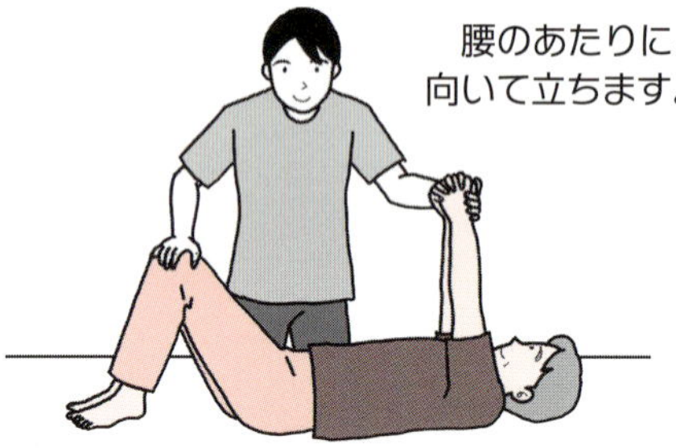

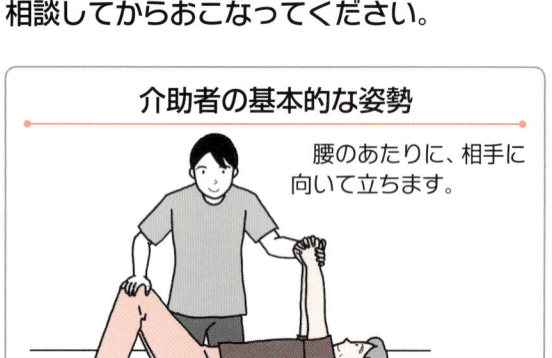

1 「上半身をねじる」運動と「下半身をねじる」運動の組み合わせです。両手を前に伸ばして組んでもらい、その手を片方の手で持ち、立てた両ひざの上にもう片方の手を置きます。

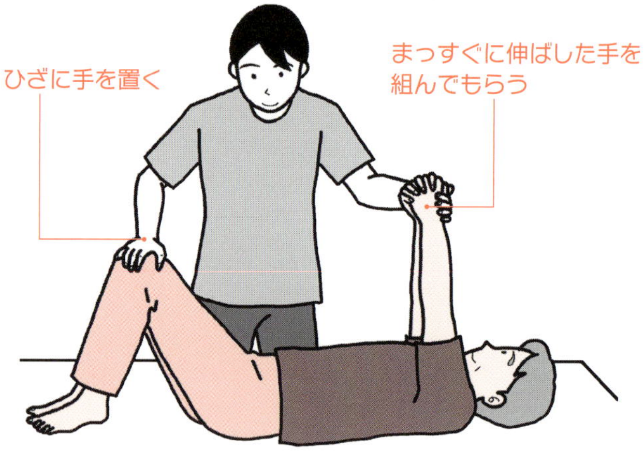
ひざに手を置く
まっすぐに伸ばした手を組んでもらう

2 手を持ったほうを手前側に引き、ひざを持った手を向こう側に押してゆっくりとからだをねじります。

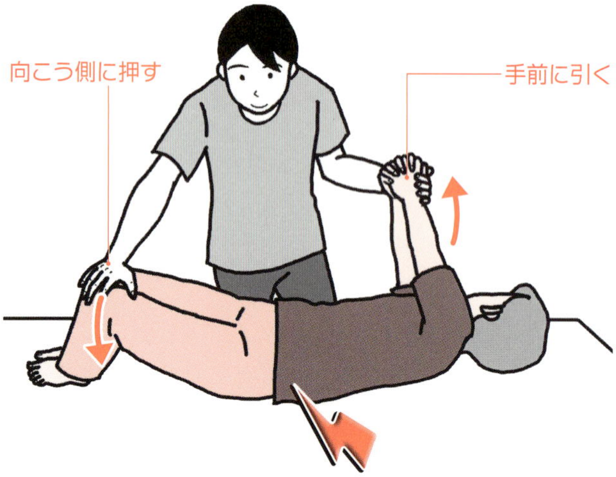
向こう側に押す
手前に引く

3 次はひざの上に置いた手を手前に引き、手を持ったほうを向こう側に押して、反対側へからだをねじります。腕が伸びない場合は、「65ページ＝運動のバリエーション」のようにからだの前で腕を組んでもらいおこないます。

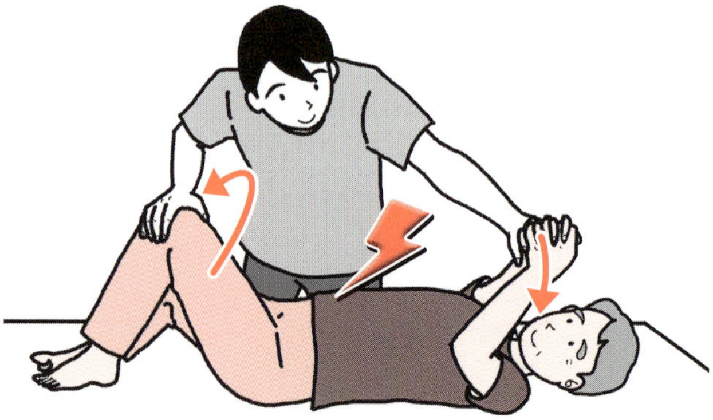

Step2

起きる、そして座ることをめざす！

寝たきりでいると、からだの機能が低下しさまざまな弊害（廃用症候群）が起きます。寝たきり生活にならないために、介助から始めて自力でも寝返りができるように運動しましょう。ひとりで寝返りができるようになれば、起き上がりもむずかしくなくなります。長い時間座ることができるようになれば、テーブルで食事が楽しめるようになり、さらに車いすを利用すれば活動範囲が広がります。

Aタイプ

寝がえり

介助による寝がえり

寝がえりは、起きたり座ったりするためにとても大切な運動です。ひとりでできない人は介助で行いますが、ひとりで寝がえりができることをめざしましょう。介助のポイントは「こちらを向いてください」と声をかけること。タイミングを合わせて寝がえりをおこないましょう。

●介助でおこなう寝がえりの基本形●

肩と足首に手を置き、手前に回転させるのが基本形です。介助者は腰を十分に落としておこなわないと腰を痛めることがあるので注意しましょう。

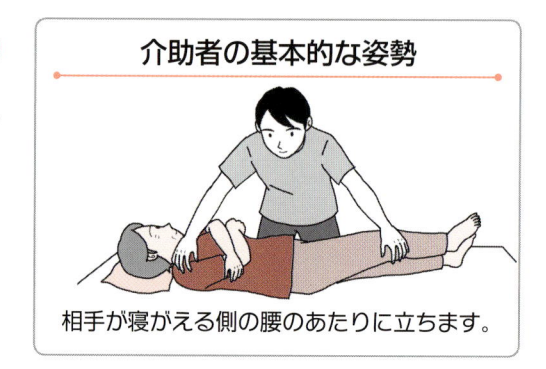

介助者の基本的な姿勢

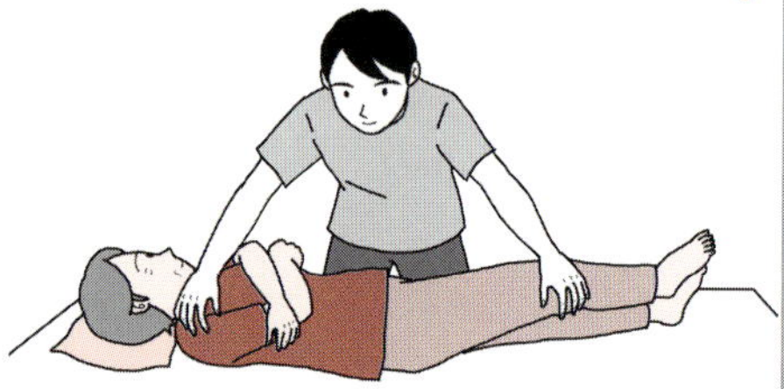

相手が寝がえる側の腰のあたりに立ちます。

1 足首と肩に手をおく

おなかの上で腕を組んでもらいます。次に足を伸ばしたままマヒのある側の足をマヒのない側の足の上にのせ、介助者の片方の手は足首をつかみ、もう片方の手は肩の上に置きます。

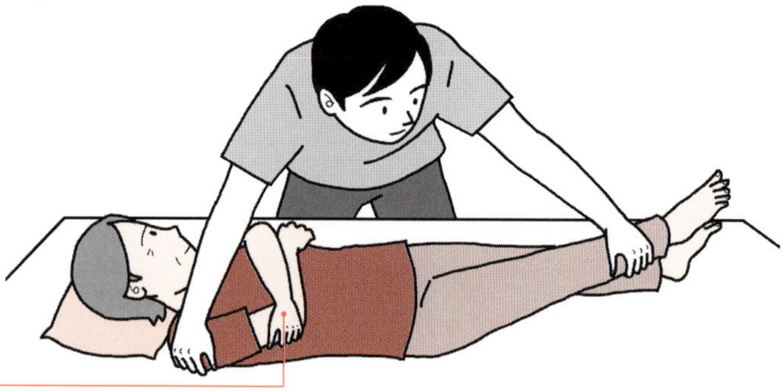
マヒ側の腕を下にして両腕を組む

2 手前にゆっくり回転させる

「こちらを向いて」と声をかけて、相手に寝がえる側に顔を向けてもらいながら、肩と足首に置いた手の両方に同じくらいの力をかけて、ゆっくり手前に回転させます。

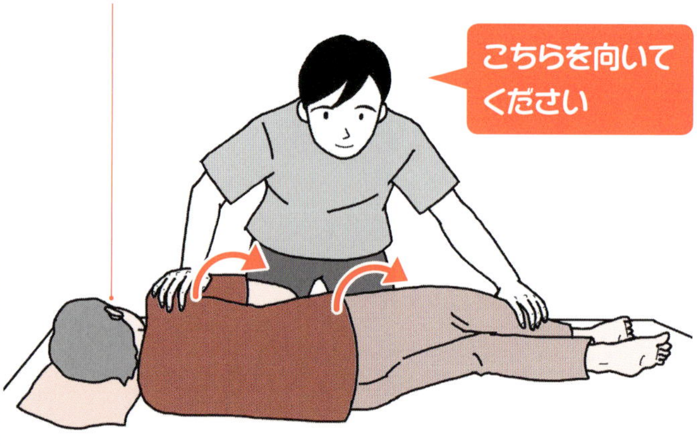
相手には自分のおなかを見てもらうとよい
こちらを向いてください

ここがポイント

タイミングを合わせて体を回転させるのは大事ですが、力を入れすぎて勢いよく回ってしまうと危険なこともあるので、力まかせに行わず「ゆっくり」を意識しましょう。

ちょっと ひと工夫

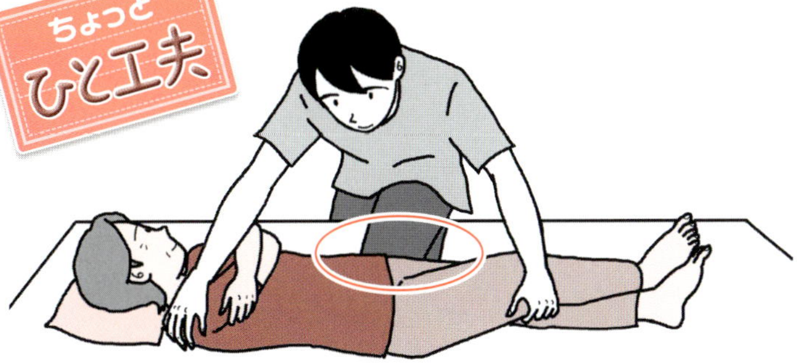

最初の基本姿勢で、相手との間が離れていて寝がえりするのは大変だったり、ふとんの場合は、腰のあたりに片方のひざを立てて近づきます。

これはダメ!!

相手の腕を引っぱって寝がえりさせてはいけません。必ず肩と足首に手を置いて、ゆっくりと介助者の方へ寝がえりさせてください。

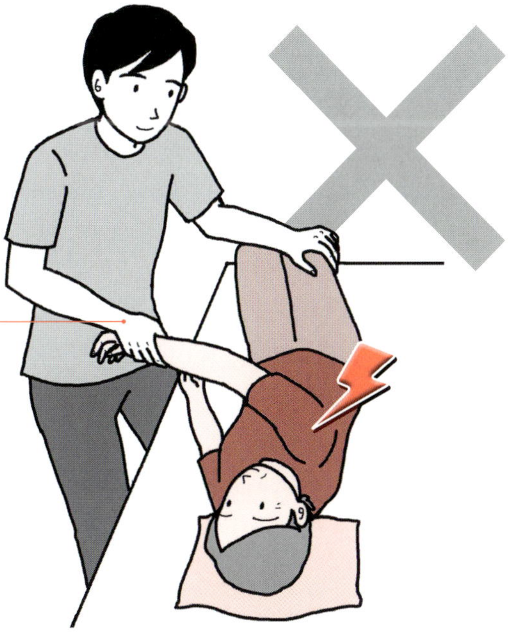
腕を引っぱると肩を痛める

これはダメ!!

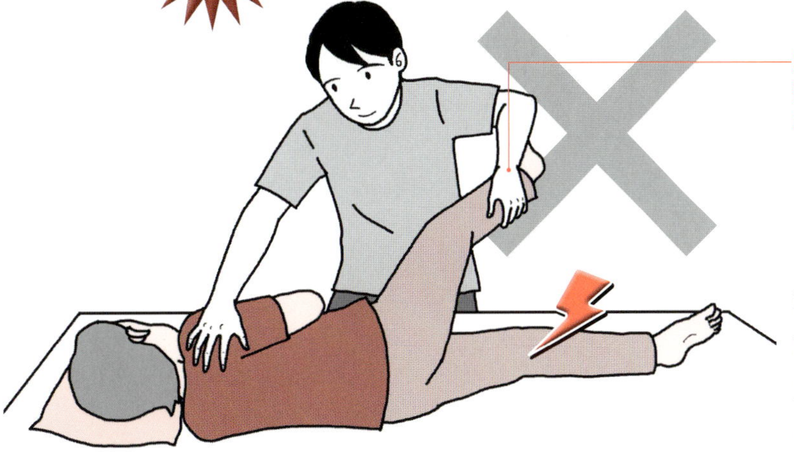
足首がもてないからといって、
強引に引っぱるのはダメ。本人
の動きを阻害してしまう

腕だけでなく、足を引っぱりながらの寝がえりもいけません。足首を持って寝がえりさせるのが大変な場合は、ひざを立ててもらったり、腰を持ったりしておこないます。

●ひざを立てておこなう寝がえり●

相手がひざを立てられるようなら、両ひざを立ててもらいます。ひざに手を置いておこなうと少ない力で寝がえりができるので、介助者の腰に負担がかかりません。

1 肩とひざに手を置く

両ひざを立ててもらい、片方の手を肩に、もう片方の手をひざに置きます。

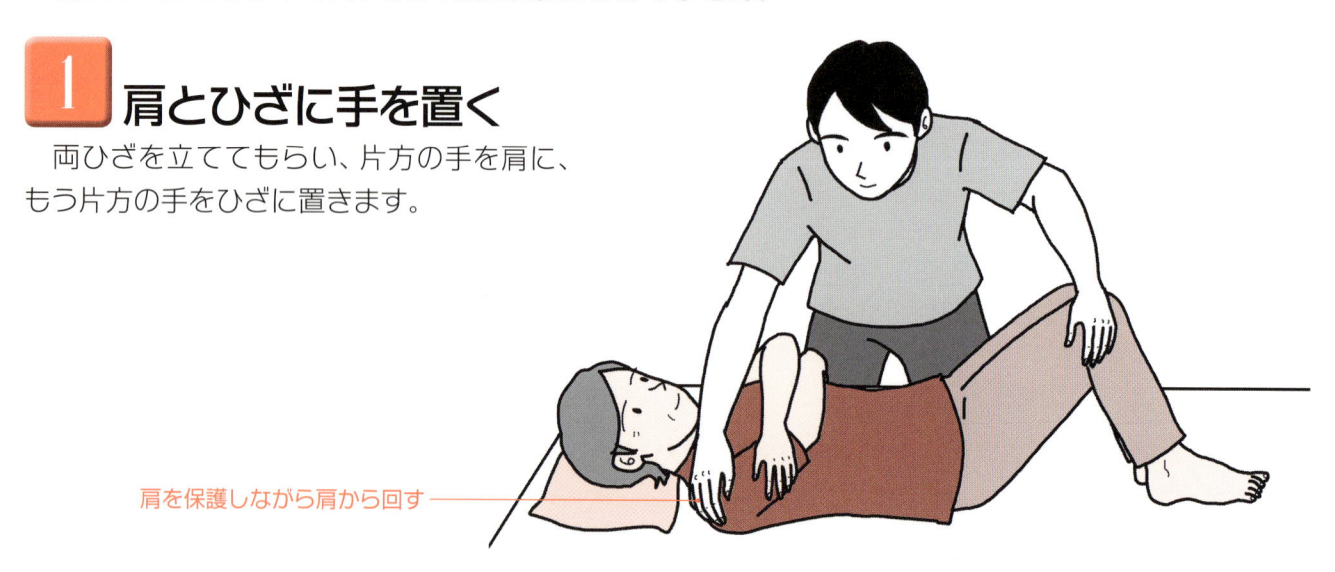

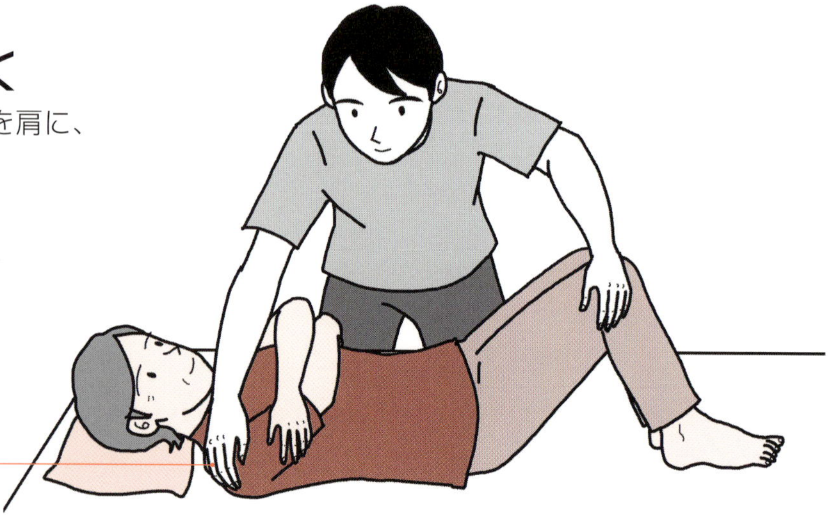

肩を保護しながら肩から回す

2 ゆっくり手前に回転させる

「こちらを向いて」と声をかけて、寝がえる側に顔を向けてもらいながら、肩とひざに置いた手の両方に同じくらい力をかけて、ゆっくり手前に回転させます。

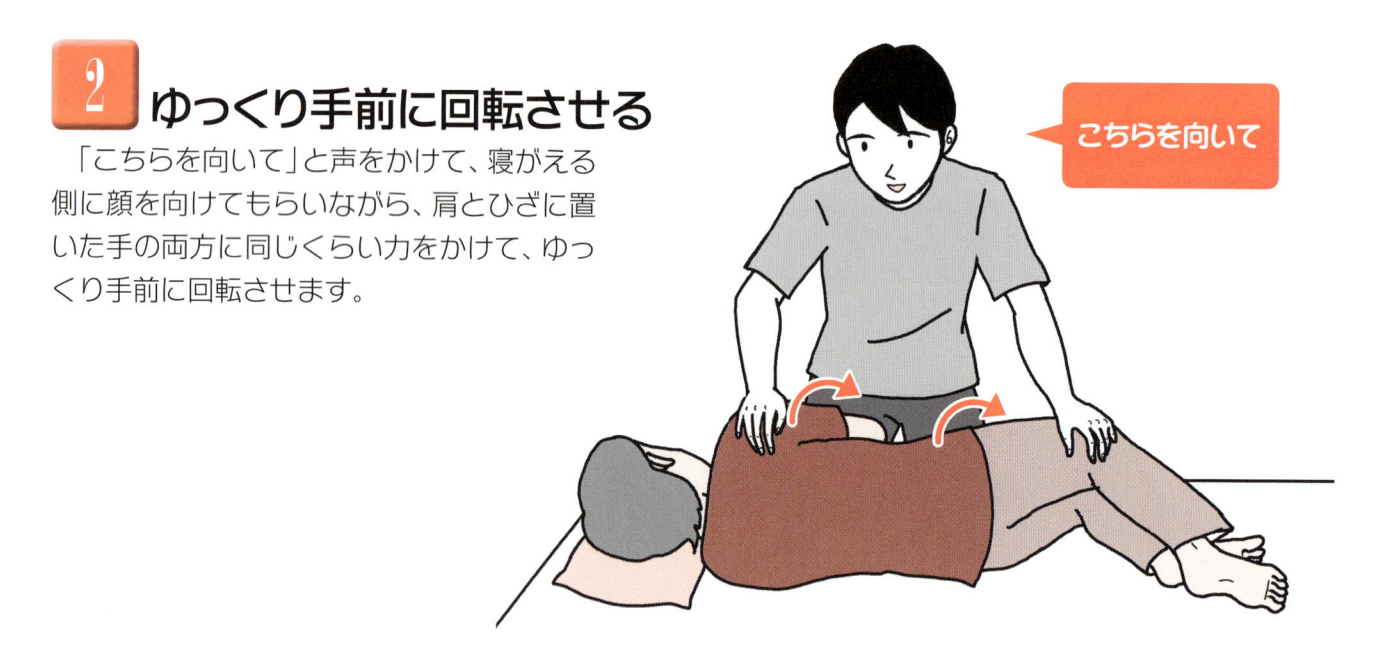

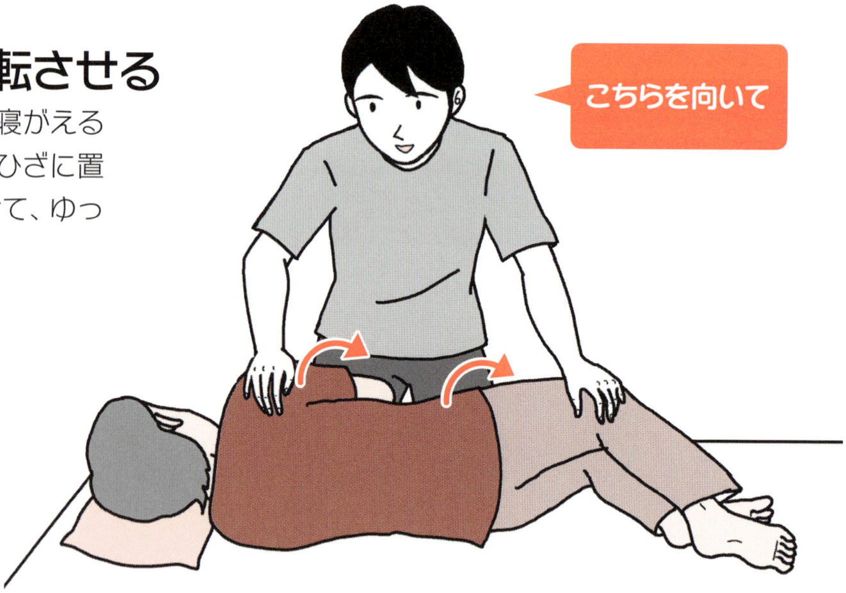

●腰に手をあてておこなう寝がえり●

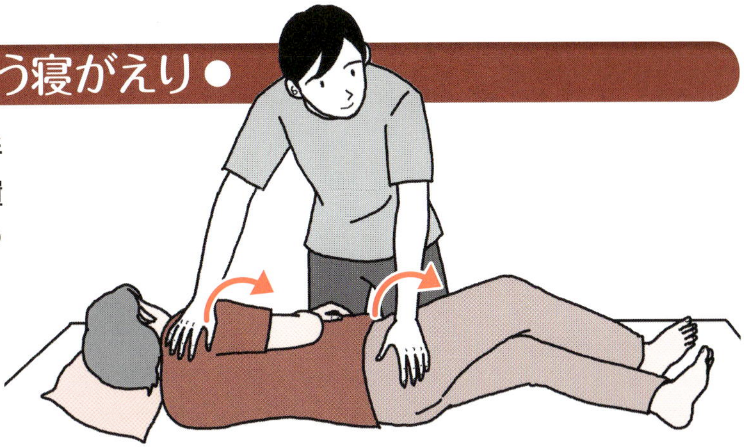

足首を持つことができない場合は、腰に手をあてても寝がえりができます。肩と腰に置いた手の両方に同じくらい力をかけて、ゆっくり手前に回転させます。

●足をクロスさせておこなう寝がえり●

マヒのある人がひざを立てることができるなら、ひざを立ててマヒのない方の足とクロスさせると、よりラクに寝がえりをすることができます。ふとんの場合は、この方法でおこなうほうが簡単な場合もあります。立てたひざと肩に手を置いて、ひざを手前側に向かせるようにして寝がえりをおこないます。

1 足をクロスさせる

マヒのある側のひざを立ててマヒのない側の足とクロスさせ、肩とひざの上に手を置きます。

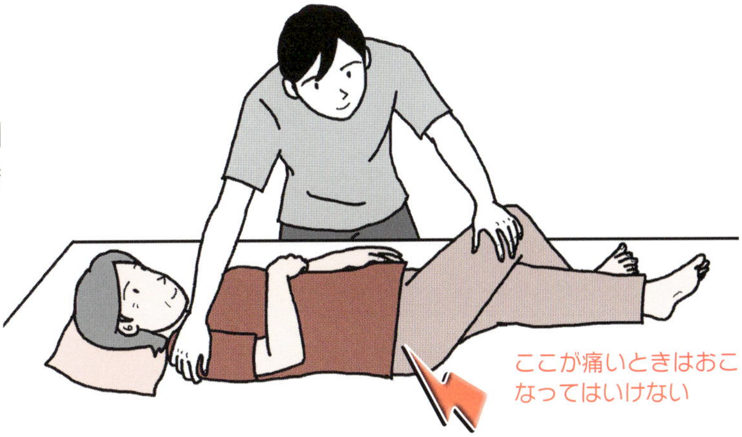
ここが痛いときはおこなってはいけない

2 ゆっくり手前に回転させる

立てたひざを自分側に倒すようにして、寝がえりさせます。

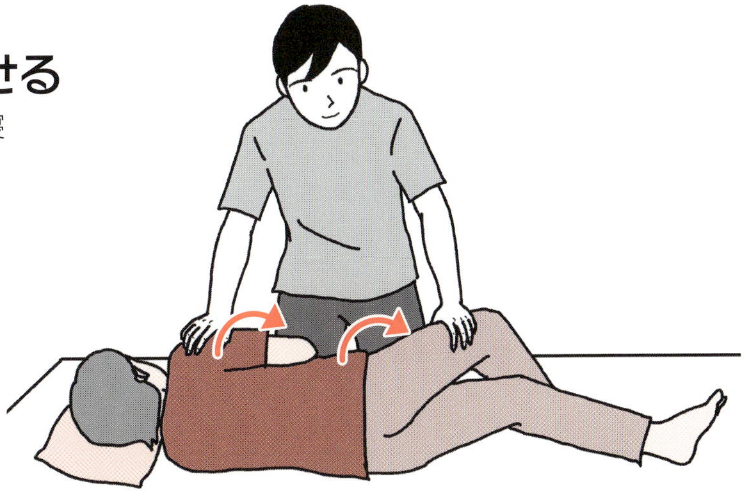

ひとりでおこなう寝がえり

ひとりで寝がえりができる人は、必ず座ることができます。実は寝がえりは、座ることよりも難しいのです。寝がえりができない人は、まず座っていることに慣れ、バランスをとる練習をしてから寝がえりにチャレンジするのもよいでしょう。

●ひとりでおこなう寝がえりの基本形●

マヒのない足と手でマヒのある側の足と手を支え、体を回転させるようにして寝がえりをおこないます。

1 足を入れて手首を握る

マヒのある側の足の下にマヒのない側の足を入れ、マヒのある側の手首をマヒのない側の手で握ります。

ここがポイント

足を滑らせるようにして入れ、ひっかける感じで。

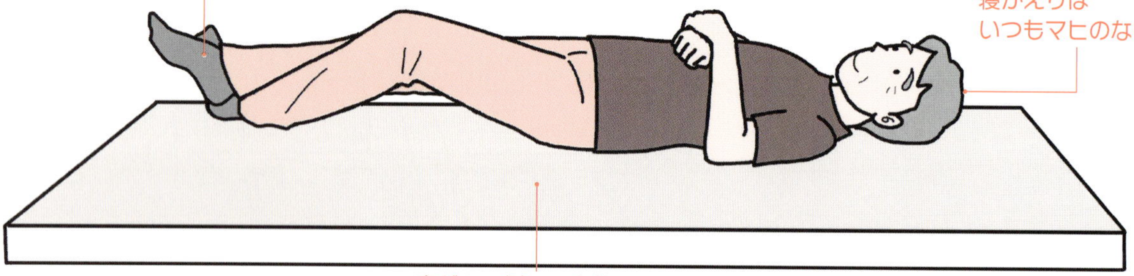
寝がえりは
いつもマヒのない側へ
寝がえる側には十分なスペースを。
一度、マヒ側にからだをずらしてからおこなうと、倒れるスペースが確保できる

2 腕と足を同時に回す

腕を伸ばし、腕と足を同時に回転させるようにして寝がえります。

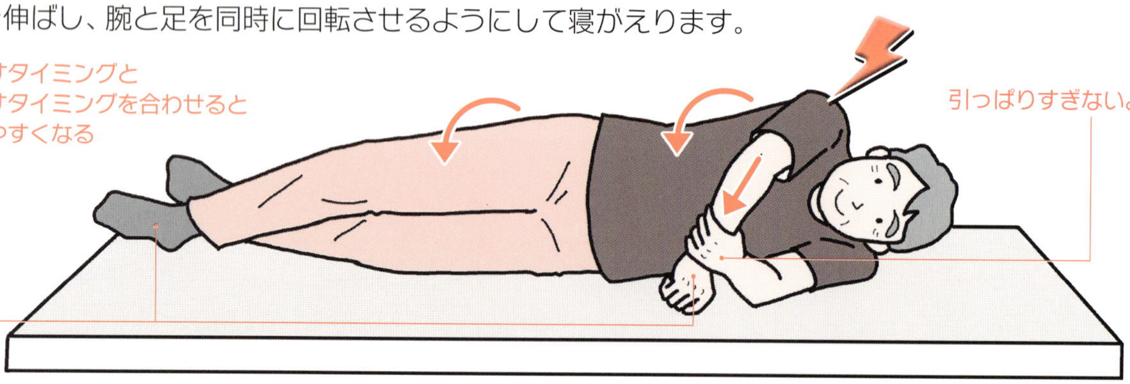
腕を回すタイミングと
足を回すタイミングを合わせると
回転しやすくなる
引っぱりすぎないように！

3 寝がえり成功！

寝がえりに成功。起きあがりまでもう一歩。

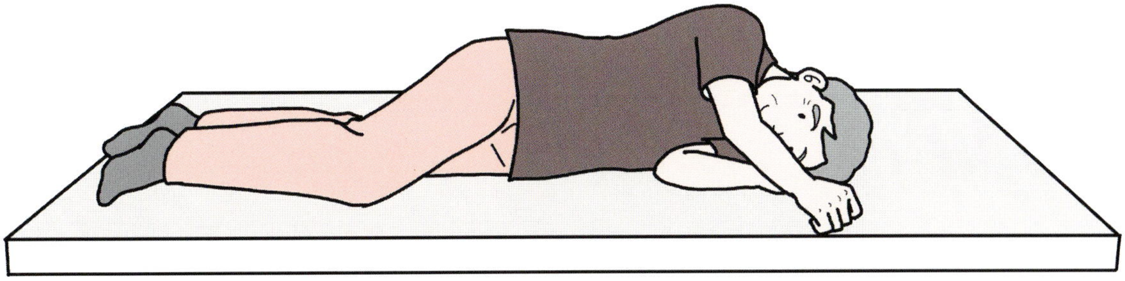

ちょっと ひと工夫

からだを回転するのが難しいときは、マヒのある側の下（肩から腰まで）に枕やクッションを入れると回転しやすくなります。この状態で何度か練習をしてコツをつかんでから基本形をおこなうとよいでしょう。

マヒのある側の下にクッションを入れ、「基本形」と同じ要領で寝がえりをおこないます。

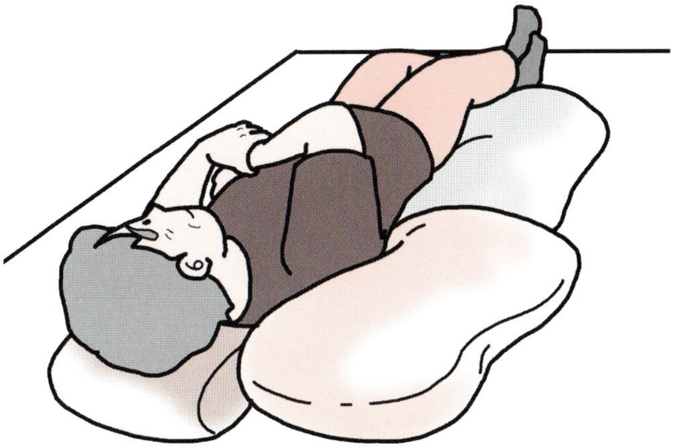

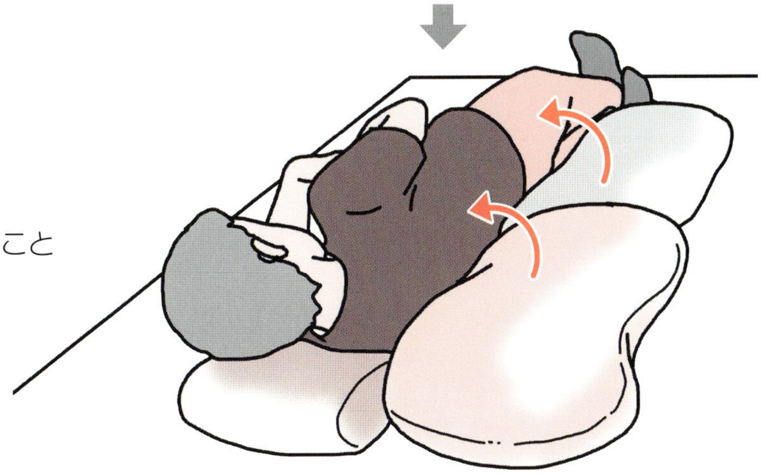

少ない力でからだを回転することができます。

●寝がえりのバリエーション●

寝がえりは、少しやり方を変えてみると簡単にできることがあります。いちばんおこないやすい方法をみつけてください。

●足を上げて回転する

基本形がラクにできるようであれば、マヒのない側で引っかけた足をもう少し高く上げておこなってみましょう。反動がついて、意外と簡単にできることがあります。

1

マヒのある側の足の下にマヒのない側の足を入れ、マヒのある側の手首をマヒのない側の手で握ります。(基本形と同じ)

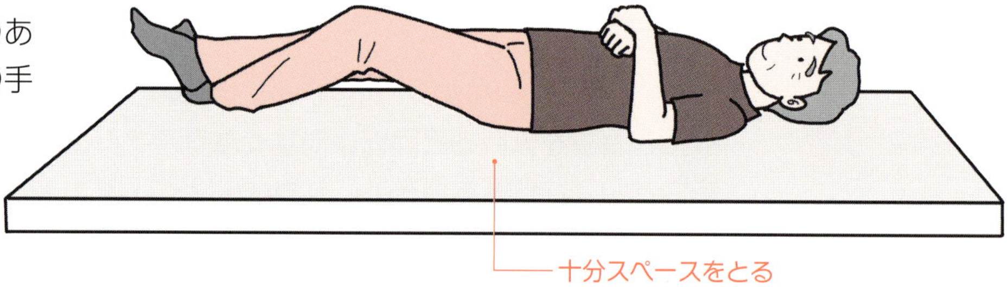
十分スペースをとる

2

マヒのない側の足に力を入れて、基本形よりも足を高く上げます。

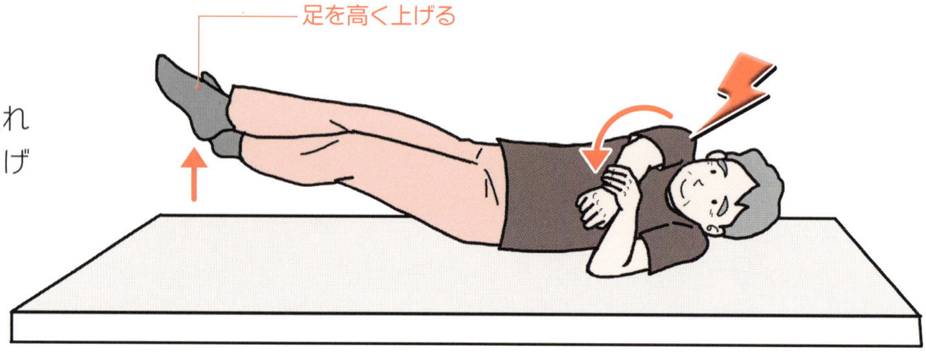
足を高く上げる

3

高く上げた足の落下を利用して体を回転させます。

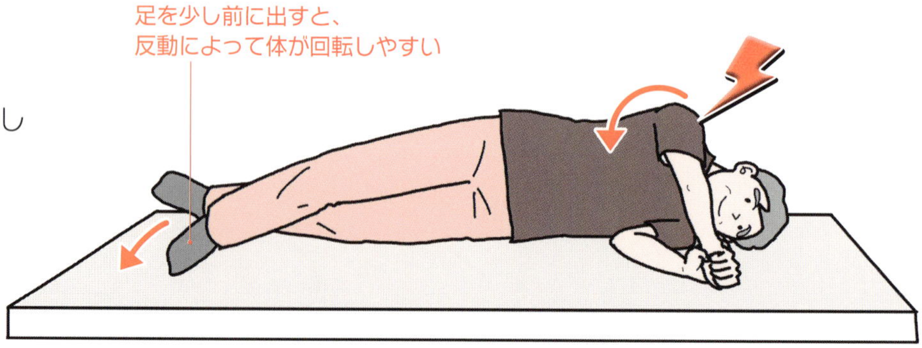
足を少し前に出すと、
反動によって体が回転しやすい

●ひざの下に足を入れる

マヒの側の足が十分に強い場合は、マヒのある側のひざの後ろをひっかける形でおこなってみましょう。

1

マヒのある側のひざの下にマヒのない側の足を入れ、ひざの後ろを足先でひっかけます。マヒのある側の手首をマヒのない側の手で握ります。

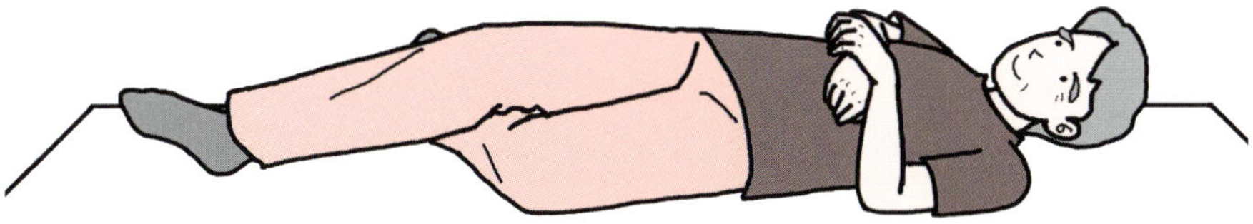

2

ひざの後ろをひっかけた足に力を入れて、腕と一緒に足を回転させます。

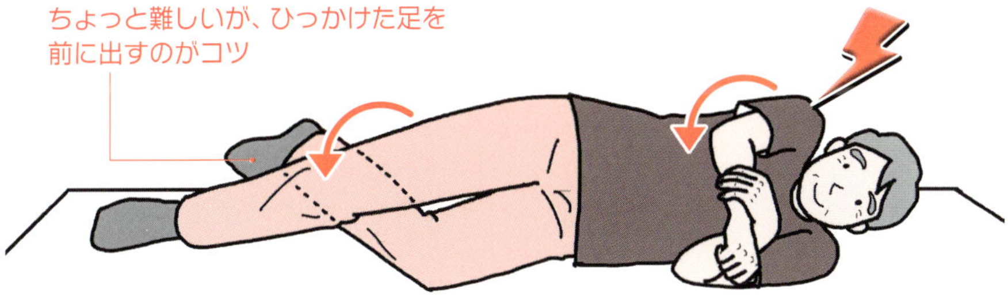
ちょっと難しいが、ひっかけた足を
前に出すのがコツ

3

寝がえり成功！

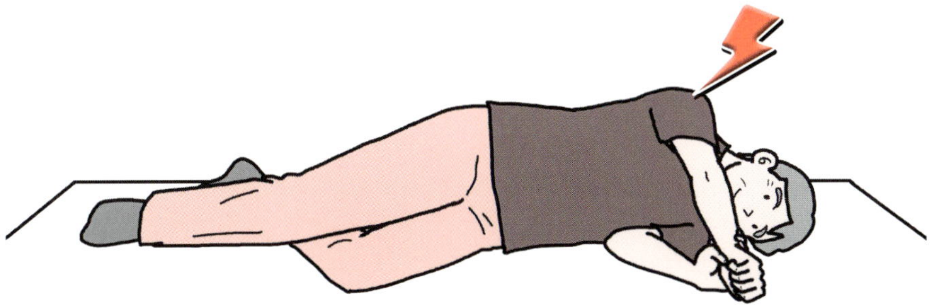

ここがポイント

足のポジションには基本形を含めて次のようなものがあります。どの方法がいちばんおこないやすいか試してみてください。

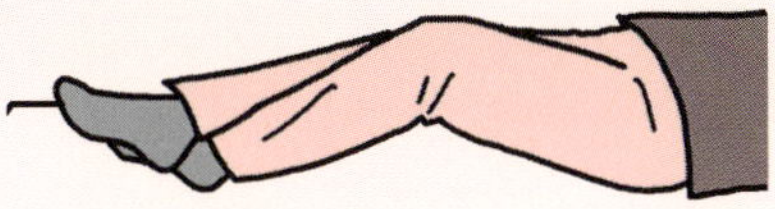

①足首の下に入れる

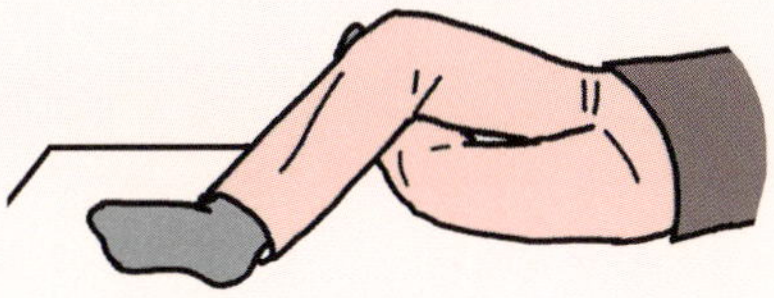

②ひざの下に入れる

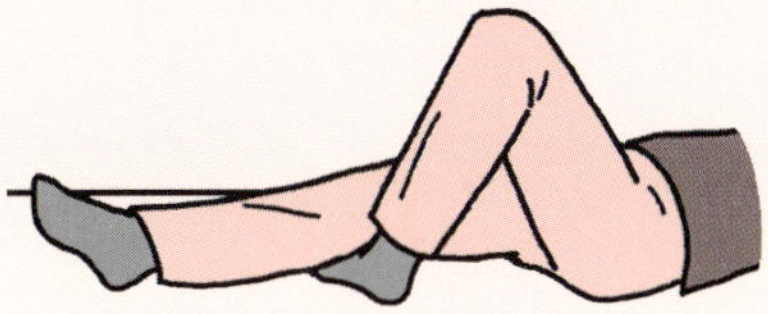

③ひざの下に入れた足を立てておこなう

Bタイプ

起きあがり

介助によるベッドでの起きあがり

寝がえりができたら、起きあがりにチャレンジしましょう。これができれば、寝たきりとはいいません。介助でもひとりででも、起きあがりのコツを身につければ自立までもう一歩です。

● 介助によるベッドでの起きあがりの基本形 ●

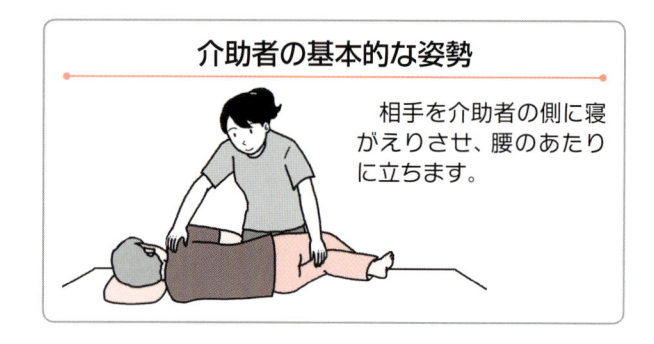

介助者の基本的な姿勢

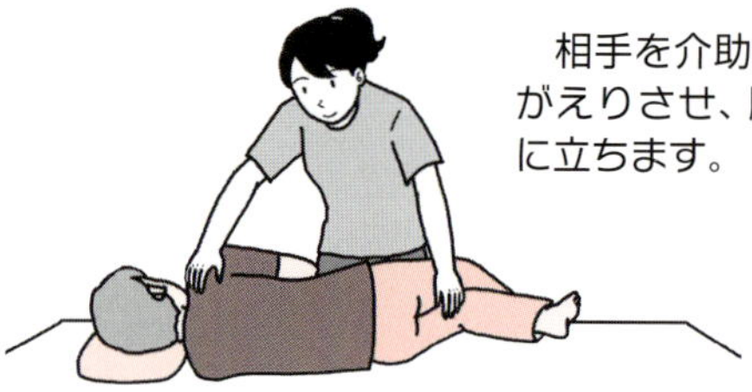

相手を介助者の側に寝がえりさせ、腰のあたりに立ちます。

1

相手のひざを曲げてひざの下に介助者の手を入れ、もう片方の手は肩の下に入れて状態を支えます。次に曲げたひざをベッドの端から出るところまで持ってきて、相手の足を下ろします。

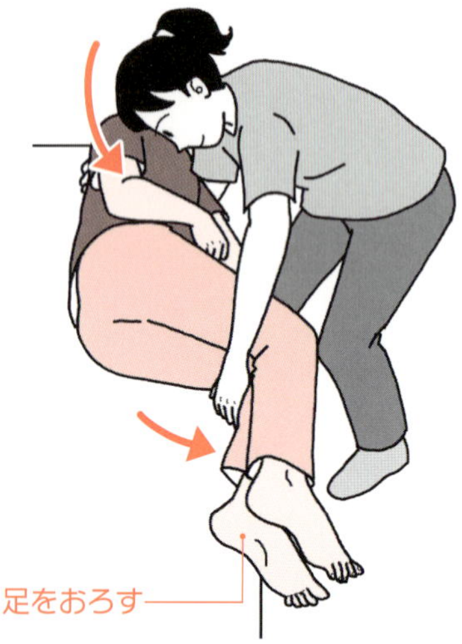
足をおろす

2

相手のマヒのない側の手をベッドについてもらい、「自分のひじを見ながら起きてください」と声をかけます。相手が力を入れると同時に、軽く肩から起こします。

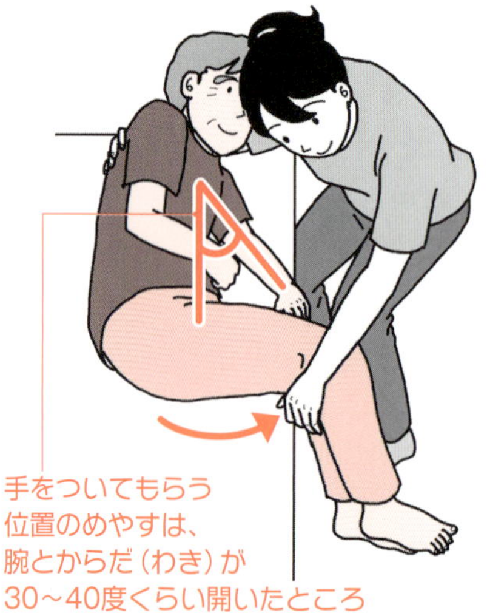
手をついてもらう
位置のめやすは、
腕とからだ（わき）が
30～40度くらい開いたところ

3

からだをゆっくり起こしたあとも、介助者はすぐに手をはなさず、相手の肩に置いて姿勢を安定させます。2～3秒間は安定させます。

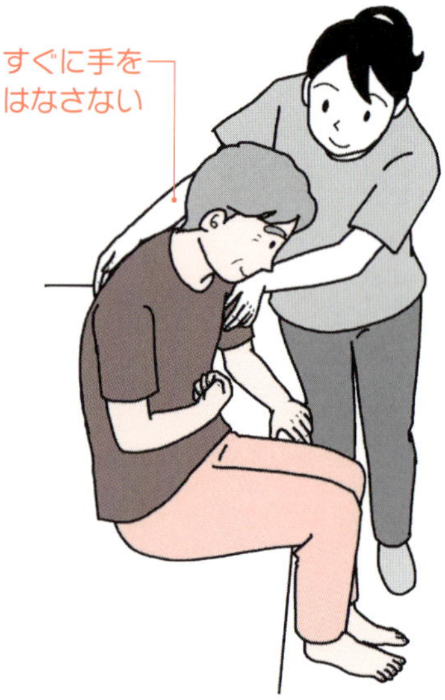
すぐに手を
はなさない

ここがポイント

少しからだを起こしたら、ひじに体重をかけてもらうようにするのがコツです。

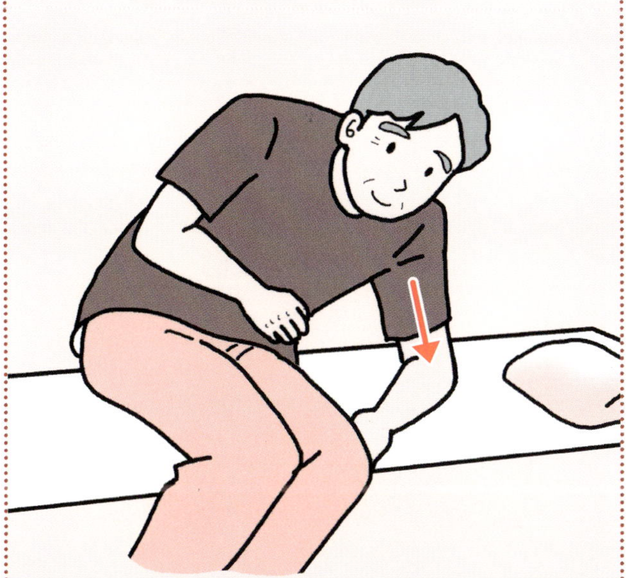

これはダメ!!

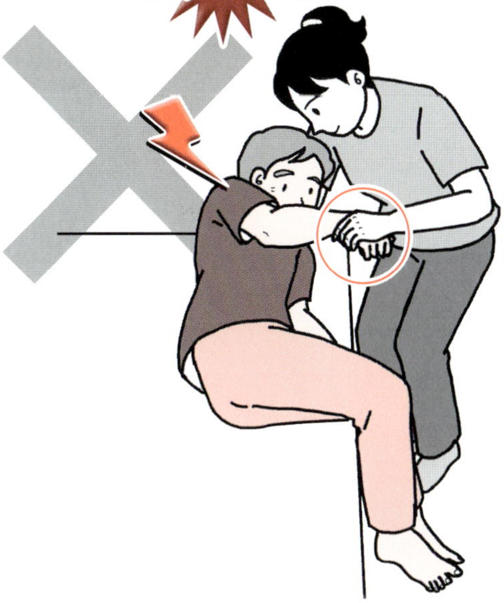

腕を引っぱって起こしてはいけません。ひざの下に介助者の手を入れてからだをしっかり支えて、相手がマヒのない側の腕に力を入れやすいように補助してあげましょう。

これはダメ!!

上体を支えるために首から肩の下へと手を入れます。頭だけ支えるのは危険です。

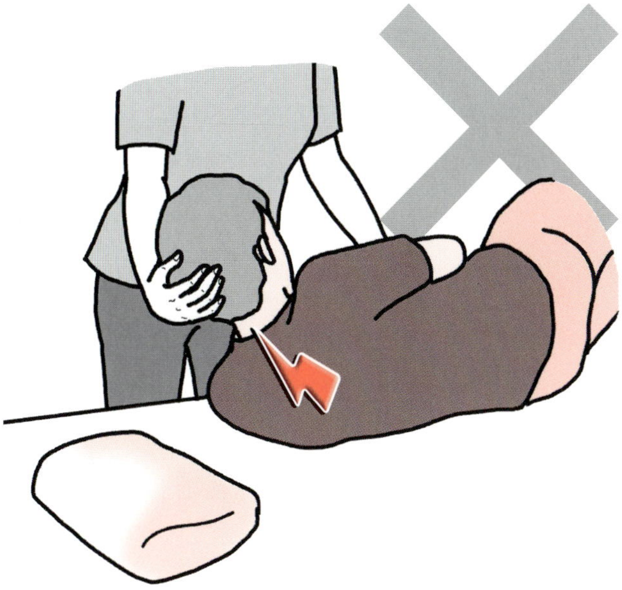

頭だけ支えてはダメ!

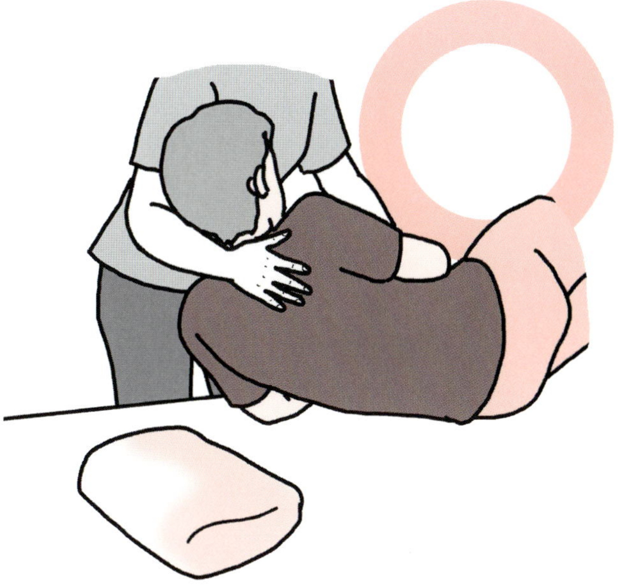

肩をしっかり支える

起きあがり

介助によるふとんでの起きあがり

ふとんを利用している人も少なくありません。ふとんや床からでも起きあがりができると安心です。この介助は腰を痛めやすいので、相手の体重や動きを利用して、少ない力で介助できるようにコツをおぼえましょう。

1 マヒのある側の足の下に、マヒのない側の足を入れてクロスしてもらい、介助者の片方の手は肩の下に入れて上体を支え、もう一方の手でひざを押さえます。

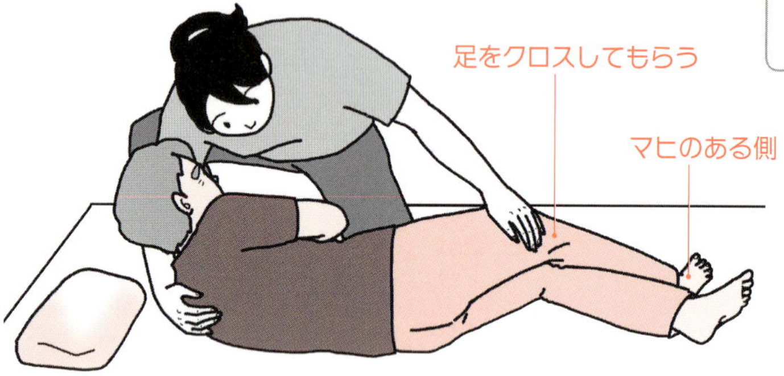

足をクロスしてもらう
マヒのある側

介助者の基本姿勢

相手を介助者の側へ寝がえりさせ、相手に向いて片ひざをつきます。

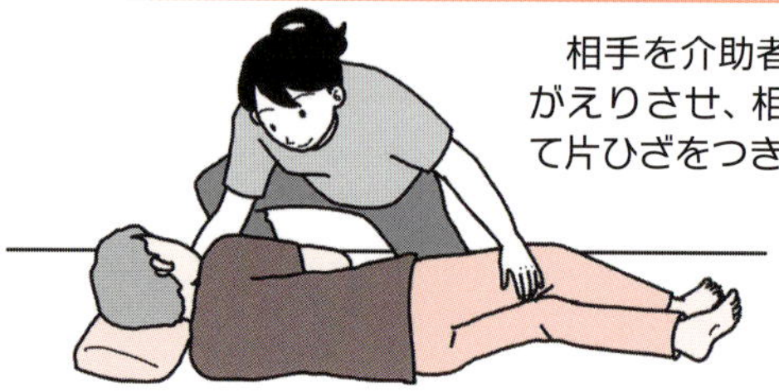

2 76～77ページの「ベッドでの起きあがり」と同様に、「自分のひじを見ながら起きてください」と声をかけ、ひじに体重をかけてもらいます。

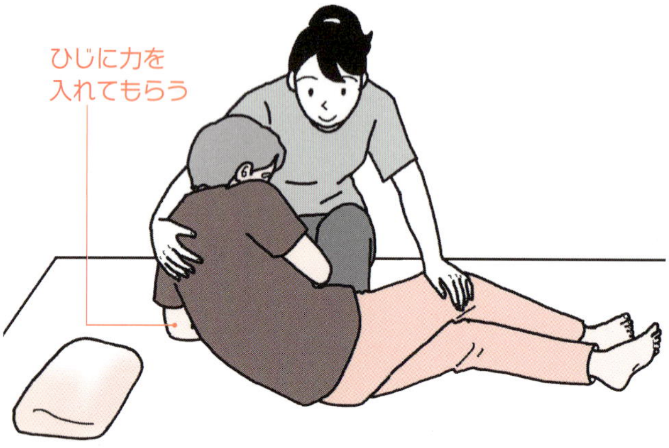

ひじに力を
入れてもらう

3 相手のひじが伸びて起きあがったら、介助者は両手でマヒのない側の肩を支えて上体を安定させます。2～3秒間は安定させます。

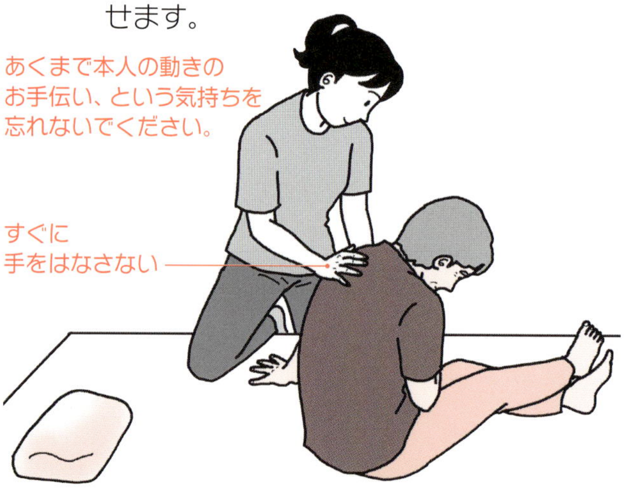

あくまで本人の動きの
お手伝い、という気持ちを
忘れないでください。
すぐに
手をはなさない

ここがポイント

最初は片ひざをついた状態から、相手が起きあがる方向に自分が座っていくように重心の移動を利用すると、腰に負担がかからずに少ない力で起こすことができます。

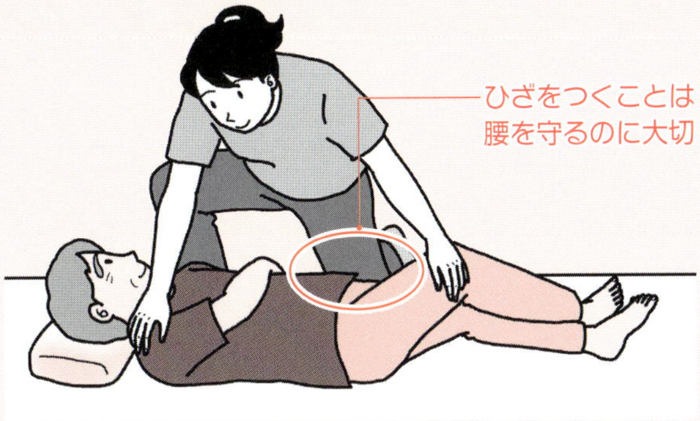
ひざをつくことは
腰を守るのに大切

介助者は、相手の頭に近い方の足はひざを立て、もう片方の足はふとんにひざをつけた、立てひざの状態から起こすのが基本です。

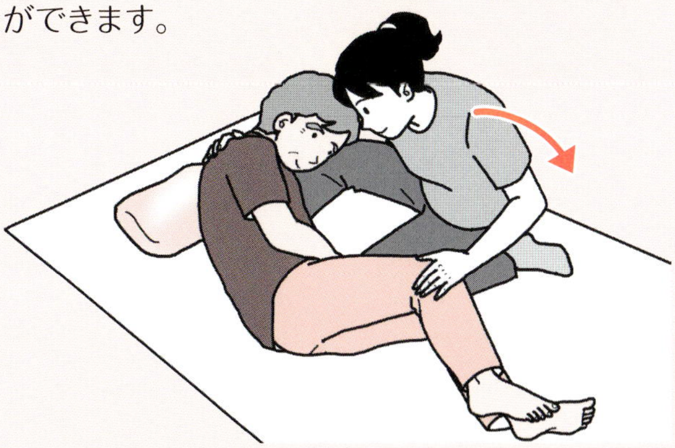

相手がふとんについた手を延長線上に、(移動し)自分が座っていくように意識すると、介助者の腰に負担がかかりません。

●起き上がりのバリエーション●

からだの小さな人が大きい人を起こすのに便利な方法です。介助者は座っていく方向に体重を移動し、その力を利用して起きあがる介助をおこないます。

1 両肩に手を置いて片ひざをつきます。

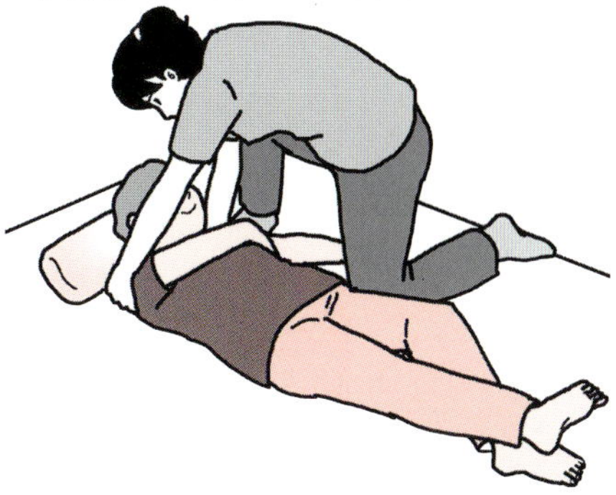

2 介助者は腰を落としながら起こしていきます。

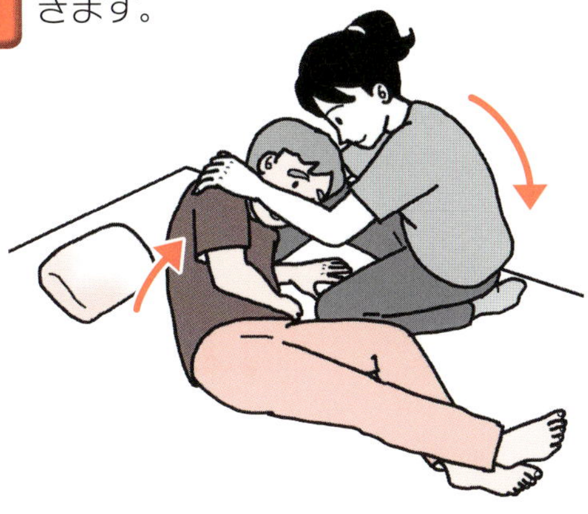

3 頭の方へ移動して、後ろから肩を支えて状態を安定させます。

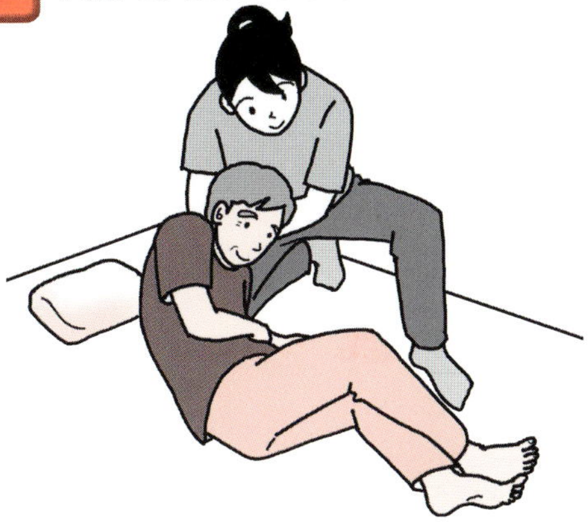

ひとりでおこなう起きあがり

ひとりで起きあがることができれば、いつでも座ることができます。座ることができれば、疲れたときに自分の意思で横になることができます。寝たきりの生活からの脱却ももうすぐです。起きあがりをマスターし自立をめざしましょう。

1 寝がえりをする

寝がえりをした状態（マヒのある側の足の下にマヒのない側の足を入れ、マヒのある側の手首を持った状態　72～73ページ参照）からスタート。

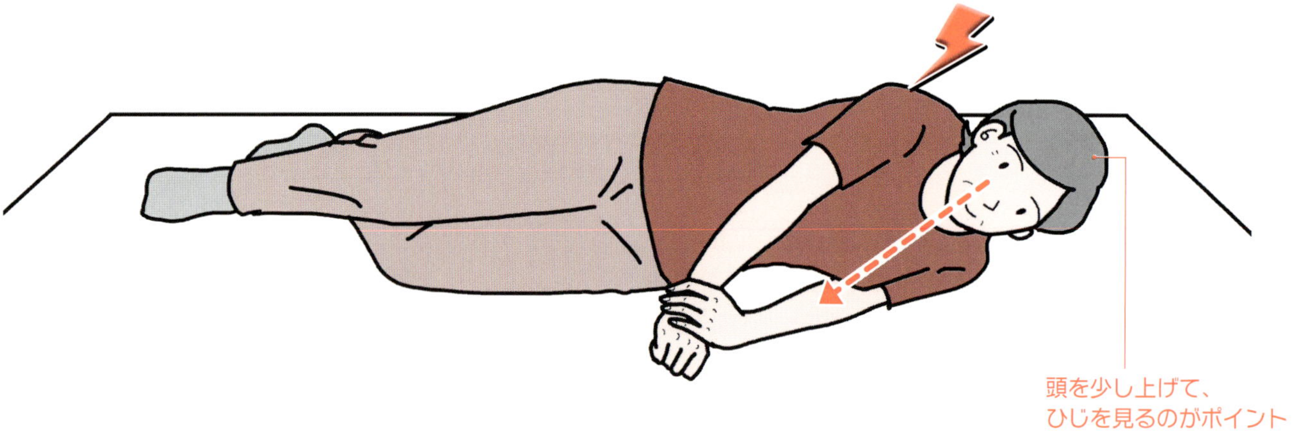
頭を少し上げて、
ひじを見るのがポイント

2 ひじでしっかりささえる

ひじを見ながらひじでしっかりふとんを押さえ、体重をかけてゆっくり上体を起こします。

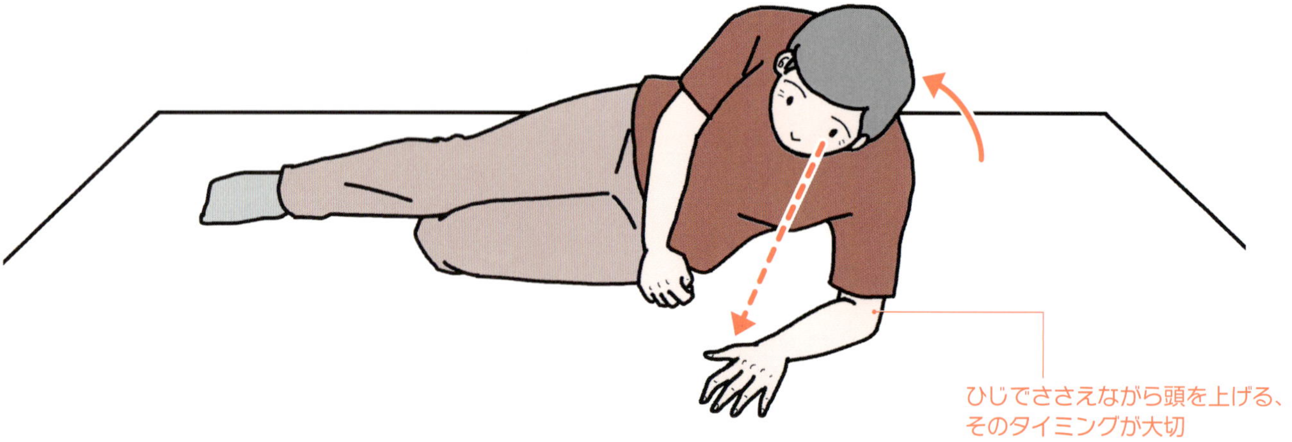
ひじでささえながら頭を上げる、
そのタイミングが大切

3 ひじを伸ばす

ひじを伸ばしていきながら、上体を起こしていきます。

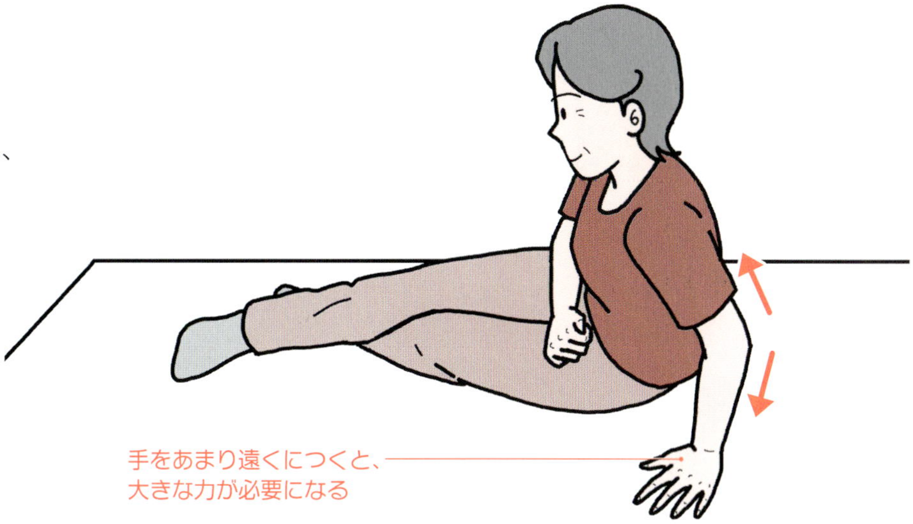
手をあまり遠くにつくと、
大きな力が必要になる

4 起きあがり

上体がしっかり起きたら、ひじをはなします。

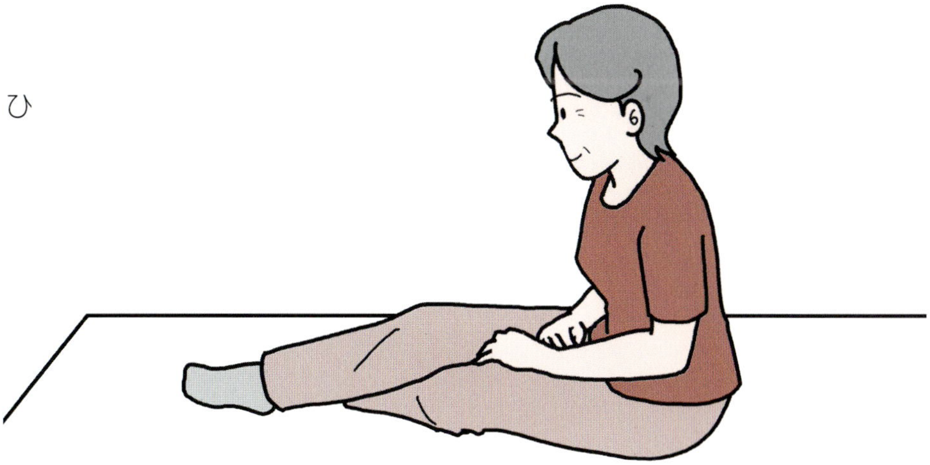

これはダメ!!

背中がそり返ってしまうと寝がえりや起きあがりはできません。そり返りを防ぐには、ひじやおへそを見るのがポイントです。それでも上手にできない人は「72ページ=ひとりでおこなう寝がえり」をおこなって練習しましょう。

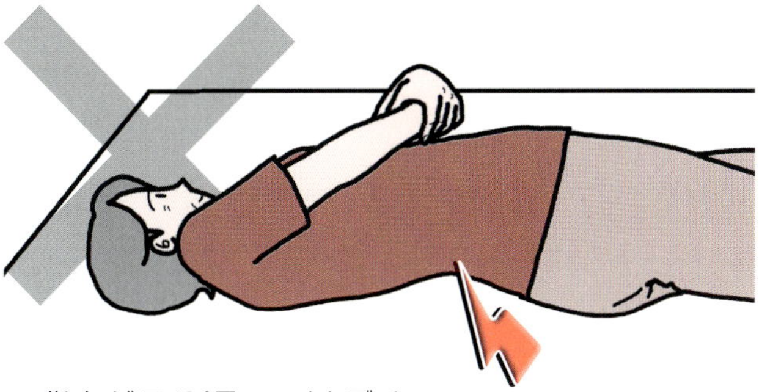
背中がそり返ってはダメ

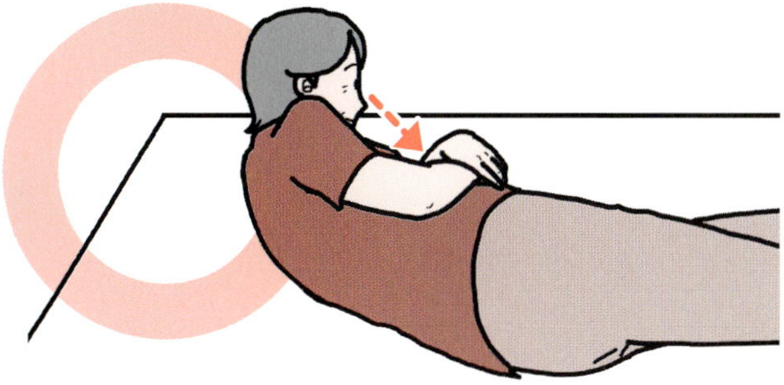
ひじやおへそを見ておこなう

運動を安全に長く続けるためのQ&A②

Q 介助で腰を痛めないコツは?

A 本人とからだを密着させるのがコツです

電動ベッドであれば、介助のときはベッドの高さを高めにします。ひざをベッドの上にのせたりすると、腰の負担が軽減できます。介助者と本人のからだがはなれたまま介助をしようとすると、介助者の腰が伸びたところに負担がかかるので、腰痛を起こしやすくなります。なるべく本人とからだを密着させて、介助者の動きが本人の動きと一体になると腰がラクです。それには、「起きますよ」など声かけをして、相手にも起きる気持ちになってもらうことが大切です。

Q リハビリテーションとは機能訓練のことですか?

A 精神面での活性化もリハビリテーションの目的です

リハビリテーションというと元のからだに戻るための機能訓練と考える人が多いのですが、リハビリテーションという言葉には「新しい人生を構築する」という前向きな意味があります。「元気になって○○したい」など、目標を持っておこなう運動は、精神面・肉体面の両方に良い影響をもたらします。単に肉体的な機能訓練にとどまらず、自分に適した人生を創ることを可能にするという活動でもあります。

Q リハビリはどこでもできますか?

A 家庭でおこなうリハビリも十分効果があります

病院や施設などで専門家の指導を受けながらおこなうのが安全で効果的ですが、毎日、家庭で少しずつおこなうのも効果があります。ただ、家庭でおこなうときに気をつけたいのは、周囲に転倒したとき危険なものや転倒しやすいものがないかをよく確かめてから始めることです。床にちらばったチラシ1枚でも滑って転倒し、ケガにつながることもあります。まず、周囲の整理・整とんをおこなってから、運動を始めましょう。

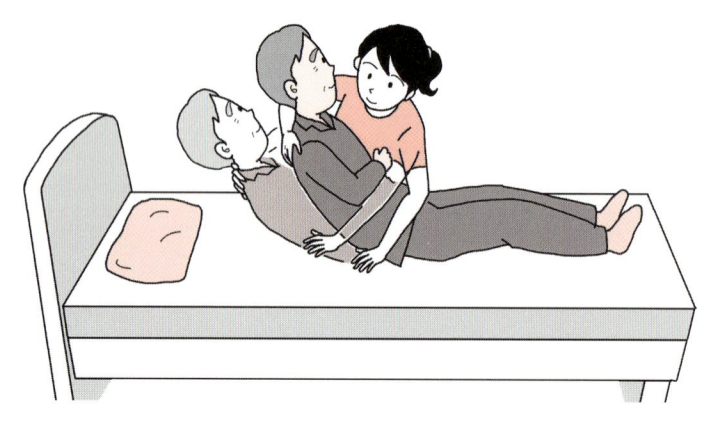

Step3

気持ちよく「外出」をめざす！

マヒのある人は車いすに座ることができても、正しい姿勢を保つのが困難なことが多いものです。正しい姿勢で座れるための運動をしましょう。ベッドの端やいすに腰かけられ、崩れずにいられる人は立ち上がりをめざしましょう。立ち上がりのポイントは、深くお辞儀をして重心をお尻からスムーズに足に移すことです。安定して立っていられる人は、杖などを使って歩行ができるように運動しましょう。

C タイプ 立ちあがり

介助によるベッドからの立ちあがり

立ちあがりの介助をおこなうときは、87ページのひとりでおこなう立ちあがりと同様に相手に十分にお辞儀をしてもらうことが大切です。介助者が正面に立つ方法と横に座る方法があります。どちらも、介助者と相手の息を合わせ、声をかけておこないましょう。

●正面に立っておこなう立ちあがり介助●

相手の正面に立って、下からしっかりひじを支えます。相手には介助者の腕を持ってもらい、「さあ、立ちましょう」と声をかけて同時に立ちあがりましょう。

1 正面に立って、腕を下から支えます。

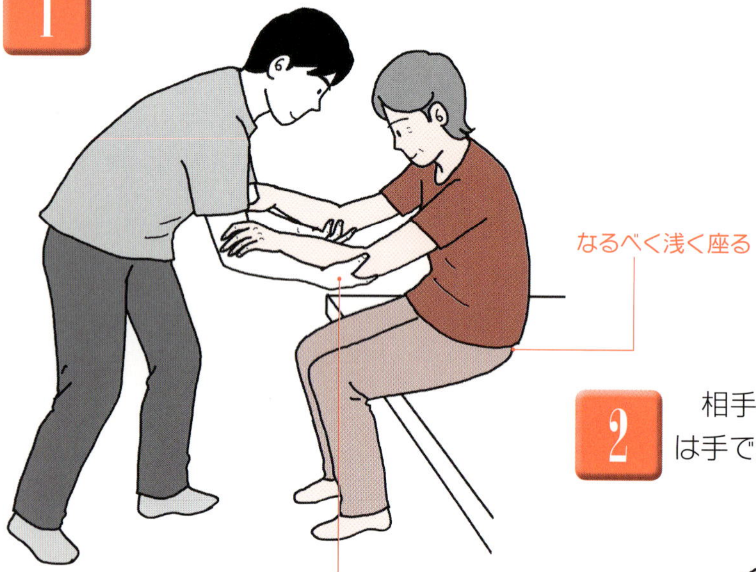
なるべく浅く座る

ここがポイント

下から腕を支える

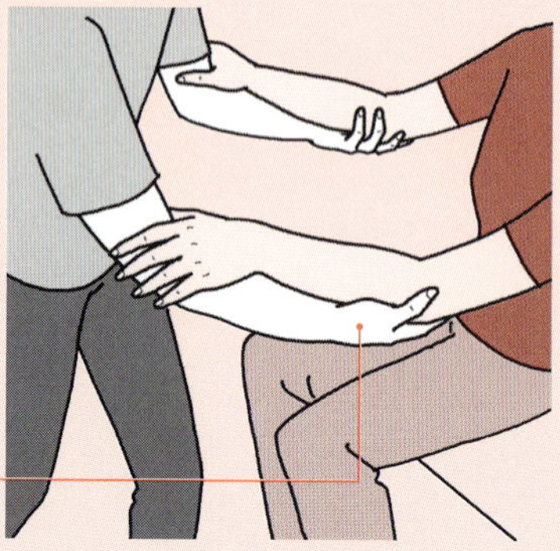
下から両手で
相手の両ひじを
支える

2 相手に十分にお辞儀をしてもらいます。介助者は手で支えながら重心を後ろに移動します。

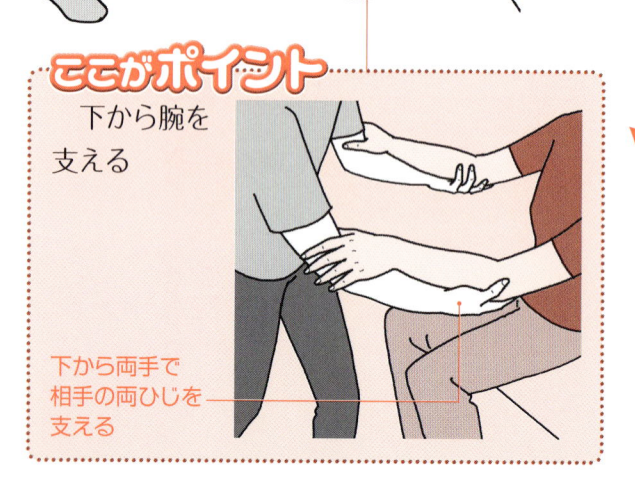

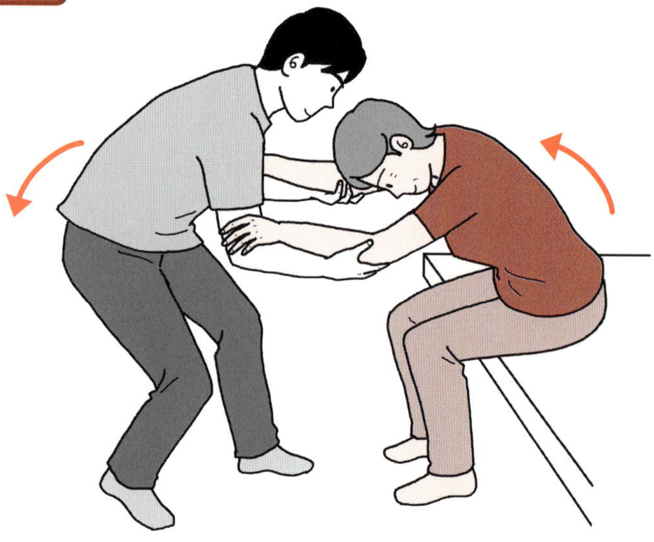

介助者の基本姿勢

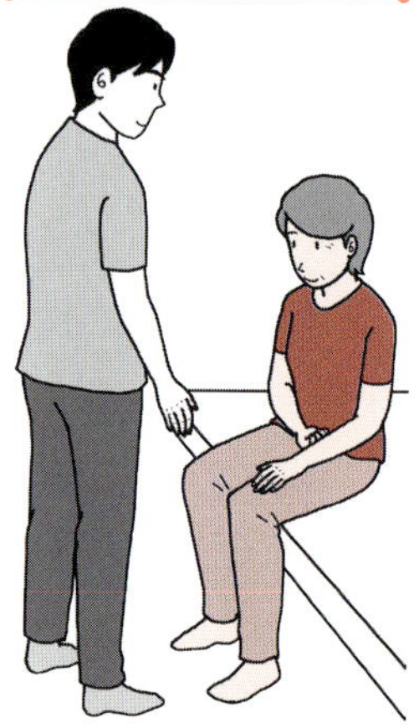

ベッドの端に腰かけた相手の正面に立ち、中腰になり相手の腕を支えます。

3　本人は腰を上げて重心を前に移動します。介助者は相手がふらつかないように腕を支えます。声をかけて、一緒に腰をあげるとスムーズにできます。

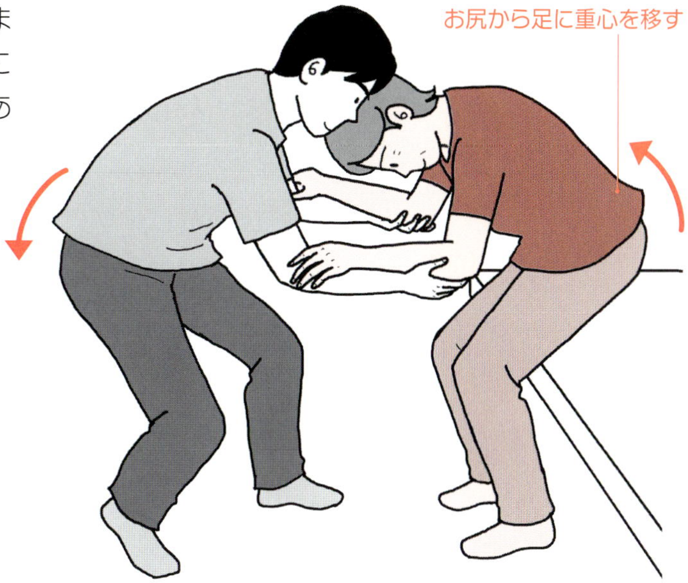
お尻から足に重心を移す

4　腰とひざを伸ばして立ちあがります。介助者は相手のふらふらがおさまるまで、手をはなしてはいけません。

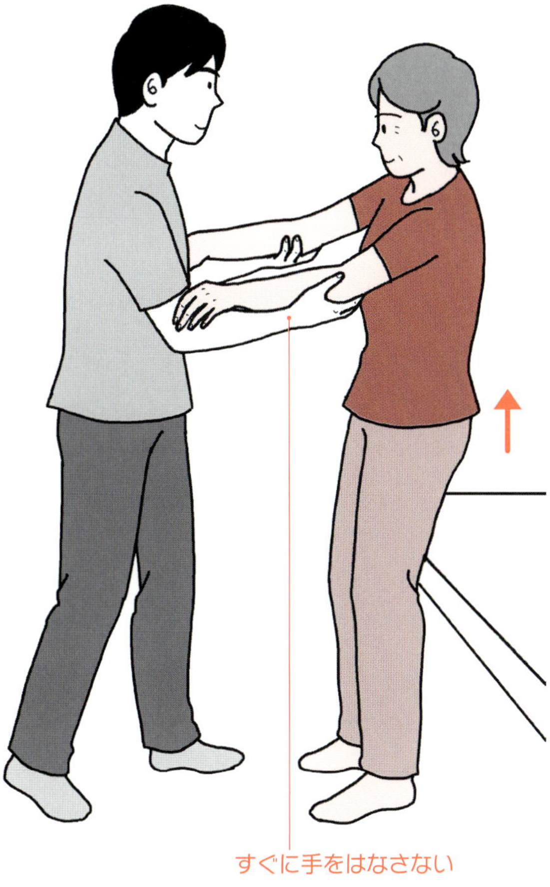
すぐに手をはなさない

これはダメ!!

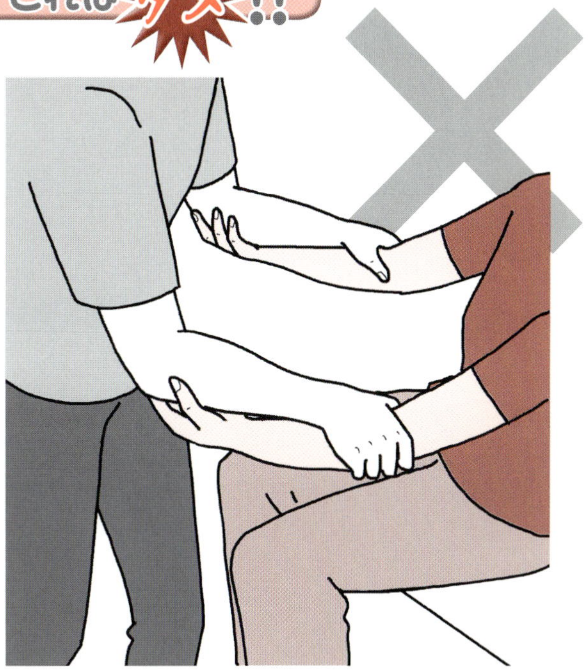

上から腕を持つと、体重を十分に支えられないので危険です。

● 立ちあがり介助のバリエーション ●

横に座って立ちあがりを介助する方法もあります。介助者はひざが動かないように手でおさえて、腰を支え、声をかけて同時に立ち上がります。

1 相手と介助者は一緒にお辞儀をします。

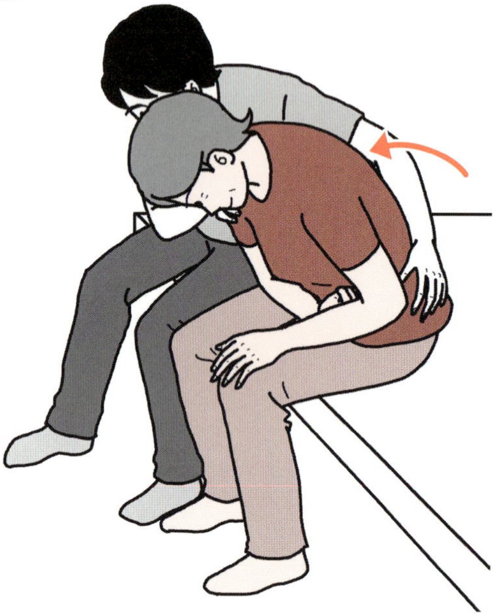

介助者の基本姿勢

からだを密着させ、マヒ側のひざがくずれないようにひざを押さえます。

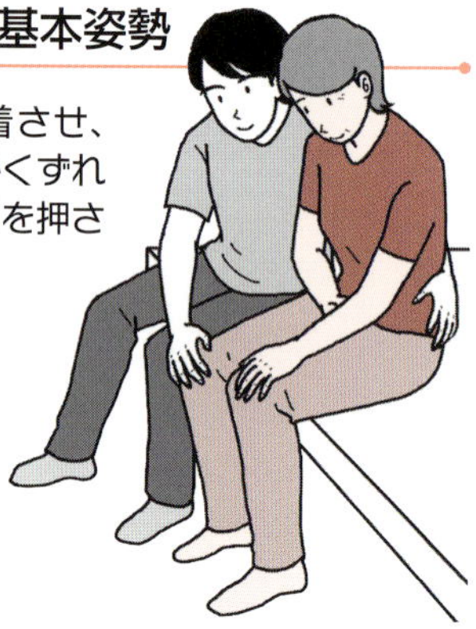

2 介助者は相手のひざを押さえたまま声をかけて、一緒に腰をあげます。

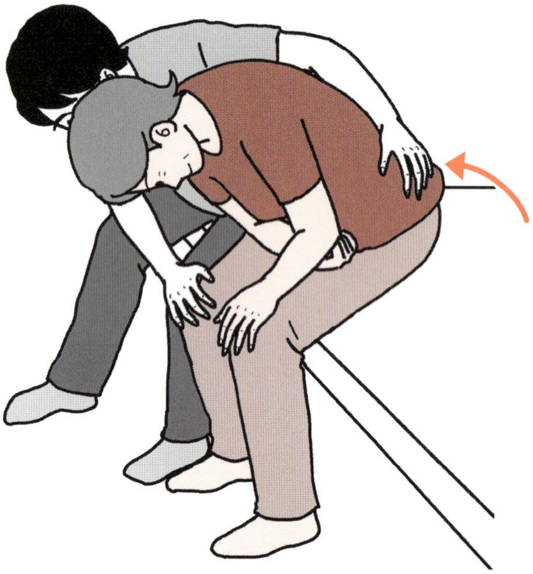

3 立ちあがったら、ふらつきがおさまるまで介助者は手をはなしてはいけません。

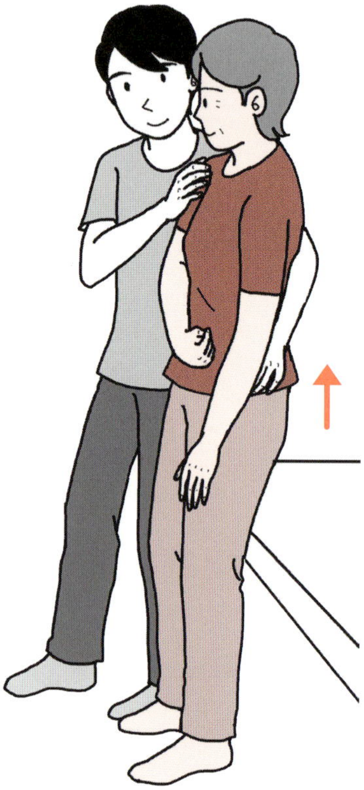

Cタイプ　立ちあがり

ひとりでベッドからの立ちあがり

立ちあがりの運動は介助でも、自力でも十分にお辞儀をして、スムーズに重心を足に移すことがポイントです。深く腰かけていると、お尻にある重心を足にスムーズに移すことができず、まっすぐ立ちあがれません。浅く腰かけ、ゆっくりお辞儀をしながら立ちあがりの運動をおこないます。

●ひとりでおこなう立ちあがりの基本形●

立ちあがりの運動

介助でも自力でも、お辞儀を十分にしながら腰を上げますが、立ちあがりができない人は、頭を下げて腰を上げる運動がとても怖く感じます。立ち上がるからだの前にいすを置いておこなうと恐怖心が軽減できます。

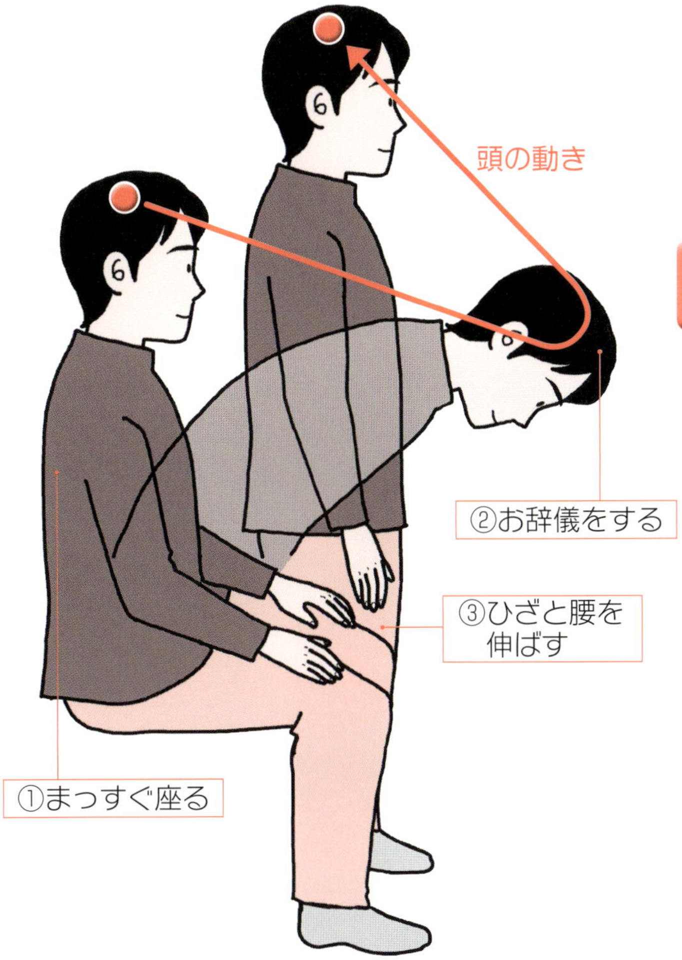
頭の動き
②お辞儀をする
③ひざと腰を伸ばす
①まっすぐ座る

1　正面を向いて、ひざの角度が鋭角になるようにベッドの端に浅く座ります。

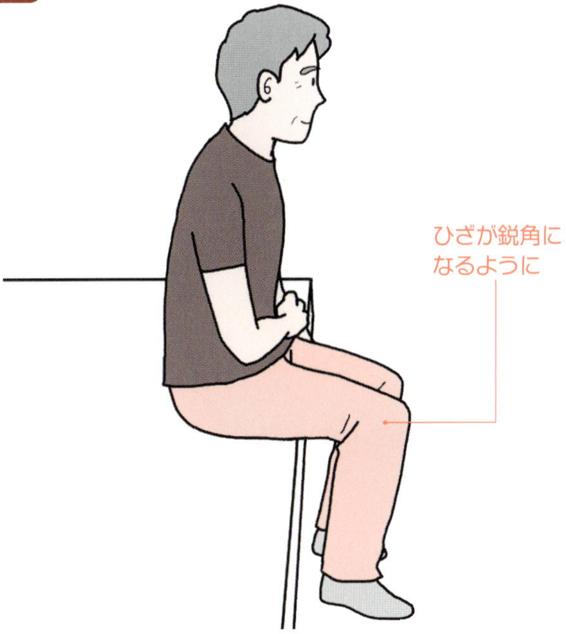
ひざが鋭角になるように

2 重心をお尻から足に移す運動ですが、十分にお辞儀をすることで腰があがりやすくなり、重心移動がしやすくなります。

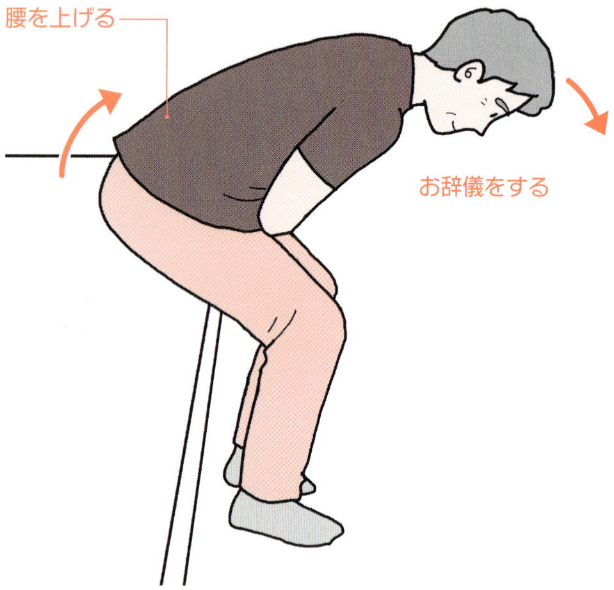
腰を上げる
お辞儀をする

3 腰とひざを伸ばして、まっすぐ立ちます。

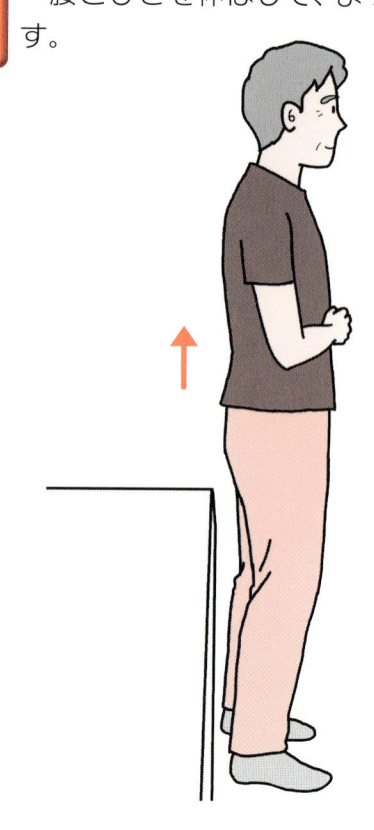

これはダメ!!

1 十分にお辞儀をしないと後ろに重心が残ったままになります。

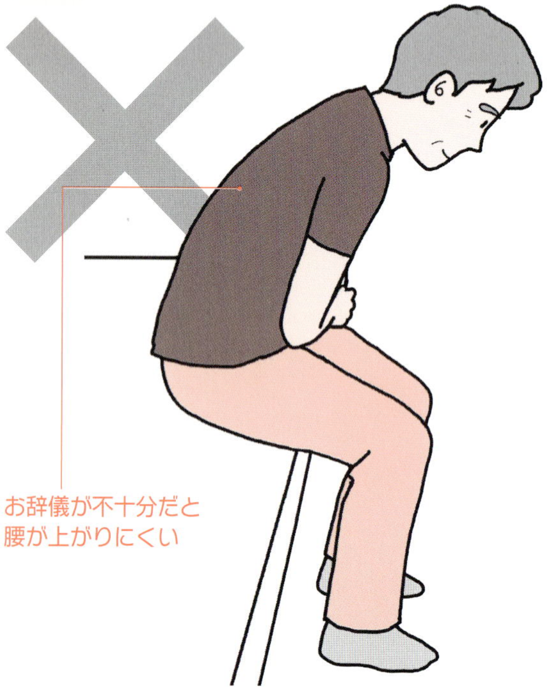
お辞儀が不十分だと
腰が上がりにくい

2 重心が後ろに残ったまま立ちあがろうとすると、後ろに倒れそうになります。

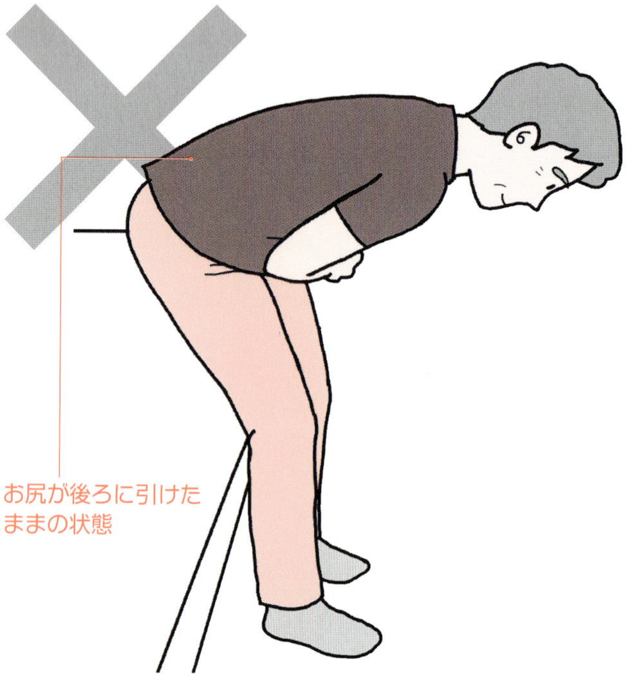
お尻が後ろに引けた
ままの状態

ここがポイント

立ちあがりには座り方も関係しています。深く座りすぎたり、足が前すぎたりすると、立ちあがりにくくなります。

●立ちあがりのポイント

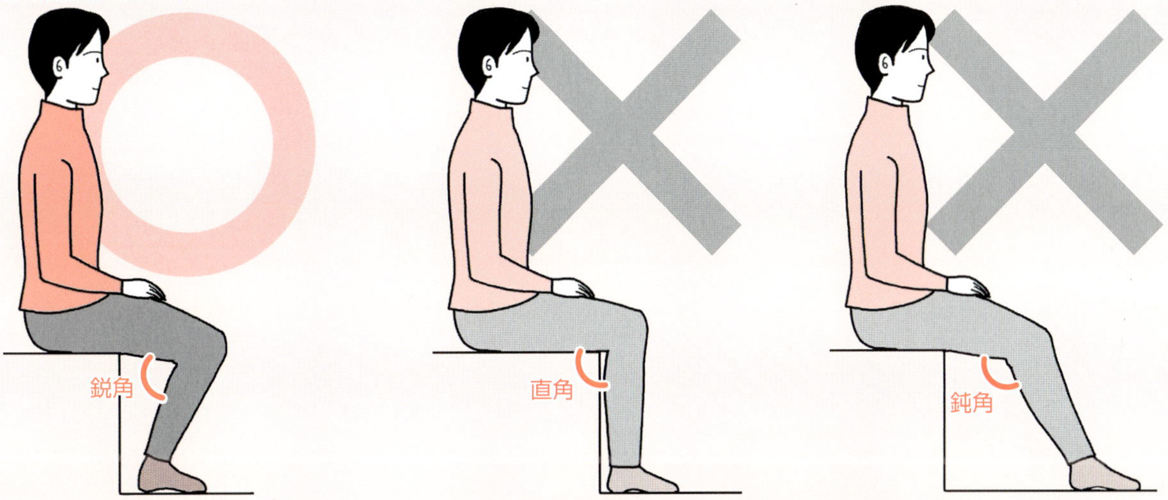
鋭角
直角
鈍角

浅く座る　　深く座りすぎる　　足が前すぎる

● 立ちあがりの練習 ●

お辞儀をするとき恐怖心を感じる人は少なくありません。いすを使ってお辞儀に慣れる練習をしましょう。

1　ベッドの横にいすを置き、正面を向いて両手をつきます。

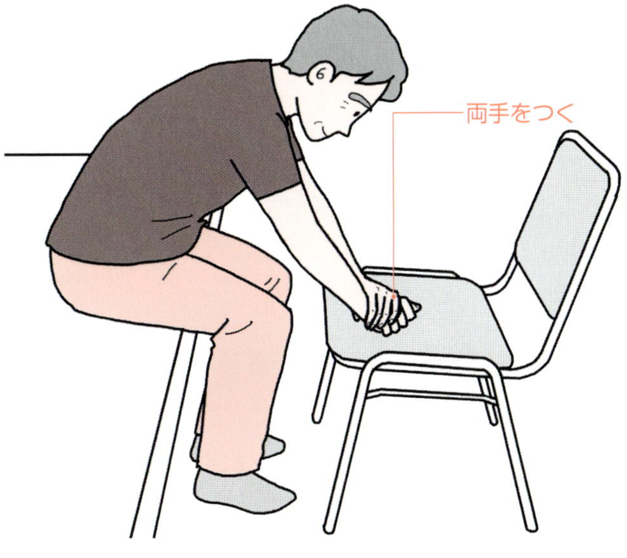
両手をつく

2　腰をあげ、重心をお尻から足に移す練習をします。

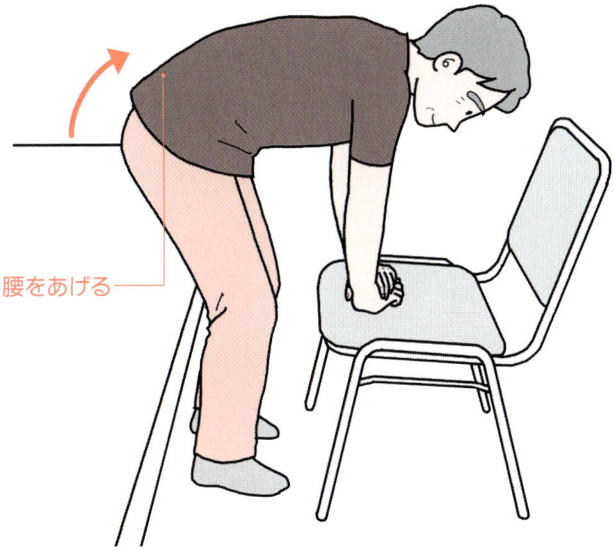
腰をあげる

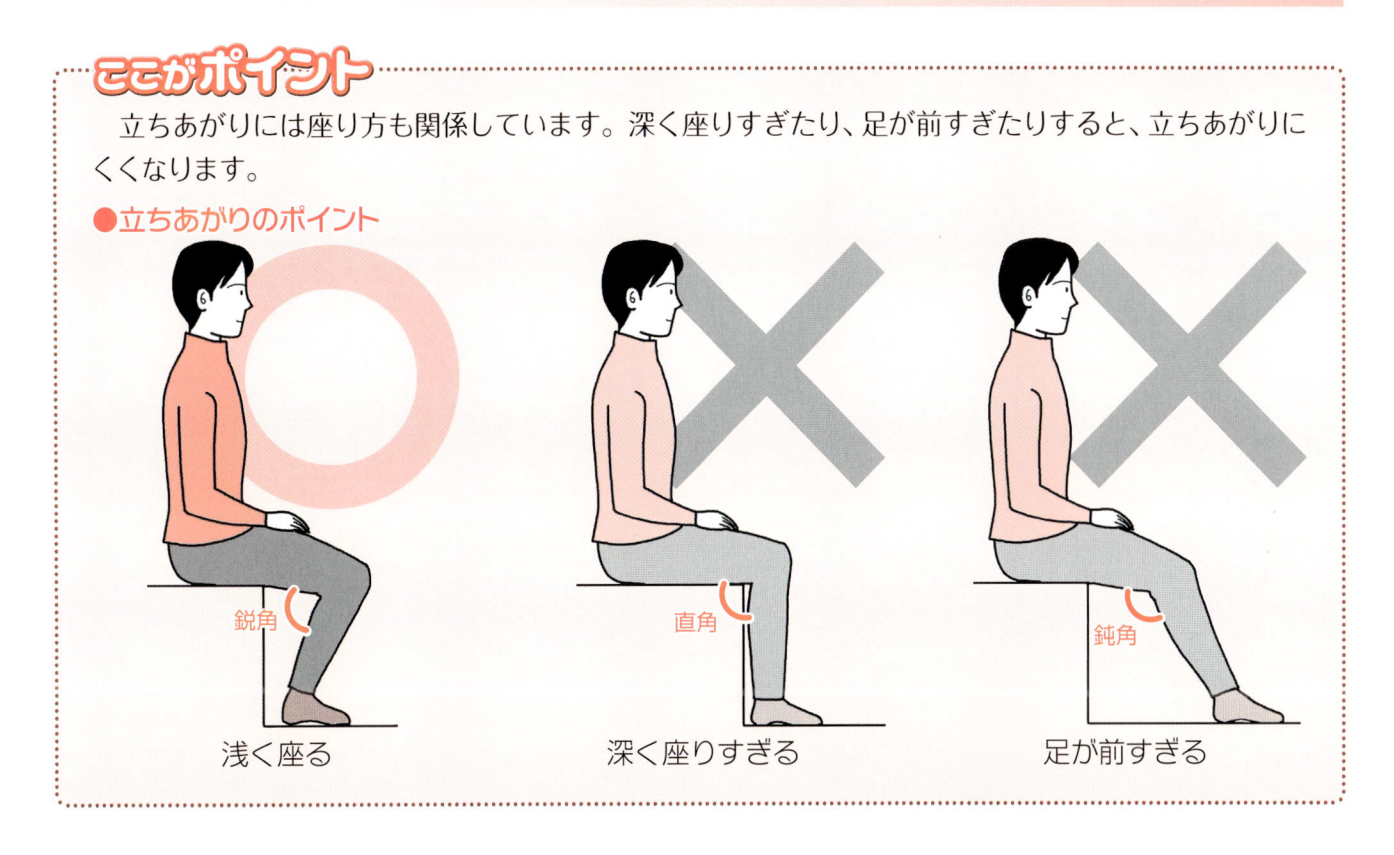

Bタイプ Cタイプ 車いす

車いすでの正しい姿勢と運動

寝たきりの生活から起きあがり、立ちあがりができるようになると、車いすで移動が可能になります。外出もできるようになるので、行動範囲も広がります。ただし、マヒがあると車いすで安定した姿勢をとるのが難しい人もいるので、まず車いすに座る正しい姿勢を身につけましょう。

●いすから背中をはなす運動●

●普通に座っている状態

普通に座っている状態では、肩の位置が水平でお尻に均等に体重がかかっています。

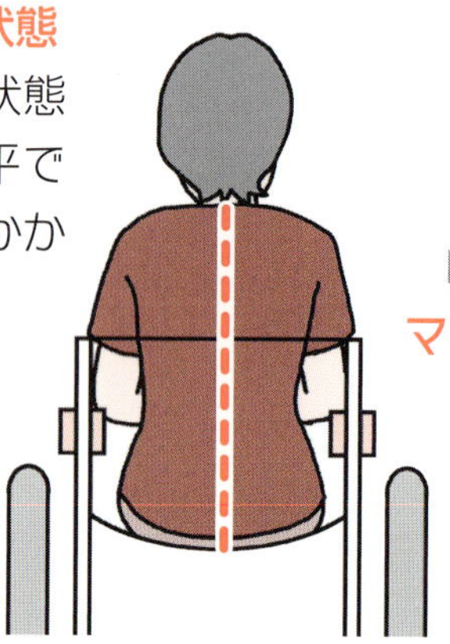

マヒがあると

●マヒがあるとなりやすい状態

マヒがあると、座ったときにマヒのない側に傾きがちです。この姿勢が常態化するとからだの重心のバランスが崩れてしまいます。

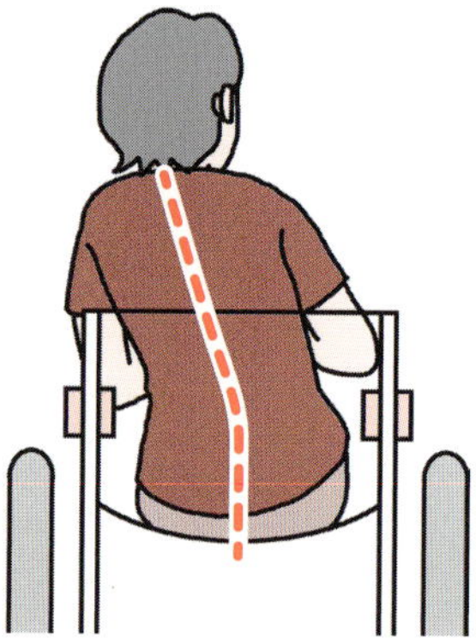

1 なるべく深く腰かけ（フットレスを上げる）、マヒのない側の手はひじかけをつかみ、足はしっかり床につけます。

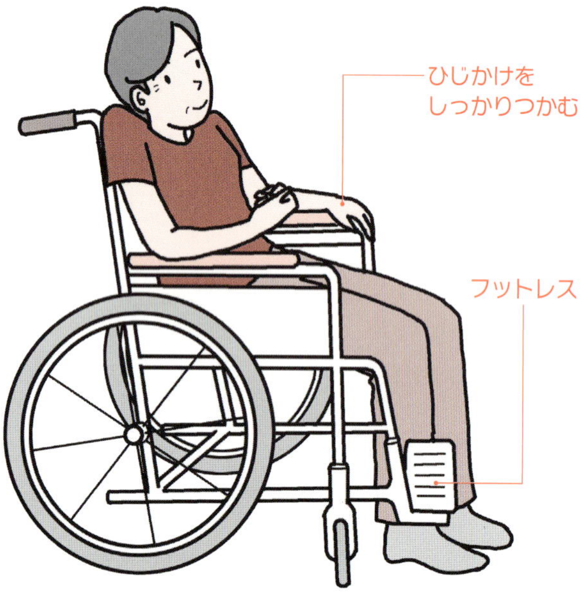
ひじかけを
しっかりつかむ
フットレス

2 足をしっかりふんばり、ひじかけをつかんだ手に力を入れ、ゆっくり背中を背もたれからはなします。

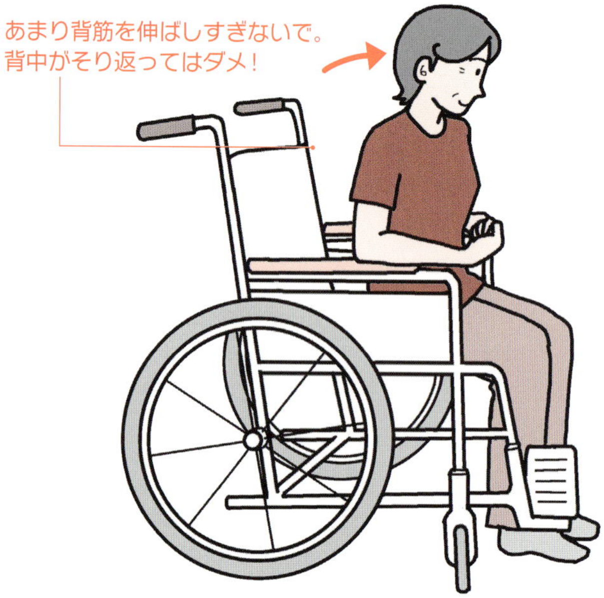
あまり背筋を伸ばしすぎないで。
背中がそり返ってはダメ！

● なかなか背中がはなれない場合 ●

お尻だけに重心がかかっていると、背中はなかなかはなれません。足をふんばるようにしっかり床を踏みつけます。足に力を入れると同時に、ひじかけをつかんだ手も床を押すようなつもりで力を入れます。そして、マヒのある側の肩をマヒのない側のひざに近づけるようにして背中をはなします。

1 足とマヒのない側の手でしっかりとふんばります。

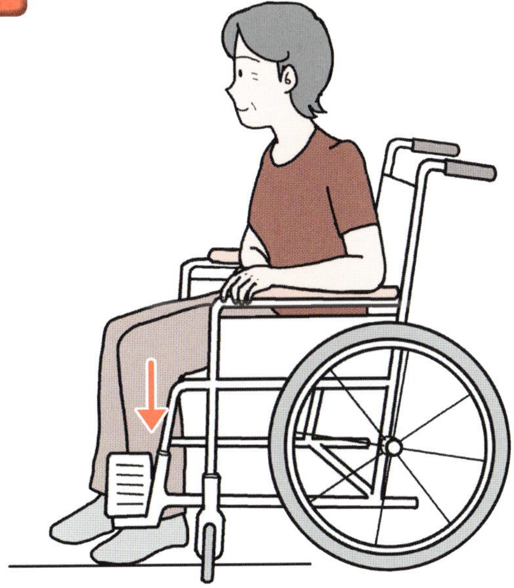

2 マヒのある側の肩をマヒのないひざに近づける気持ちで背中をはなします。

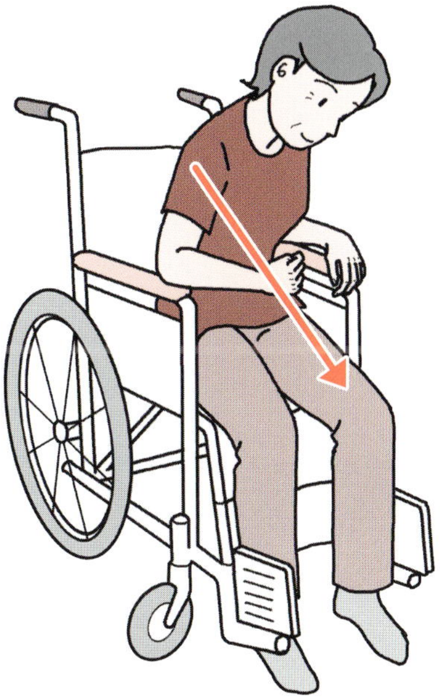

これはダメ!!

足を床につけたとき、お尻が前に出てしまうようなら、いすが高すぎたりクッションが厚すぎる可能性があります。腰と背もたれの間にすき間ができてしまうと、足をふんばったときに背中がそって、逆に背もたれに背中が押しつけられてしまいます。床に足がつく高さのいすを選ぶか、いすの高さを調整しましょう。

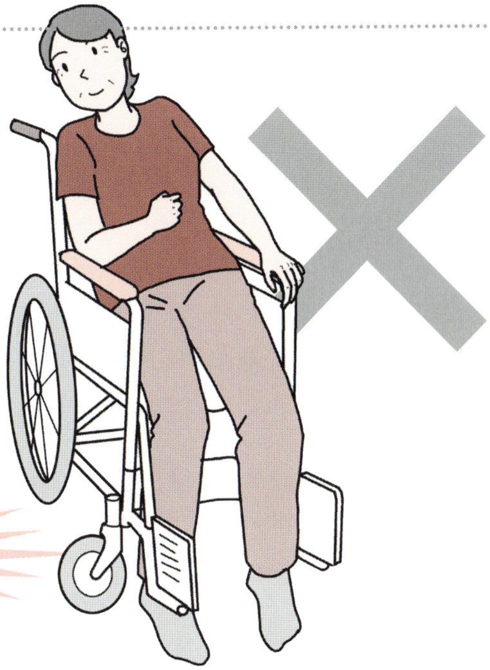

腰が浮いていると、
足をどんなに
ふんばってもダメ！

●背中をはなしておなかや足を見る運動●

いすや車いすに座っていても、背中がそり返ってしまう人は多いものです。いすの背もたれからはなして座ることができても、背中がそり返ってしまっては、立ちあがるのが難しくなります。おなかや足を見る運動をおこないましょう。

1 背中をはなして おなかを見る

「いすから背中をはなす運動」(90ページ参照)の要領で背中を背もたれからはなし、ゆっくり首を前に曲げて、自分のおなかを見ます。

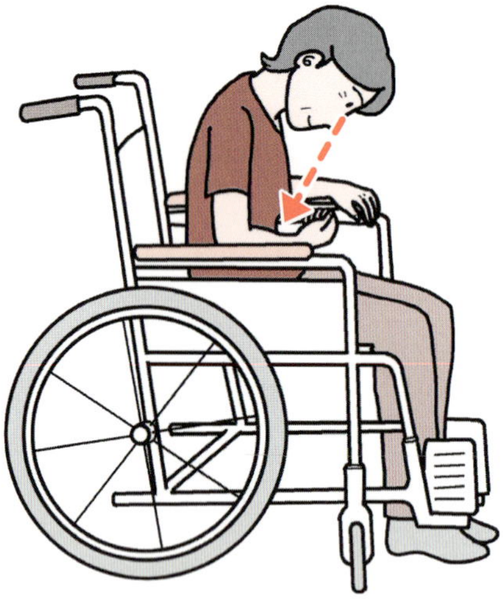

2 背中をはなして足を見る

さらにからだをもう少し前に曲げて、股の間から自分の足を見ます。まだ余裕があるなら、前への転倒に気をつけ、からだが曲がるところまで前に曲げましょう。

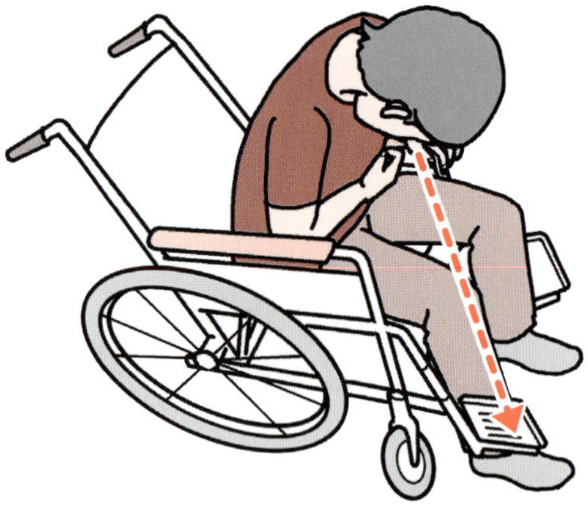

●試しに手を伸ばしてものをとる●

背中がそり返らずに、いすの背もたれから離れているかどうかを確認するために、マヒのない側の手で少し離れたところのものを取ってみましょう。30cmぐらい離れたところのものを取るのが目標です。お尻だけに重心をかけていると、離れたところに手が届きません。しっかり床を踏みしめて、手を伸ばしてみましょう。

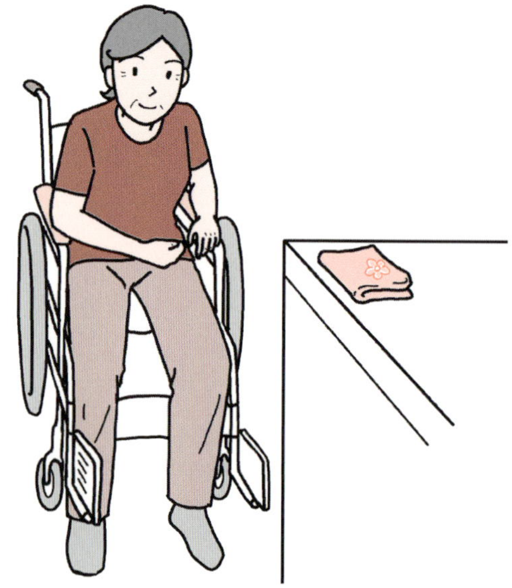

1

足を床にしっかりつけ、背中を背もたれからはなすことがスタートです。ここからマヒのない側の手を伸ばした30cmぐらい先に目標物を置きます。

2

マヒのある側の肩をマヒのない側のひざに近づける気持ちで、マヒのない側の手を伸ばします。足は床を踏みしめ、からだを前に出して目標物を取ります。

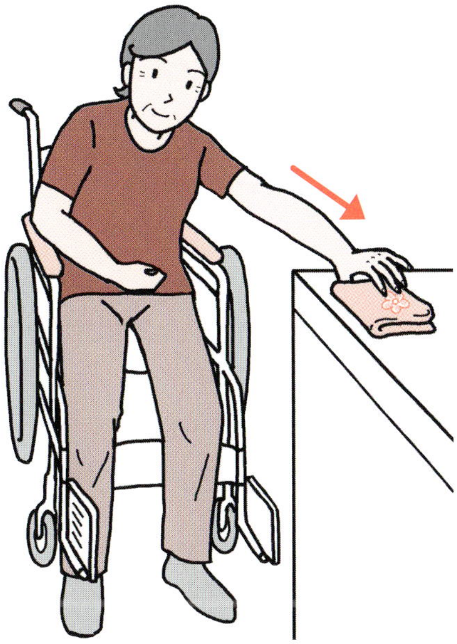

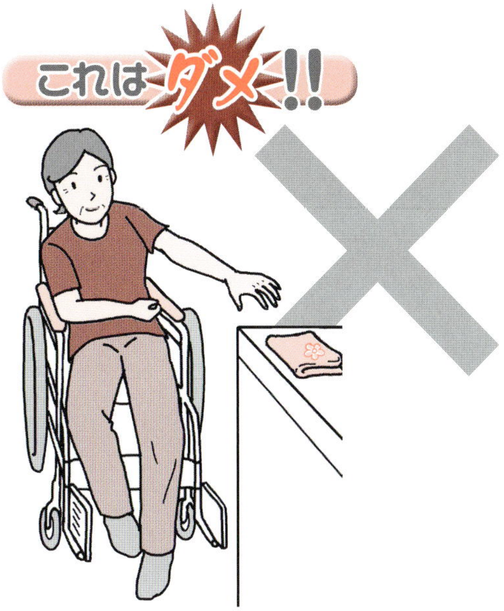
これはダメ!!

腰がひけていると、足でしっかり床を踏みしめることができず、からだが前に出ません。

●足の上げ下げの運動●

マヒのない側の下半身の運動をしておくことも、とても大切です。マヒのある側の足を利用して、マヒの足の筋力が落ちないように運動をしましょう。

1

ひじかけに手を置き、マヒのある側の足の下にマヒのない側の足をさし込みます。（マヒのない場合は両足をそろえておこないます）

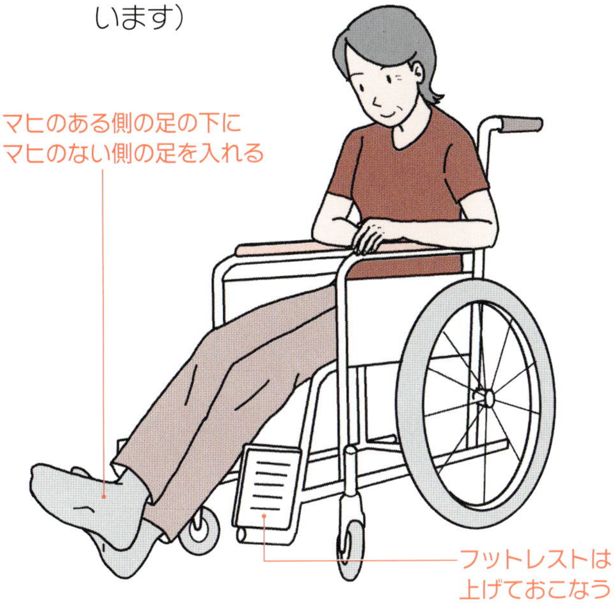
マヒのある側の足の下に
マヒのない側の足を入れる
フットレストは
上げておこなう

2

マヒのない側の足をゆっくり上げ5つ数え、ゆっくり下ろします。それをくり返しおこないますが、一度におこなう運動は10回程度が目標です。

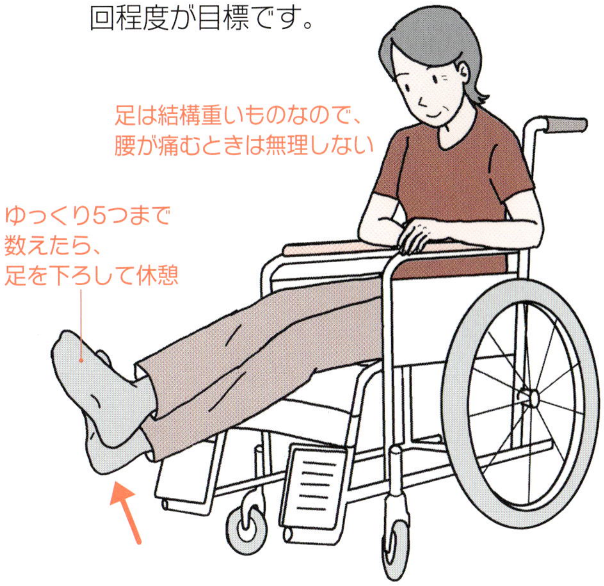
足は結構重いものなので、
腰が痛むときは無理しない
ゆっくり5つまで
数えたら、
足を下ろして休憩

杖を使っての歩行

安定して立つことができるようになったら、歩行の運動をおこないましょう。杖を使った歩行の運動をおこないます。まず、介助による運動ですが、介助者は相手のからだを押したり引いたりするのは厳禁です。あくまで後ろから支えるようにおこないます。

●介助による歩行●

杖を使っての歩行を介助するときは、片マヒの人はマヒ側に倒れやすいので、倒れないように肩と腰に手を置いてからだを支えます。引いたり、押したりする介助は危険なので相手の動きを支える介助をおこないます。

介助者の基本姿勢

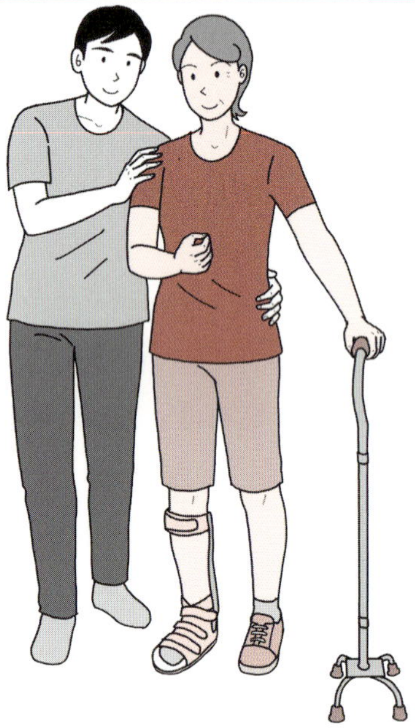

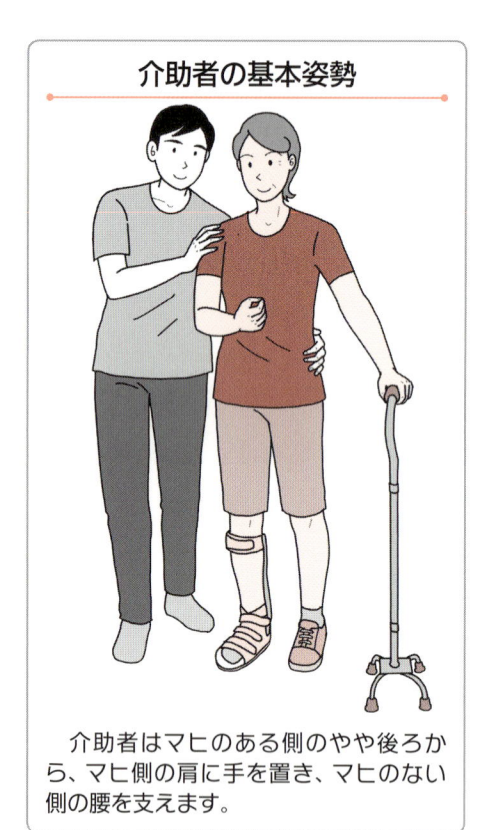

介助者はマヒのある側のやや後ろから、マヒ側の肩に手を置き、マヒのない側の腰を支えます。

1 相手が一歩前に足を出すのをやや後ろから支えます。介助者はまだ足を踏み出しません。

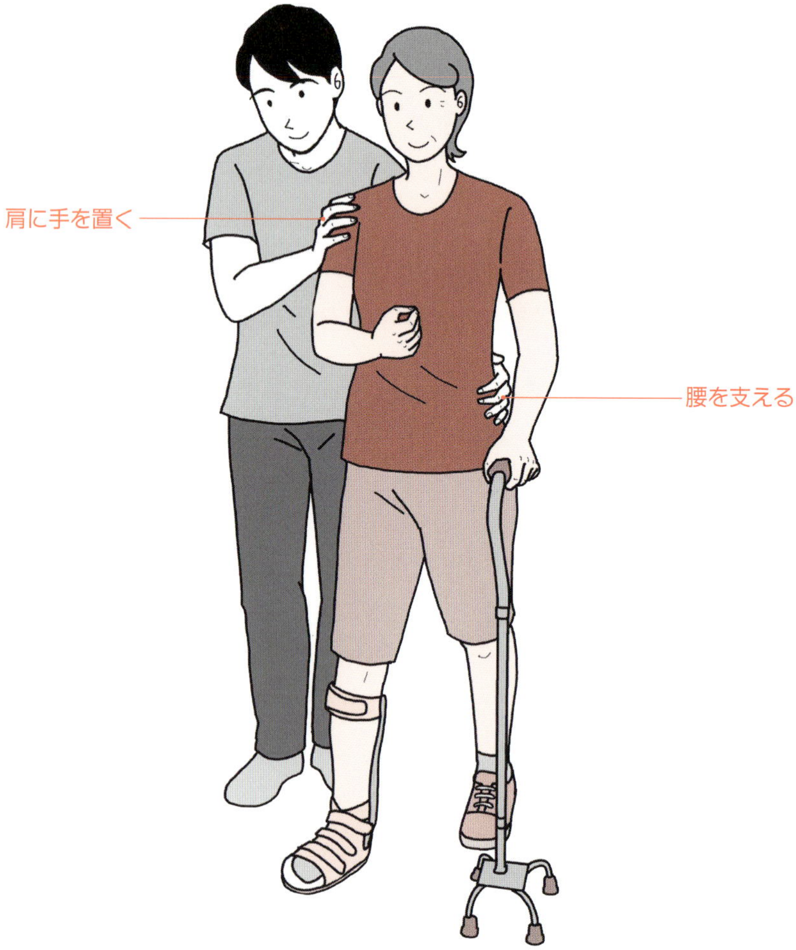
肩に手を置く
腰を支える

2　相手はマヒ側の足に体重移動させます。それと同時に介助者もマヒ側と同じ側の足を一歩踏み出します。

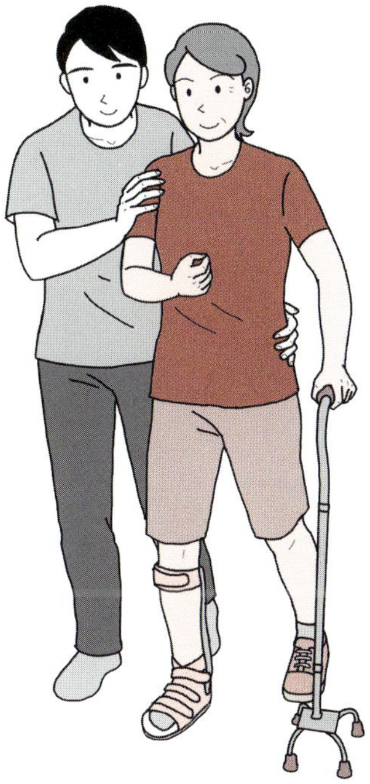

3　相手はマヒのない側の足を前に出して両足を揃えます。介助者はそれを後ろから支えます。

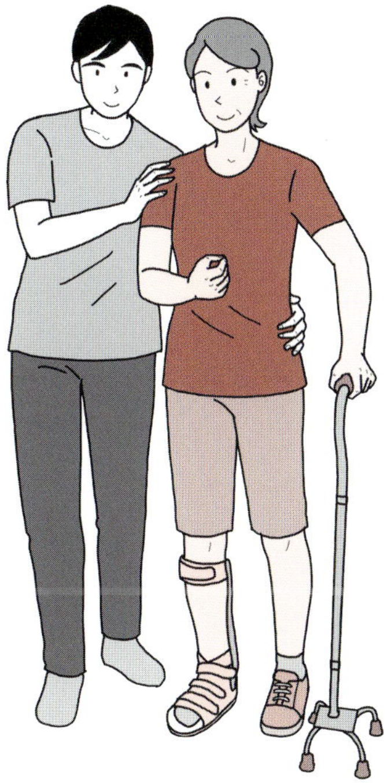

これはダメ!!

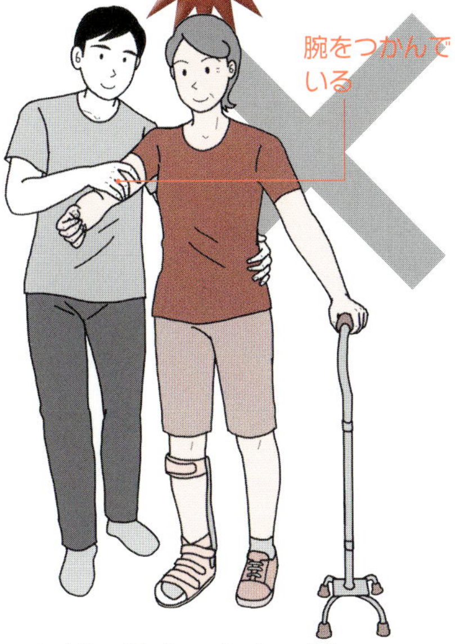
腕をつかんでいる

①マヒ側の腕をつかんではいけない

肩の関節を痛めることがあるので腕は握らない

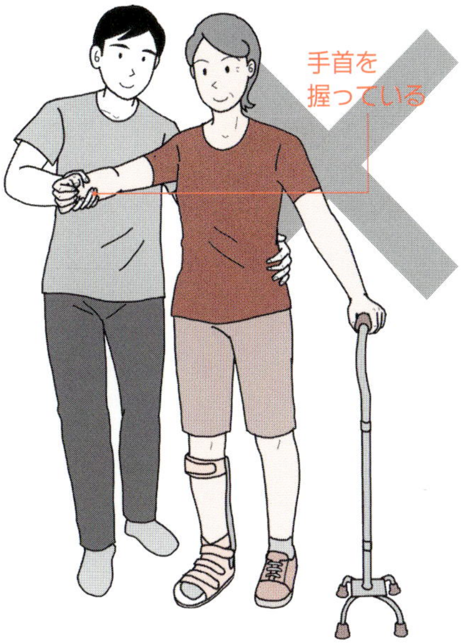
手首を握っている

②手首をつかんではいけない

マヒ側に転れると肩を痛めるので手首は握らない

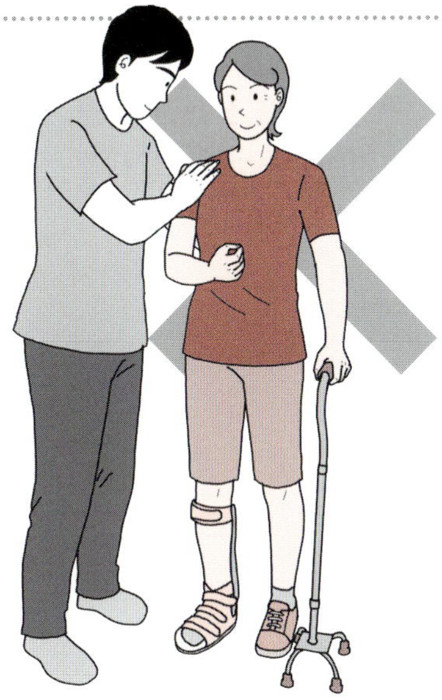

③介護者が前に出てはいけない

からだの前に出ると進行方向のじゃまになったり、後方へ倒れたときに支えきれず転倒の危険がある

●ひとりでおこなう歩行●

杖を使っての歩行は、バランスをとる機能によっていくつかの方法があります。ふらつきの大きい人は杖を前に出したあと、マヒ側の足を出し、マヒのない側の足を揃えるといった3動作歩行から始めるとよいでしょう。

杖選びのバリエーション

●バランスの悪い人には多点杖もある

歩行にふらつきがある人は、より安定感のある多点杖がふさわしいでしょう。

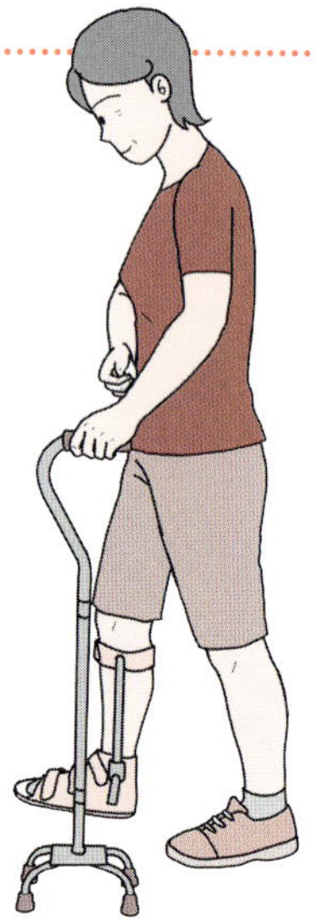

●3動作歩行

3動作を1つ1つ意識しながらおこないます。体重移動が1つ1つの動作でしっかりおこなわれるのでふらつきにくい歩行です。

1 杖を前に出す

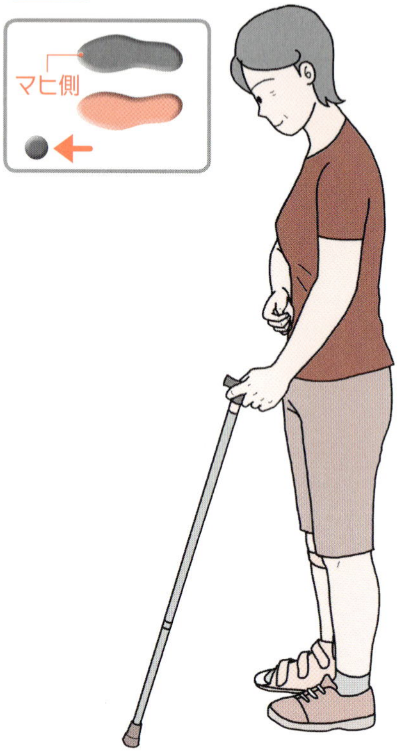

2 マヒ側の足を出す

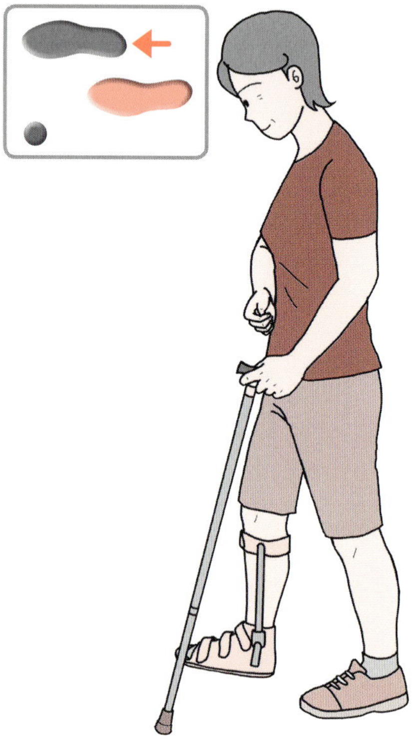

3 マヒのない側の足を出す

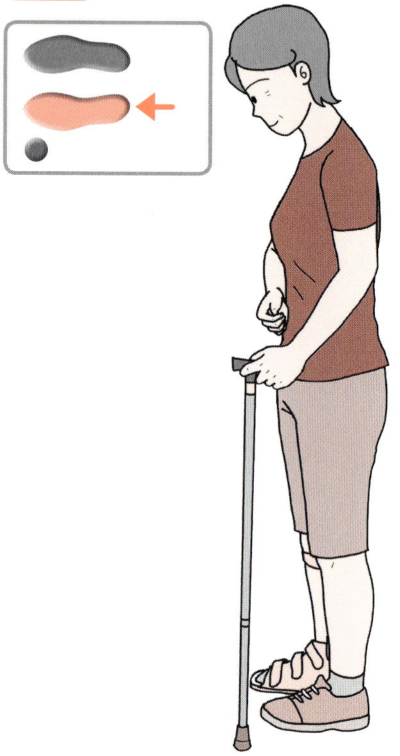

●2動作歩行

いったん両足を揃える３動作歩行の要素が残った歩行方法です。安定して歩行できるようになったら上級編も可能になります。

1　杖とマヒ側の足を同時に出す

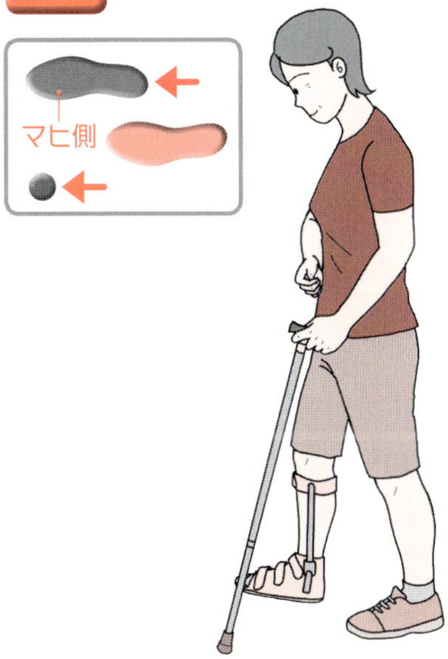

2　マヒのない側の足を揃える

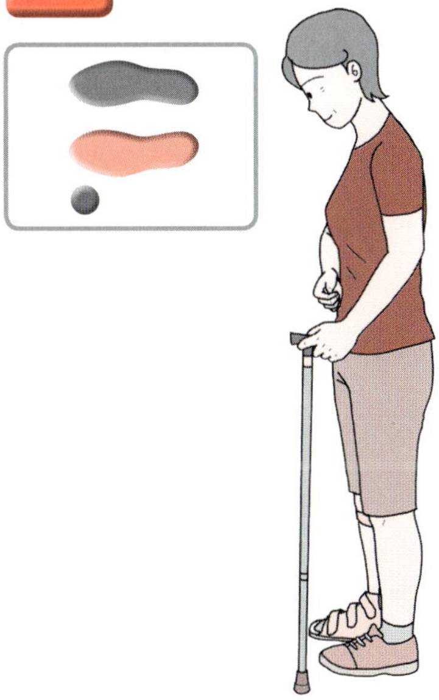

3　くり返す

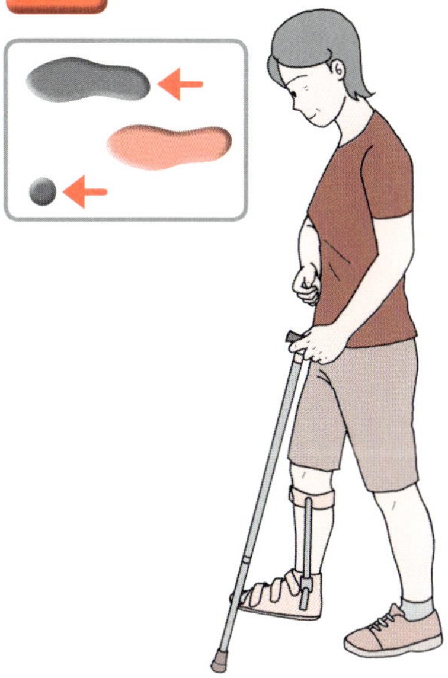

●2動作歩行（上級編）

からだがふらつかず、この歩行ができるようになったら、より活動的な生活が可能になります。

1　杖とマヒの側の足を同時に出す

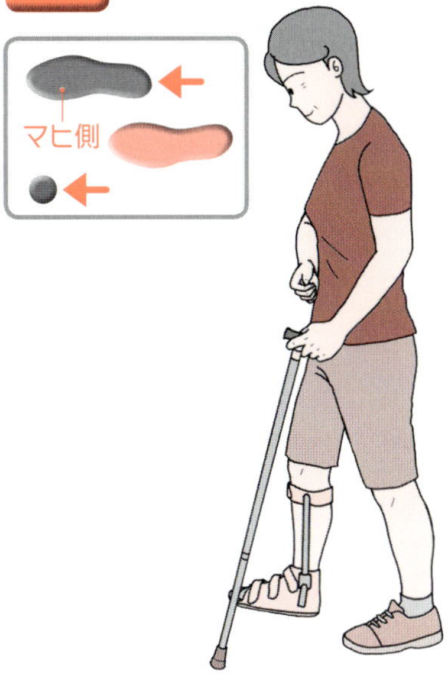

2　マヒのない側の足を前に出す

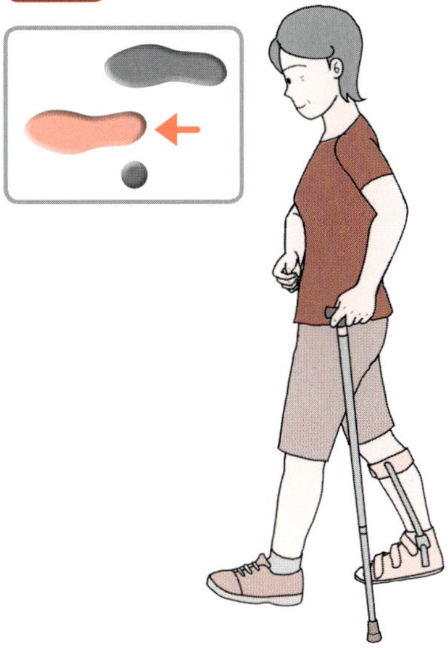

3　くり返す

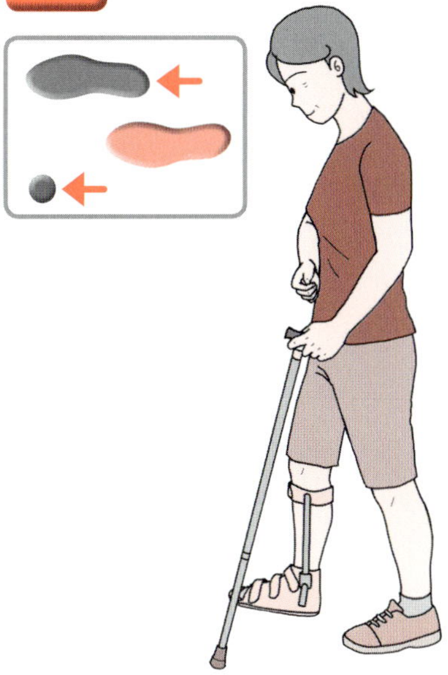

Dタイプ 歩行

補装具を使っての歩行

マヒによる関節の拘縮《こうしゅく》などがあり歩行が困難になったら、補装具を使って運動をすることがとても大切です。補装具を使うことでマヒが治るということではありませんが、補装具を使わずにいると変形が強くなり、さらに歩行ができにくくなります。

ポイント

補装具は歩行をラクにするだけでなく
からだへの負担を軽くするので
ぜひ医師に相談して、使用しましょう!!

● 補装具の効果 ●

①効率的に歩行ができ、歩きやすくなります。
②関節への負担が軽減できます。
③ほかの部位に及ぼす二次的な合併症が軽減できます。
④痛みが軽減できます。
⑤歩きやすくなることで活動範囲が広がります。

◆足首の関節の拘縮が強い場合

足首の関節が曲がらないために、立ったときのバランスが不安定。歩行がしにくい。

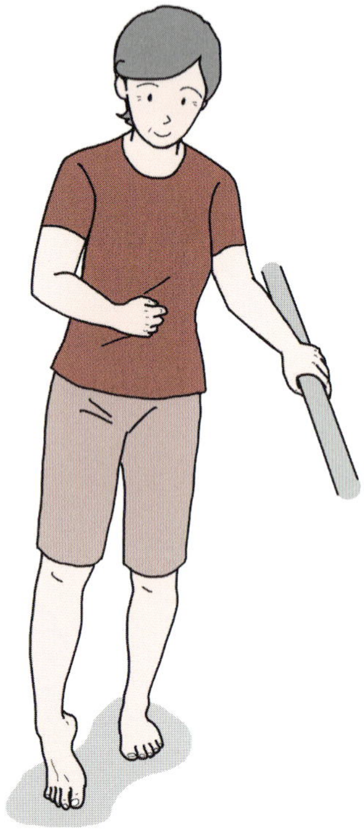

◆補装具を装着した場合

足首を補装具によって固定したため、立つ姿勢のバランスがよく、歩行がしやすい。

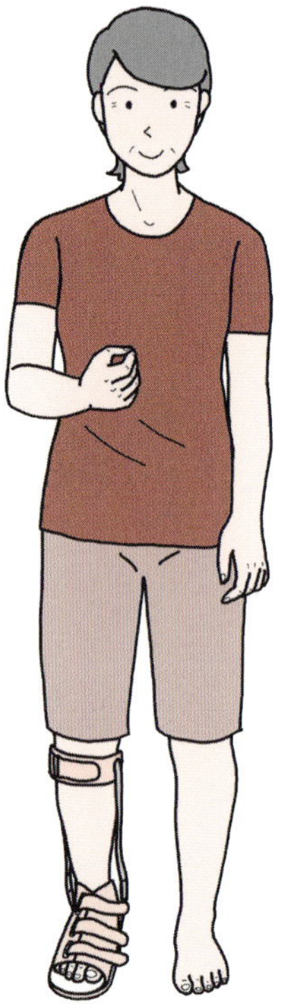

●補装具の種類（例）●

◆マヒの程度　軽→重

プラスチック製
短下肢装具
（ジョイントあり）

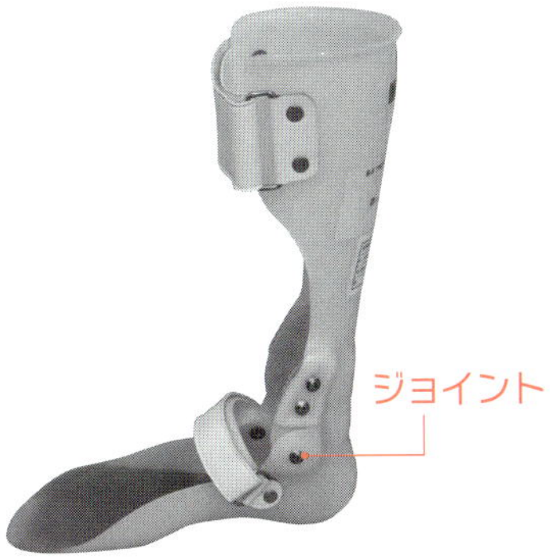

固定力（矯正力）が弱く、マヒが軽い人向き。足首のジョイント部分が可動式になっているので、足首が動かしやすく、立ったり座ったりがしやすい。

プラスチック製
短下肢装具
（ジョイントなし）

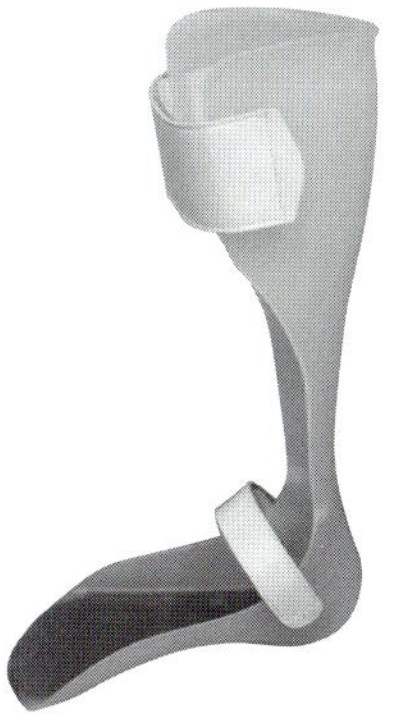

固定力がやや強く、からだを支える力が強いため、ふらつきにくい。

両側支柱つき
短下肢装具（屋内用）

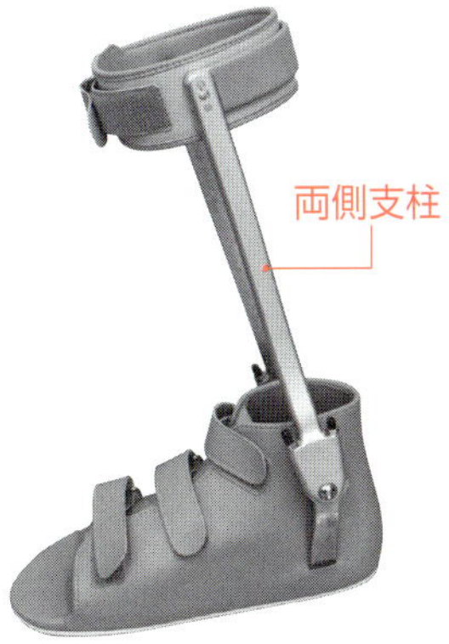

両側支柱つき
短下肢装具（屋外用）

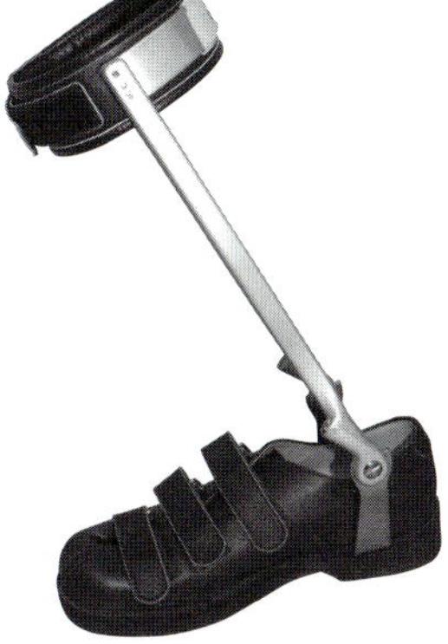

固定力が強く、関節の拘縮がやや強めの人に向いたタイプ。両側の支柱のジョイント部分にバネがあり歩行がしやすくなっている。

●両側支柱つき短下肢装具（屋外用）の歩行●

1　立っているとき、足を前に出したとき

まっすぐ伸びた足首の関節への矯正力が強い。

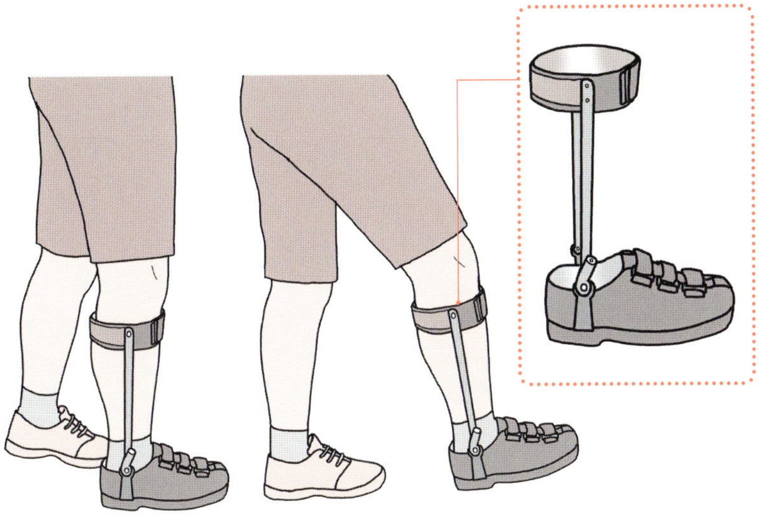

2　地面を蹴って、足首が鋭角になるとき

両側についたバネにより足首が鋭角になるため、スムーズに踏み出せる。

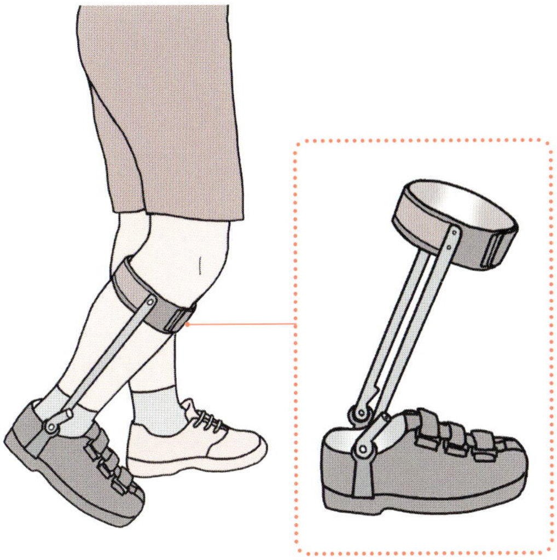

● 補装具を作るときは ●

補装具を作るときは、加入する医療保険や自治体の給付を受けることができます。いずれも医療用の補装具なので医師の診断が必要で、本人の状態やニーズに合ったものが製作されます。

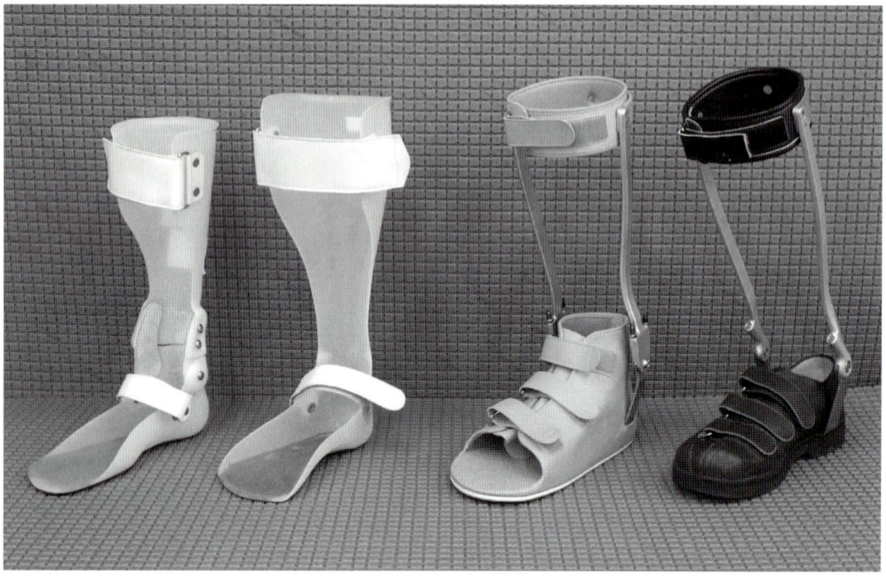

●治療中の補装具

①医師の診断により補装具が処方され、義肢製作所によってオーダーメイドされます。

②代金はいったん製作所に全額支払いますが、医療費の自己負担額を除いた金額が加入する医療保険から支払われます。

●更正用の補装具

①身体障害者手帳を取得している人であれば、障害者総合支援法の適用が受けられ、原則1割の自己負担で製作できます。

②希望する場合は福祉事務所に申請します。更生相談所の判定を受けるか、指定医の意見書を添えて福祉事務所に申請し、義肢製作所と契約を結びます。

ポイント

補装具が合っていないと
からだへの負担が大きくなるので
定期的に医師や理学療法士などの
専門家に診てもらいましょう

Step4

より活動的な毎日をめざす！

家庭でおこなうリハビリテーションでは、運動を日常の中に取り入れることがとても大切です。テレビを見ながら、入浴後、関節がかたくなるのを防ぐ運動や全身のバランスをよくする運動を続けましょう。運動したあとに太ももの前側や裏側、アキレス腱などを伸ばすストレッチも有効です。より活動的に日常を送るために、運動は毎日少しずつでも長く続けるようにしましょう。

Bタイプ Cタイプ Dタイプ

座っておこなう運動

指の曲げ伸ばし

腕が内側に向くマヒがある場合、指の曲げ伸ばしの運動が有効です。さあ、これから運動の時間とかまえなくても、おしゃべりしたりテレビを見ながら気軽に運動ができます。

いつも運動を意識して、日常生活の中に自然にとけこませれば長続きします。

1

テーブルを正面に向いて座り、腕をのせます。

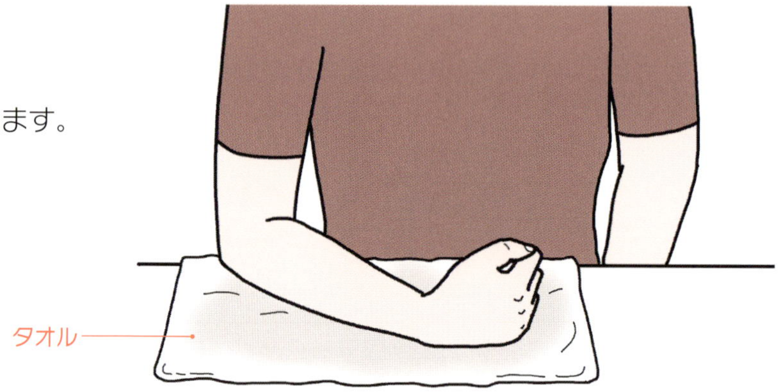

2

手首を持ち、手のひらを下に向けて徐々に指を開きます。

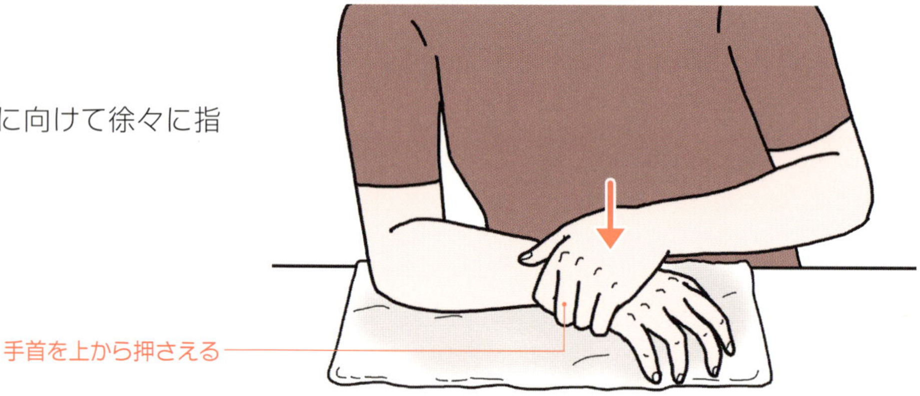

3

指が開いてきたら手首を握っていた手を徐々に甲のほうに滑らせながら、上からゆっくり押すようにして指を伸ばします。

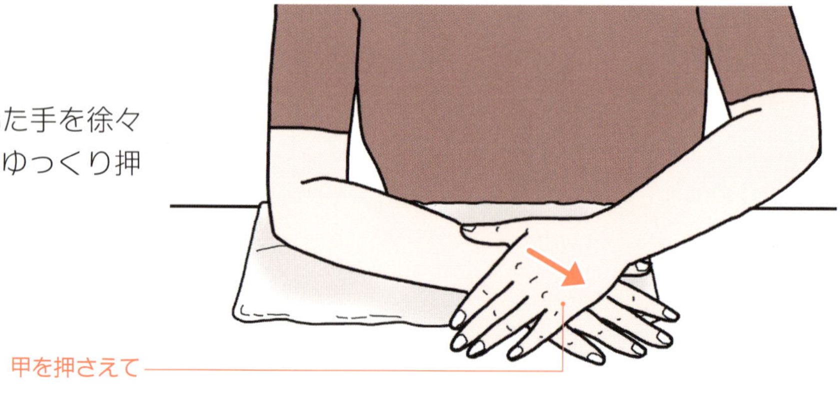

●指が開きにくいときは●

指が曲がったままでなかなか開きにくいときは、曲面を利用して開く練習をしましょう。

●丸めたタオルの上に手を置いて

丸めたタオルの上に手を置き、そのタオルを握るようにして指を開いていきます。指が開きやすくなってきたら、もう一方の手で甲を軽く押し、ゆっくり指を伸ばします。

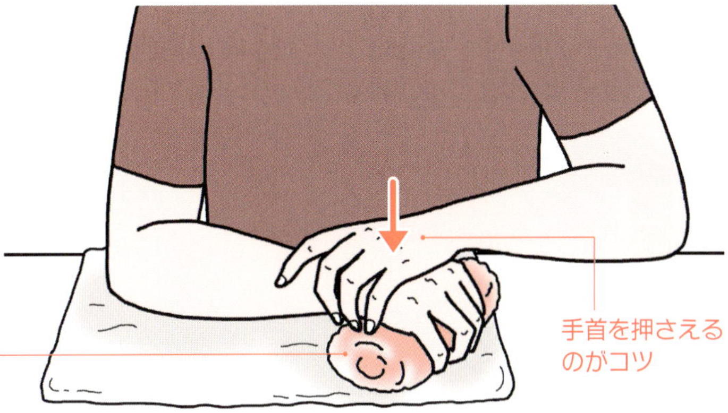
タオルが手のひらの中に
入るようにして、指を開く
手首を押さえる
のがコツ

●ひざの上に手を置いて

手をひざがしらの上に置き、もう一方の手を甲から手首の上にそえます。その手を徐々に自分の太もものほうへ滑らせるようにして指を開きます。

1

ひざがしらを包むように手を置きます。

2

もう一方の手で手首から甲を押さえ、太もものほうへゆっくり引きます。

3

指が開いたら、そのままの姿勢を少し保ちます。テレビなどを見ながら気軽におこなうと長続きします。

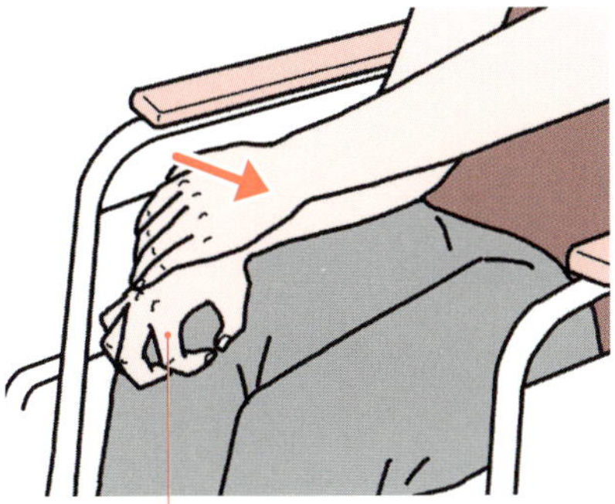
指先をひざがしらに
ひっかけるのがコツ！

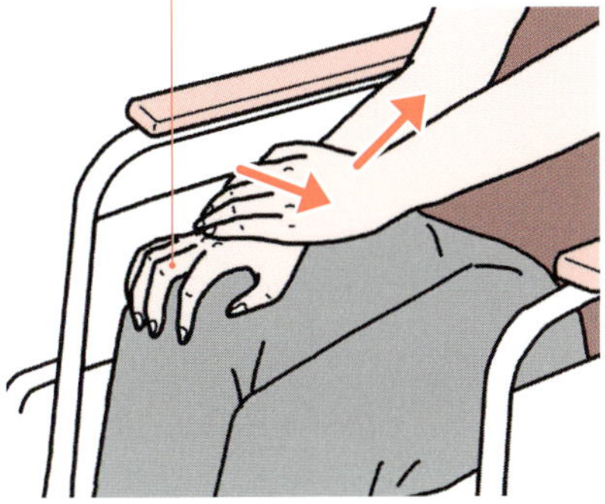
指がはずれたら、
もう1回①に戻る

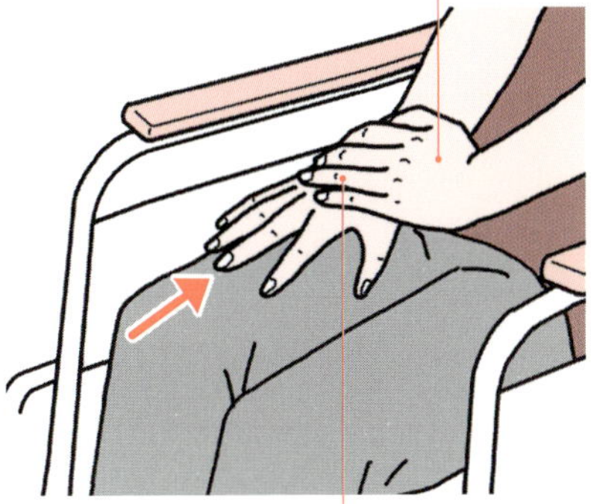
ゆっくり引く
手首が返らないように、
甲から手首にかけて押さえる

Bタイプ Cタイプ Dタイプ

座っておこなう運動

肩を開き、わき腹と背中を伸ばす運動

テーブルにマヒのある腕を置いて体重をのせる運動は、座ってテレビを見ながらでもできるすぐれた運動です。①肩を開く、②わき腹を伸ばす、③背中を伸ばす、④姿勢をよくする、⑤マヒのある側のお尻に体重をのせる、といった5つの運動が同時にできます。

1 テーブルの上にタオルを置いて、正面を向いて座ります。

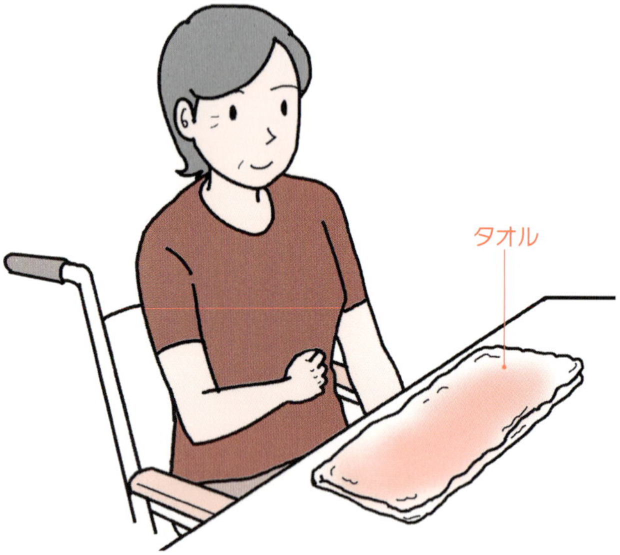
タオル

2 マヒのある側の手のひじを、マヒのない側の手で支えながらタオルの上へ置きます。

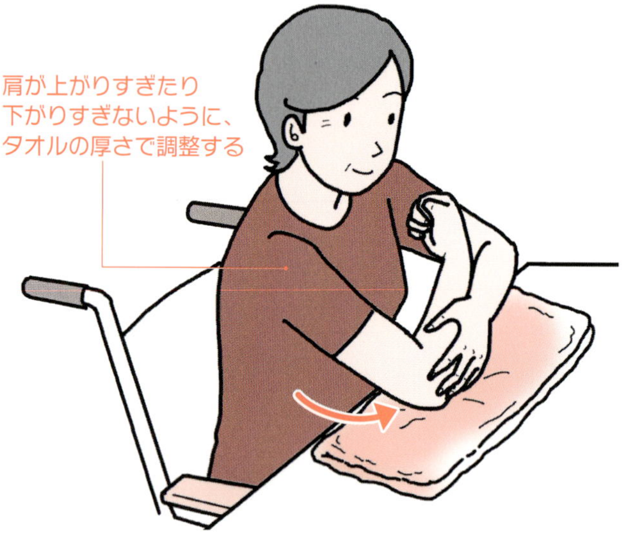
肩が上がりすぎたり
下がりすぎないように、
タオルの厚さで調整する

3 マヒのある側の手の上にマヒのない側の腕をのせ、テーブルに腕がペッタリつくまで下ろします。

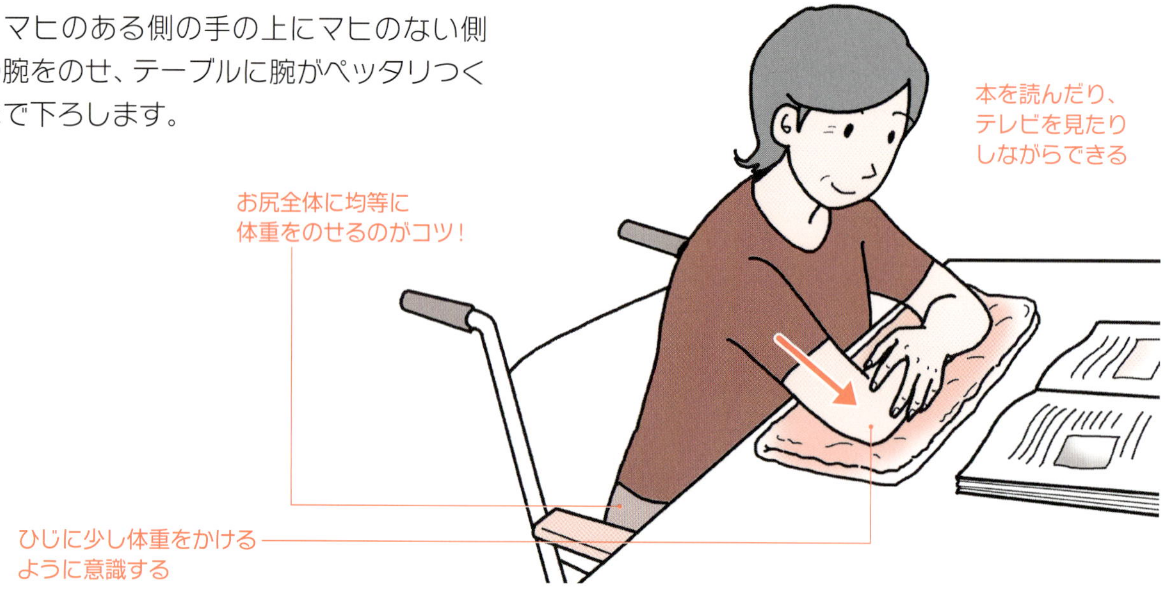
本を読んだり、
テレビを見たり
しながらできる
お尻全体に均等に
体重をのせるのがコツ！
ひじに少し体重をかける
ように意識する

ここがポイント

肩が上がりすぎず下がりすぎず水平で、前に出した両腕が左右対称になるようにしてください。

5つの運動が同時にできる!!

●姿勢をよくする運動
頭をしっかり上げることで姿勢がよくなる。

●肩を開く運動
腕を前に出して肩を水平に保つことで、肩を開くことができる。

●背中を伸ばす運動
背すじをしっかり伸ばすことで背中を伸ばすことができる。

●マヒのある側の坐骨に体重をのせる運動
左右均等に腕を出せば、マヒのある側の坐骨へ体重をのせることができる。

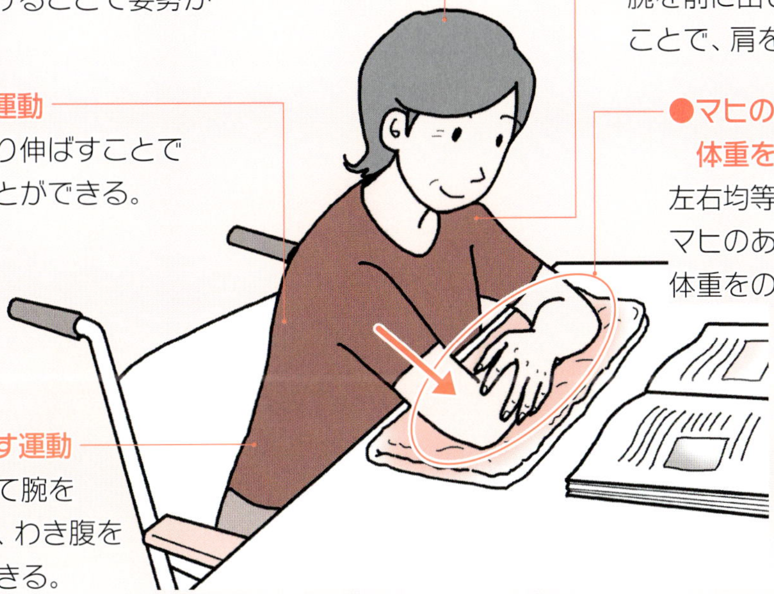

●わき腹を伸ばす運動
背すじを伸ばして腕を前に出すことで、わき腹を伸ばすことができる。

これはダメ!!

できるだけ正面を向いて背中を伸ばした姿勢を保ちましょう。下の絵のような姿勢では、背中もわきも伸びず、マヒのある側に体重がかかりません。

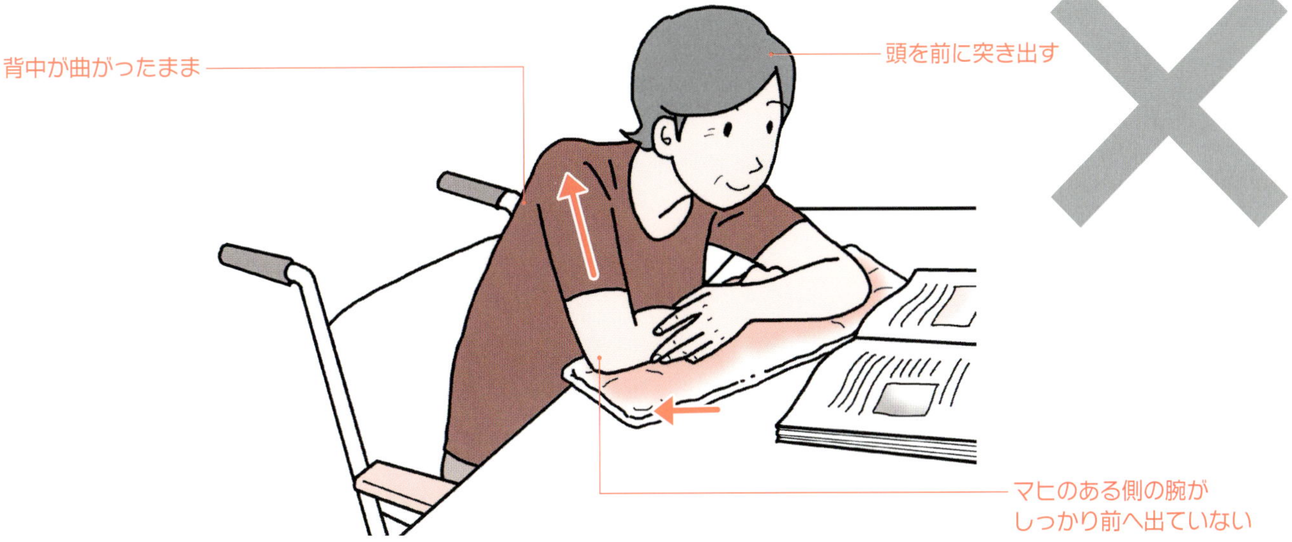
背中が曲がったまま
頭を前に突き出す
マヒのある側の腕が
しっかり前へ出ていない

Bタイプ Cタイプ Dタイプ

座っておこなう運動

ひじの曲げ伸ばし

座った姿勢でテーブルを利用して手軽にできる運動です。テレビを見ながら、あるいはおしゃべりしながら、日常的におこなうと効果的です。テーブルに対して正面を向き、両手を組み合わせて運動することにより、からだがまっすぐになる感覚を養うことができます。

1　テーブルに正面に向いて座り、テーブルの上に両手をまっすぐ前に出して組みます。

背中を伸ばして頭が前に
出ないように注意して!
両手をまっすぐ前に出して組む

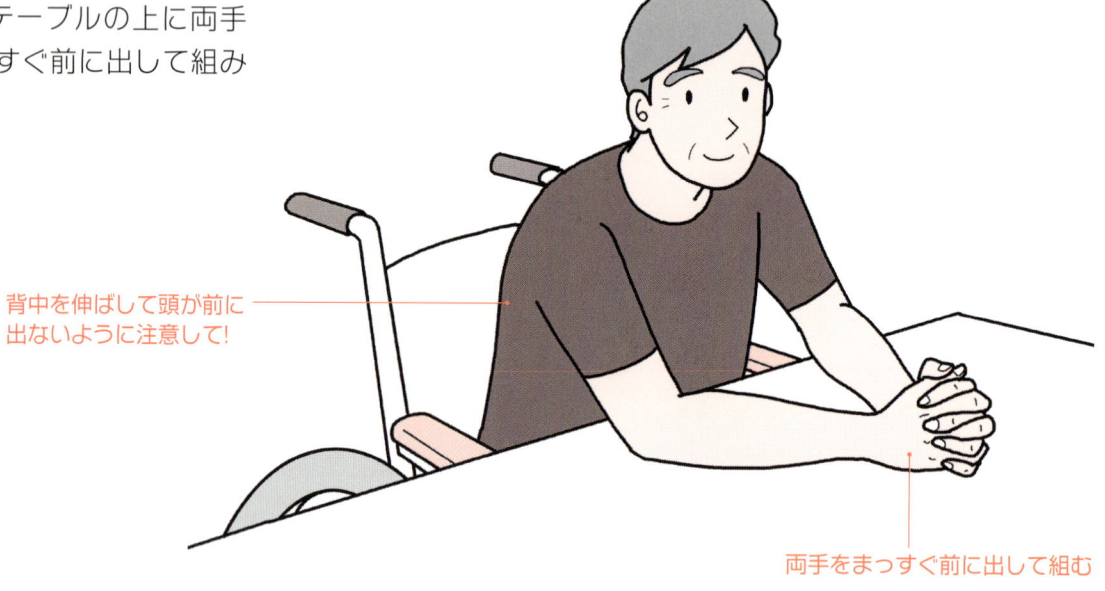

2　組み合わせた手をゆっくり上げ下げします。ひじを曲げ伸ばしするだけでも、からだはバランスをとろうとするので意外と難しいのですが、できるだけ正確におこなうようにしましょう。

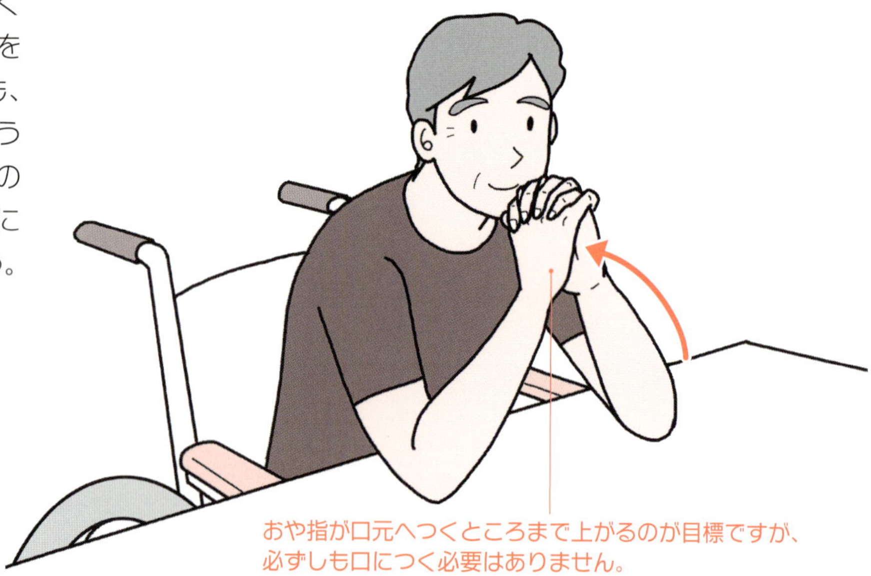
おや指が口元へつくところまで上がるのが目標ですが、
必ずしも口につく必要はありません。
もし、肩などに痛みがあれば、できるところまででかまわない

●ひじや手首が正面に向かない人のひじの曲げ伸ばし●

ひじや手首が正面に向かない場合は、両手を組まず、マヒのある側の手をマヒのない側の手で持ち上げる方法があります。無理に正面を向いておこなおうとすると痛みが出ることがあるので、できる範囲でかまいません。

1　テーブルに正面を向いて座り、マヒのない側の手でマヒのある側の手首を軽く握ります。

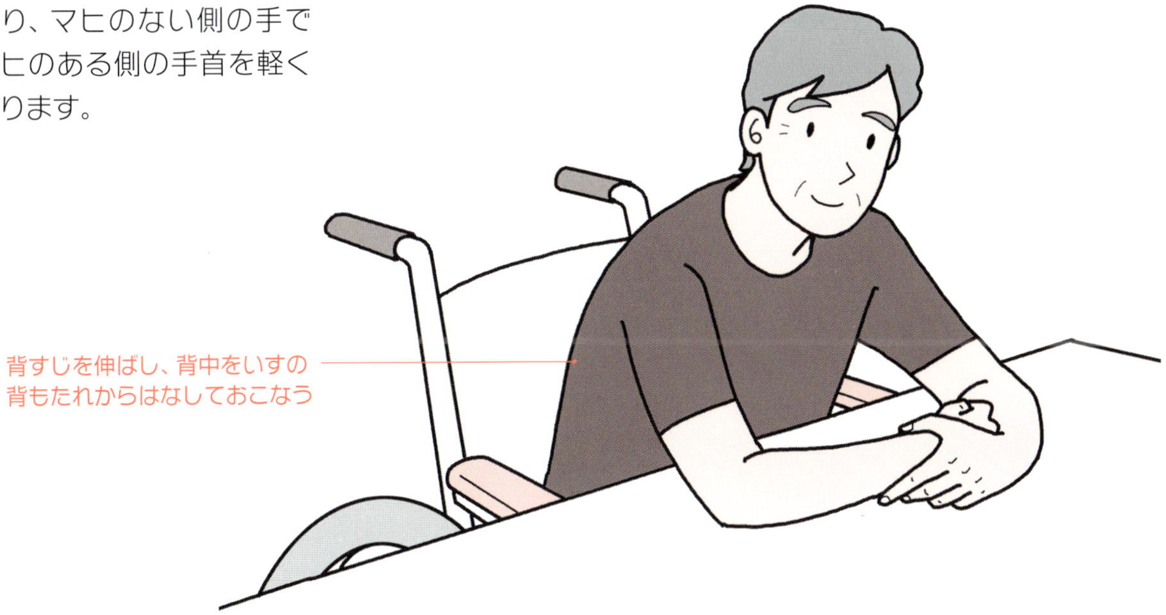
背すじを伸ばし、背中をいすの
背もたれからはなしておこなう

2　マヒのある側の手をゆっくりと上げて、胸につけます。

肩が痛むときは無理しない！

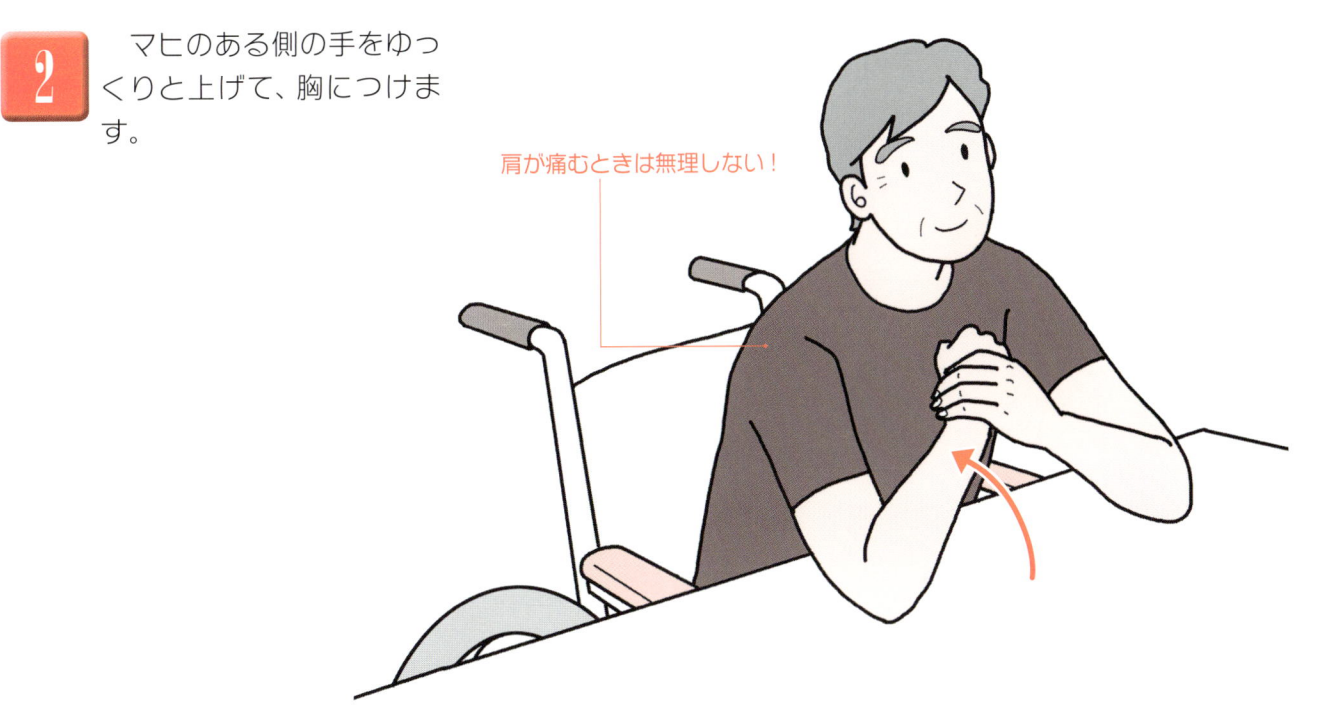

● タオルを使ったひじの曲げ伸ばし ●

ひじの曲げ伸ばしが容易にでき、さらに手が伸びるようなら、伸ばしたひじをもっと伸ばしてみましょう。タオルを使ってテーブルを拭いてみます。簡単なようですが、実はバランスが要求される難易度の高い運動です。床にしっかり両足をつけておこなってください。前後、左右、自在に動かせることが目標です。

1 テーブルに正面を向いて座り、タオルの上に両手を重ねて置きます。

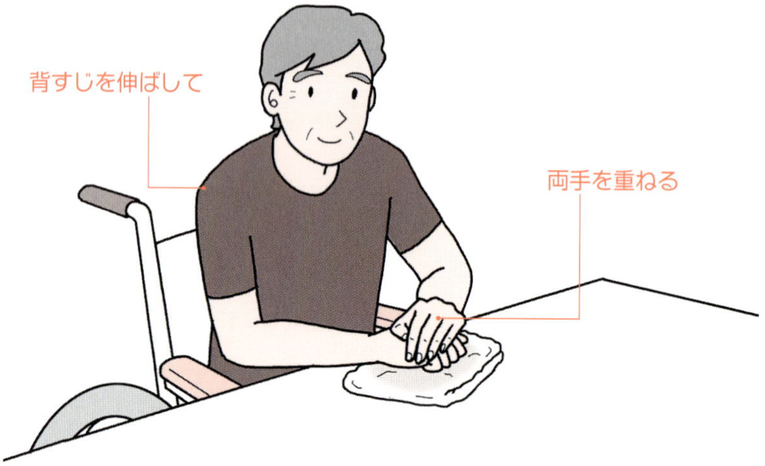
背すじを伸ばして
両手を重ねる

2 テーブルをタオルで拭くように、手をタオルにのせたまま前へ伸ばします。

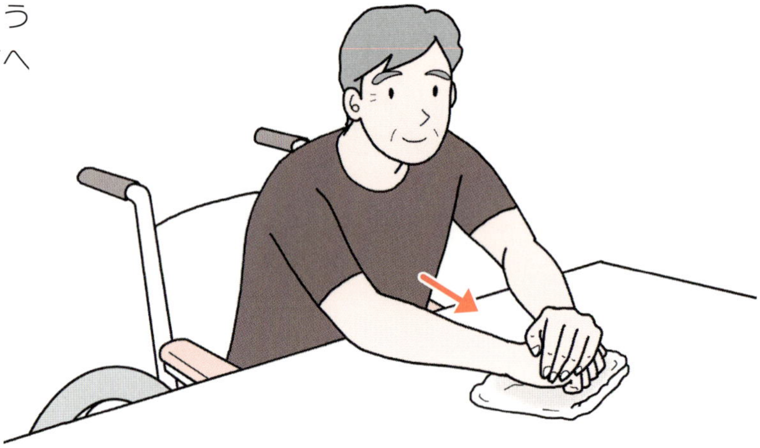

3 さらに伸ばせるなら、テーブルに胸がつくまで伸ばしましょう。

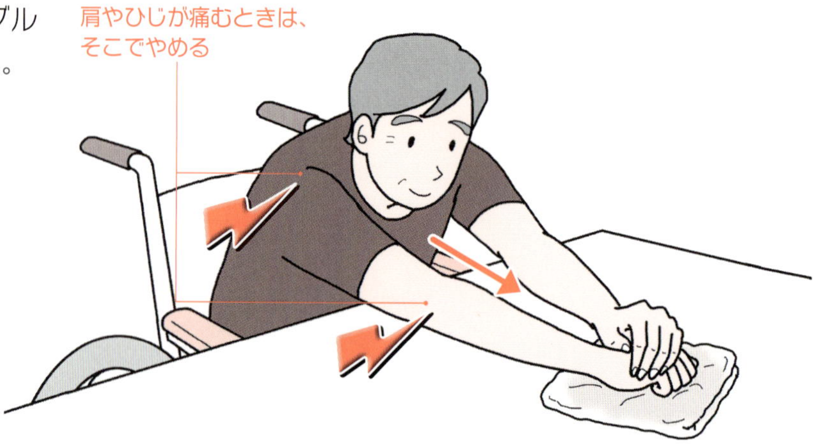
肩やひじが痛むときは、
そこでやめる

●運動のバリエーション●

マヒがあると、テーブルの前に座ったときマヒのある側にからだが傾きがちです。前後にタオル拭きができるようになったら、左右へも腕を伸ばしテーブル拭きをしてみましょう。左右のバランスが必要なので難しいものです。できないからといってムキになると、肩を痛めることがあるので注意しましょう。

1　まず右側へ徐々にタオルを移動させます。

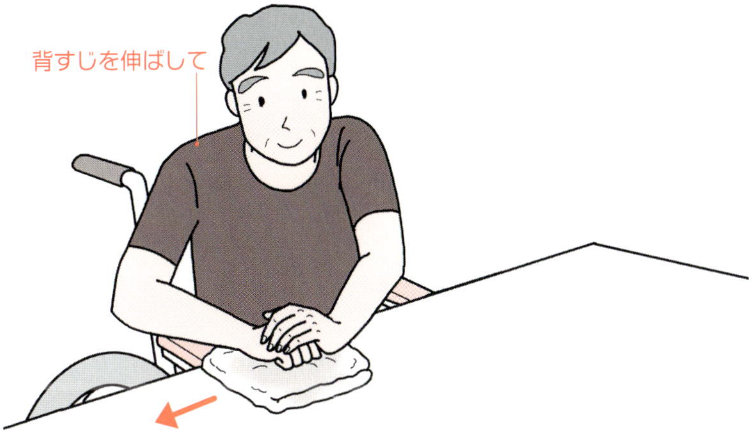
背すじを伸ばして

2　できるようであれば、ひじが伸びるまで腕を伸ばします。

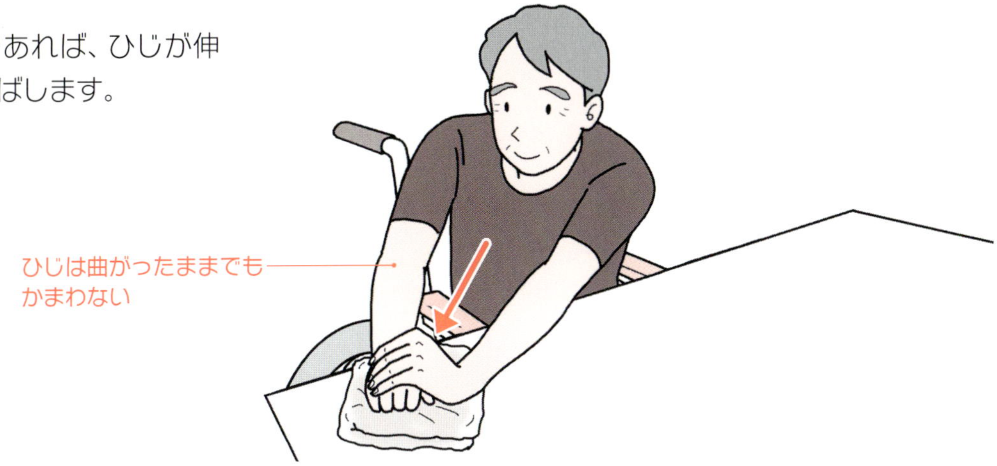
ひじは曲がったままでも
かまわない

3　同じように左側へも腕を伸ばしてテーブルを拭きます。

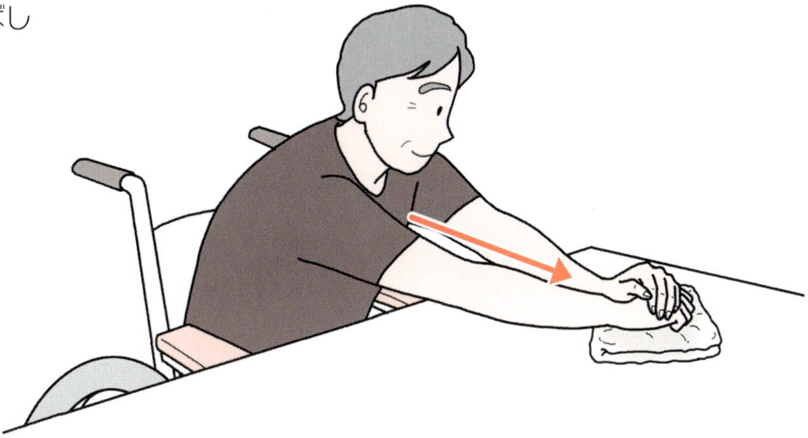

Bタイプ Cタイプ Dタイプ

座っておこなう運動

肩を回す運動

座ったまま肩を回す運動は、正しく座った姿勢を保ちながらバランスも養う、高度な運動です。ただし、腕がまっすぐ伸びなかったり、曲がらない場合は、必ずしもまっすぐ伸ばす必要はありません。

●腕を左右に伸ばす●

両手を組んでおこないますが、腕が重いときは両手を組まずにマヒのない手でマヒ側のひじを抱えるようにしておこなうとよいでしょう。

1 前へ伸ばす

両手を組んでまっすぐ前へ伸ばします。

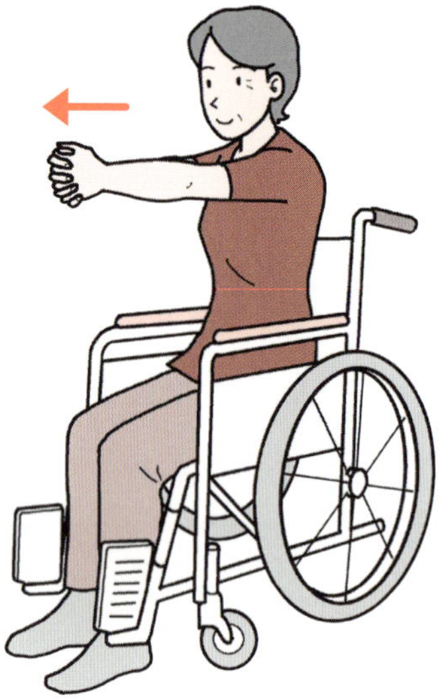

2 横へ伸ばす

前に伸ばした手を横に伸ばします。

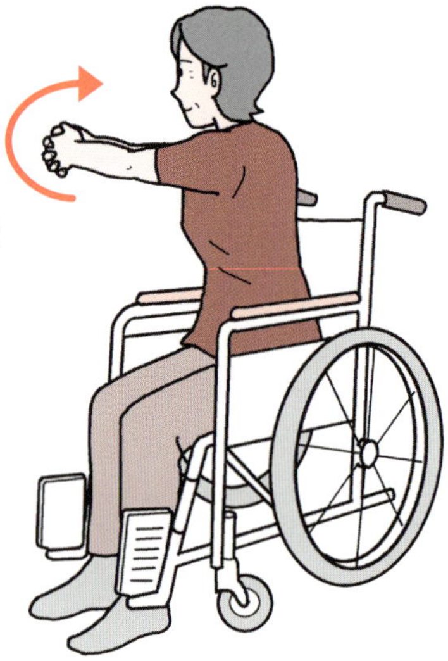

3 反対側へ

反対側に伸ばします。

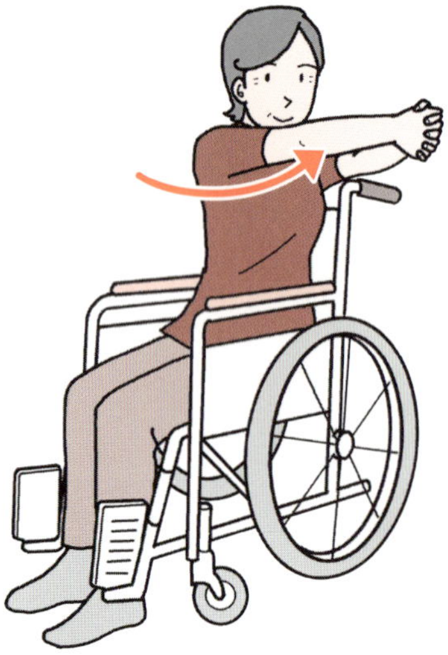

●腕を伸ばせないときは

マヒ側のひじを持ってからだを動かすだけでも十分な運動ができます。

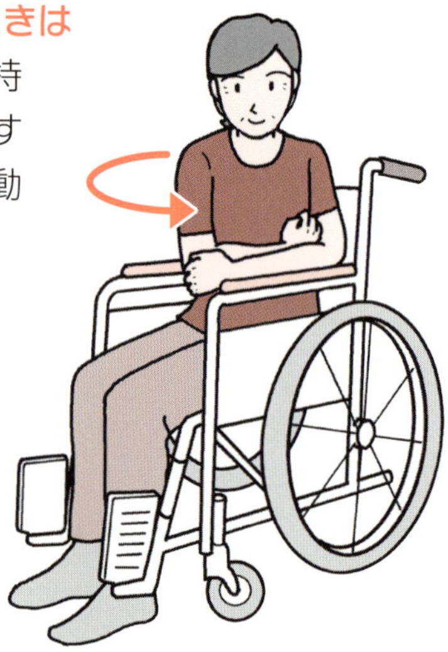

●腕を上下に伸ばす●

座ったまま腕を上下に動かし、肩を回す運動はラクに座ったり、立ちあがったりするために大変役立つ運動です。できなければ途中までででも十分です。

1 前へ伸ばす

腕を左右に動かす運動と同様に、両手を組みまっすぐ前へ伸ばします。

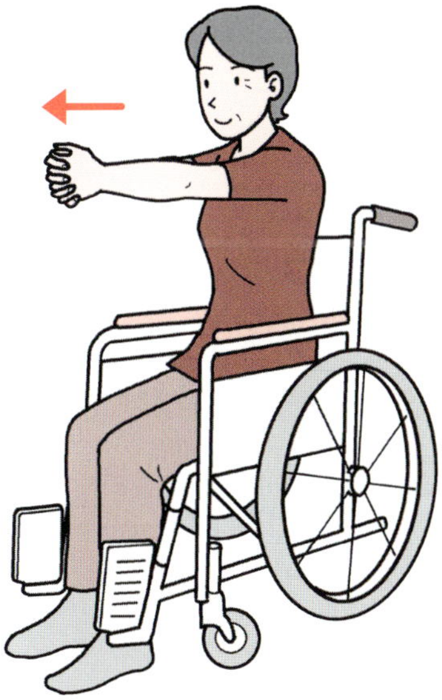

2 上へ伸ばす

前へ出した腕をそのまま真上まで上げます。

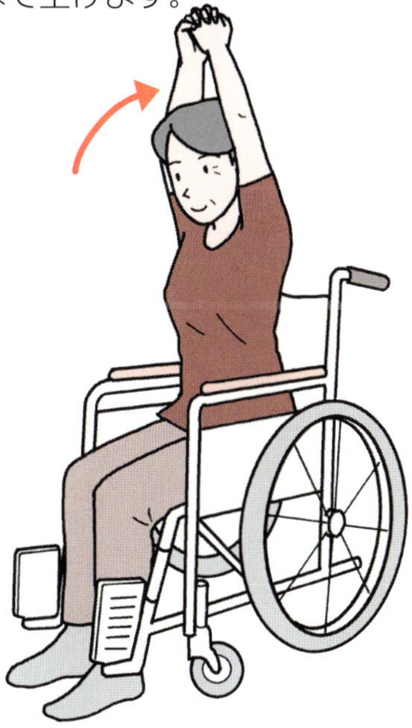

3 下へ伸ばす

ゆっくり腰を曲げていき、下へ腕を伸ばします。

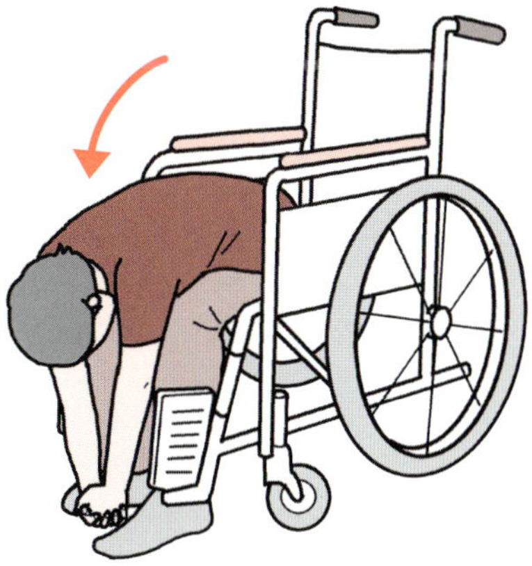

ここがポイント

腕を下ろすときは、からだの重心をできるだけ前へかけるようにしながら下ろしていきます。ひざを手に置いて徐々に滑らせていくイメージです。

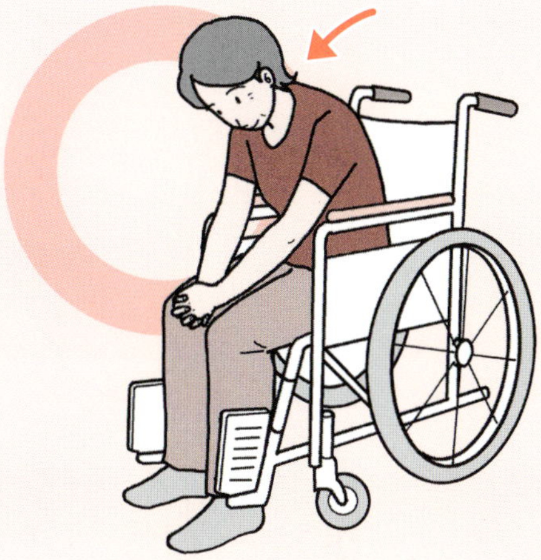

ひざに手を置き、徐々に腕を下ろします。

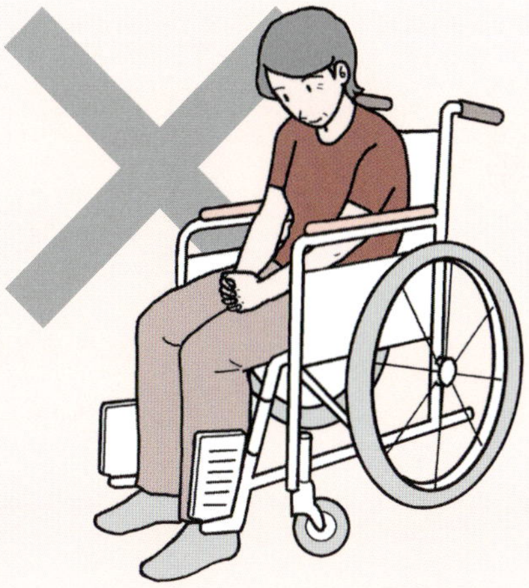

腰の後ろに重心があると、なかなか腕が前に出ません。

バランスよく立つ

座っているいすや車いすから立ち上がりの練習をしましょう。立ち上がりはお辞儀によって重心の移動をする(87～88ページ参照)ことが大切です。スムーズに立ち上がれない人は、いすを前に置いて立つ練習(89ページ参照)やテーブルに手をついて立つ練習が有効です。

●テーブルに手をついて立つ●

からだが前に出せる人は、立ちあがりができる日も遠くはありません。からだの前にテーブルがあれば怖くないはずです。少しずつ練習しましょう。

1 手を組んで伸ばし、いすの背もたれから背中をはなしてテーブルの上に置きます。

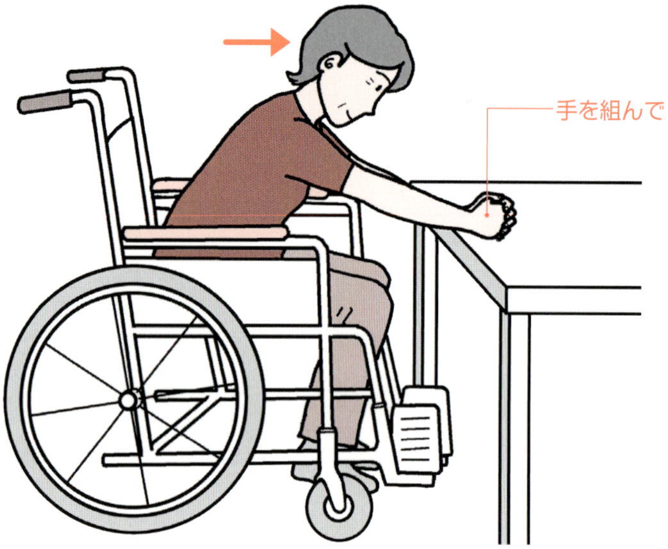

2 組んだ手の上に頭をのせます。

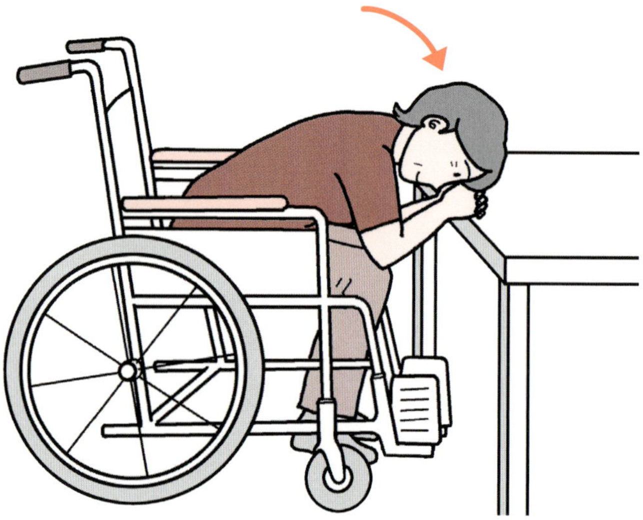

3　頭でテーブルを押すようにしてお尻を上げます。

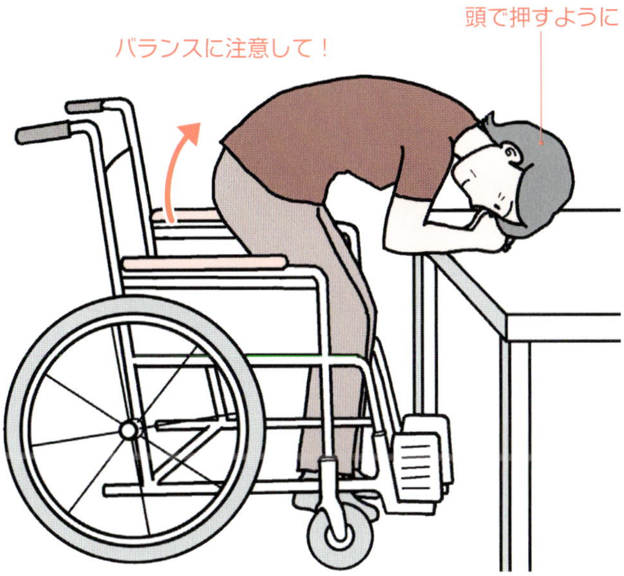
頭で押すように
バランスに注意して！

4　ゆっくり頭を上げます。

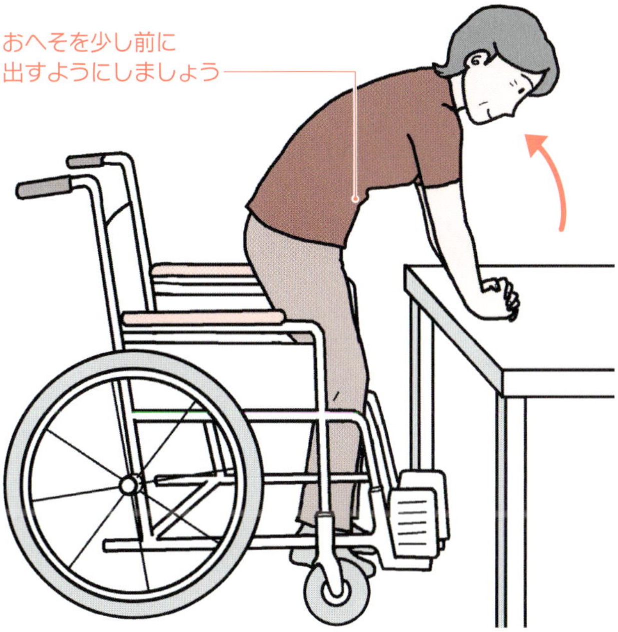
おへそを少し前に
出すようにしましょう

5　さらに余裕があるなら手をテーブルからはなして前に出します。

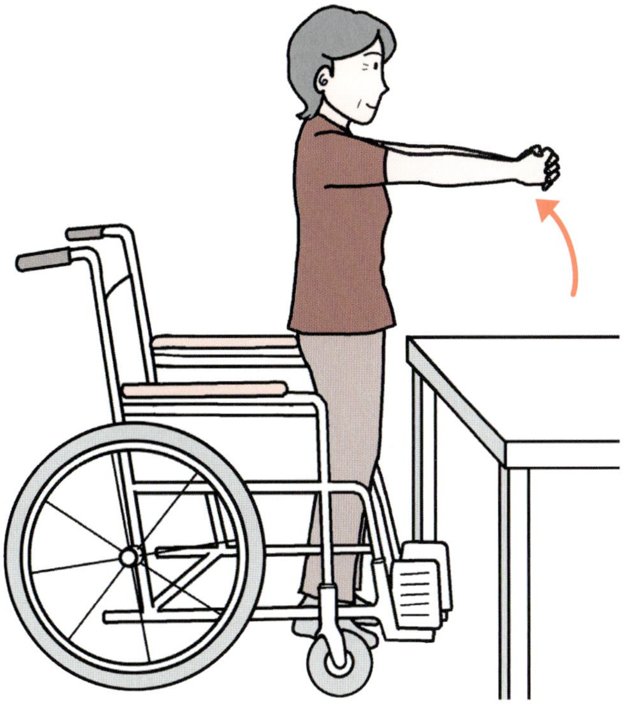

ここがポイント

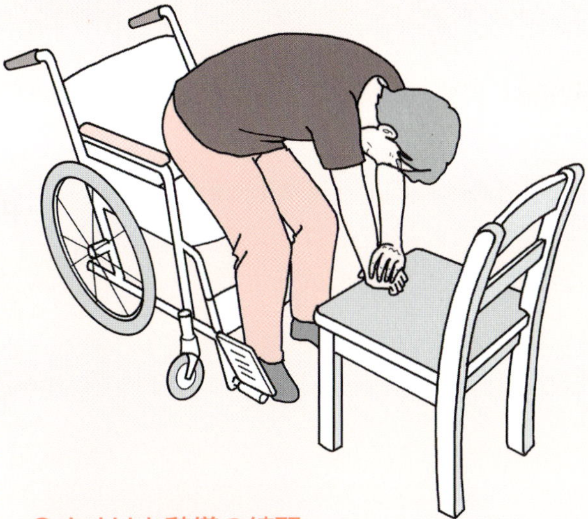

●まずはお辞儀の練習

いすなどを前に置いて前屈の練習をします。ポイントは上手にお辞儀をすることです。必ず立ちあがる必要はありませんが、立つことを意識しておこなうとよいでしょう。

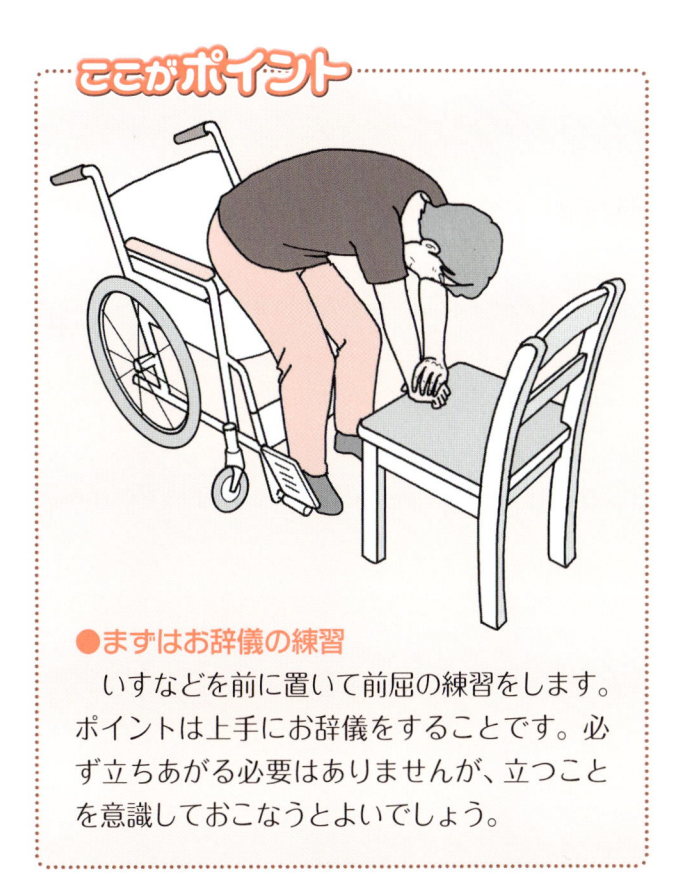

●いすの背もたれに手をついて立つ●

テーブルに手をつく運動より難しい方法です。この運動で、お尻を上げることができるようになったら、立ち上がることができます。ただし、転倒の心配があるので、いすはバランスのよい安定感のあるものを使ってください。

1

背もたれを自分側に向けたいすを前に置き、背もたれに両手を置きます。

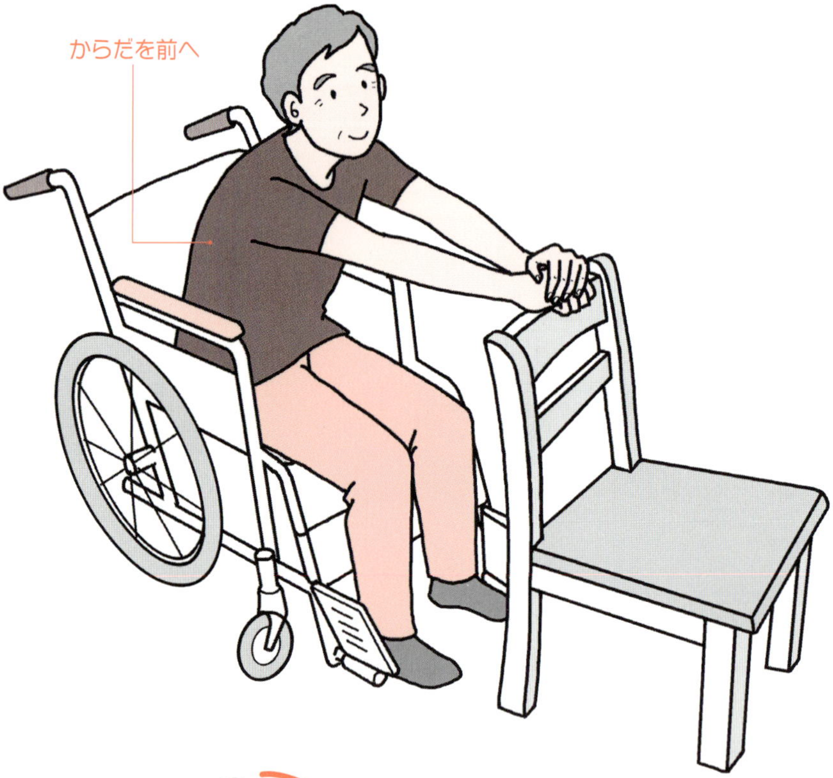
からだを前へ

2

背もたれを両手で下に押しつけるようにしながら、からだを引き寄せて、徐々にお尻を上げます。

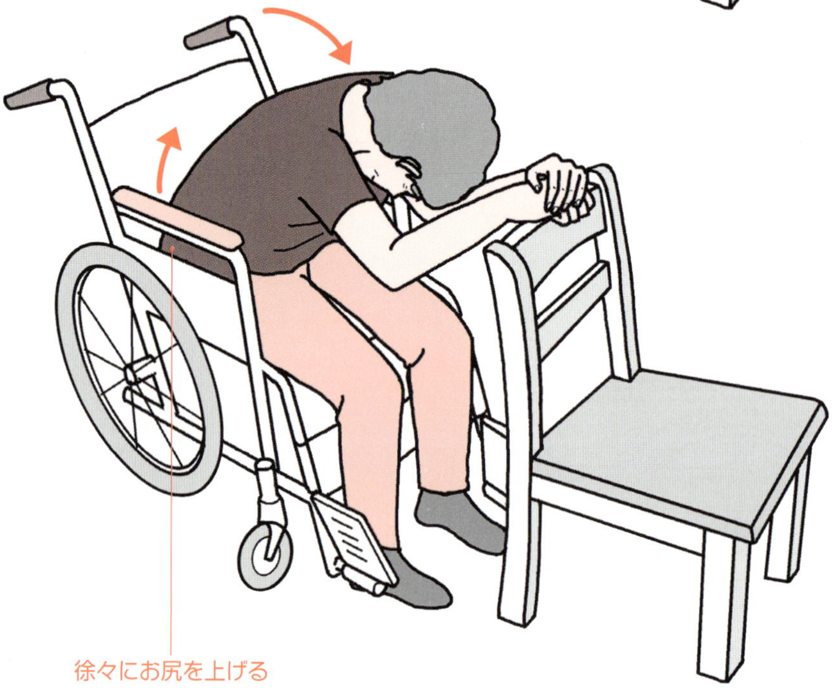
徐々にお尻を上げる

3 お尻を上げることができたら、さらに頭を前に出して（深くお辞儀をして）立ちあがります。

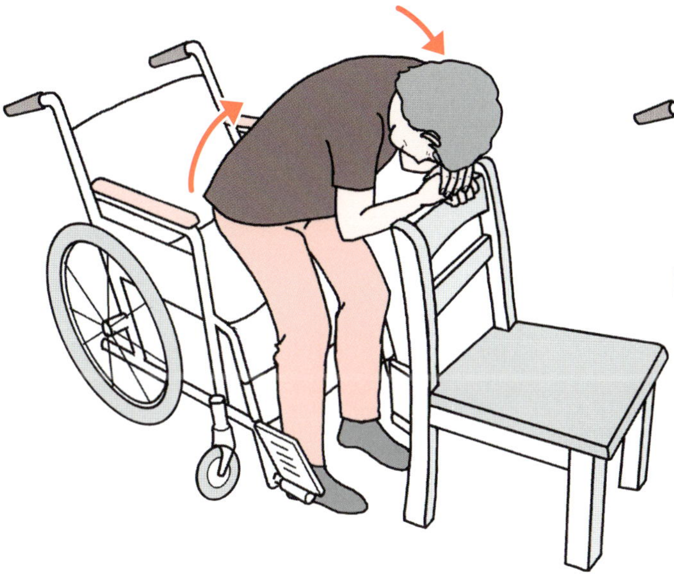

4 立ちあがることができたら、しっかり足に力を入れてからだを安定させます。

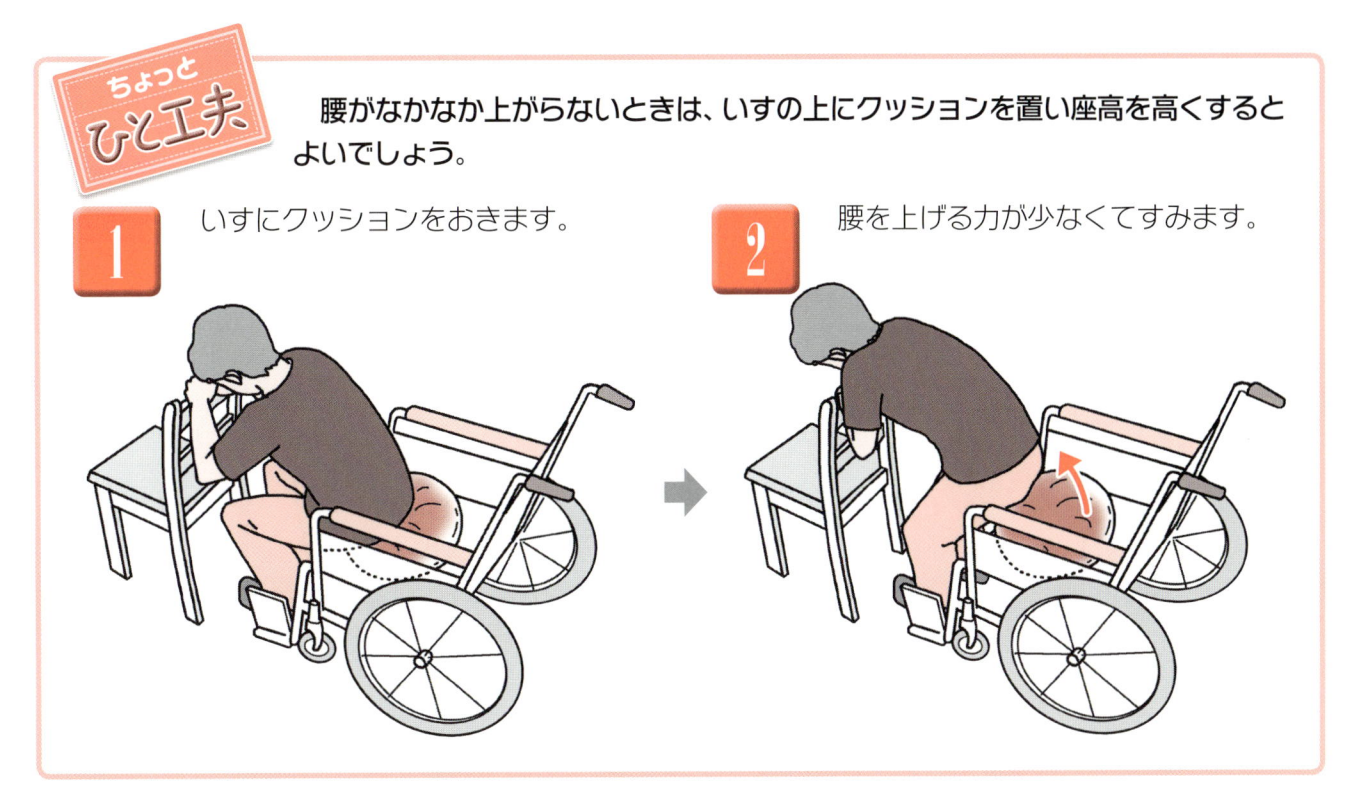

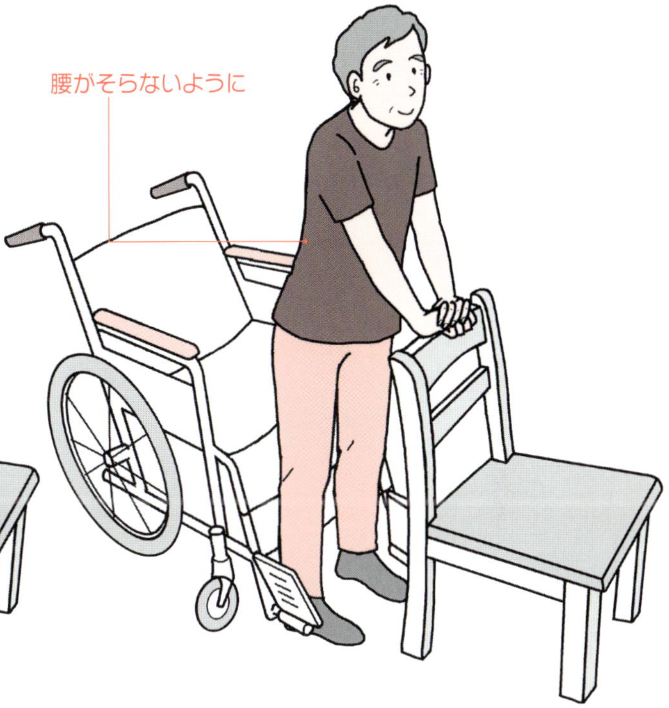

ちょっと ひと工夫

腰がなかなか上がらないときは、いすの上にクッションを置い座高を高くするとよいでしょう。

1 いすにクッションをおきます。

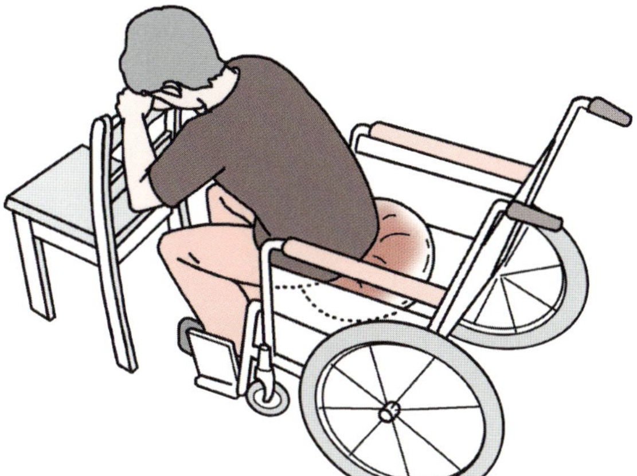

2 腰を上げる力が少なくてすみます。

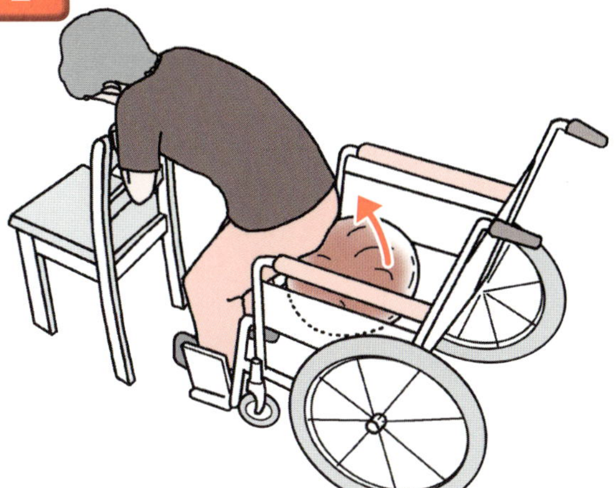

Bタイプ Cタイプ Dタイプ

立っておこなう運動

全身のバランスを整える運動

マヒがあると、からだの左右のバランスが崩れがちになります。ここからは全身を整える運動です。まず、立ちあがることができたら、立っていられるだけの筋力をつけながらバランスを整えましょう。最初はテーブルを使って体重を手で支えながらおこなう方法があります。

● 足踏みをする ●

テーブルに手をついて足踏みをします。最初は5回程度できれば十分です。補助具などを使用している人は、装着しておこなってください。

1

手を組んで伸ばし、いすの背もたれから背中をはなしてテーブルの上に置きます。

マヒのある側の手を
マヒのない側の手で
体重をかけて押さえる
腕はできるだけ
伸ばして

2

マヒのない側の足を上げます。

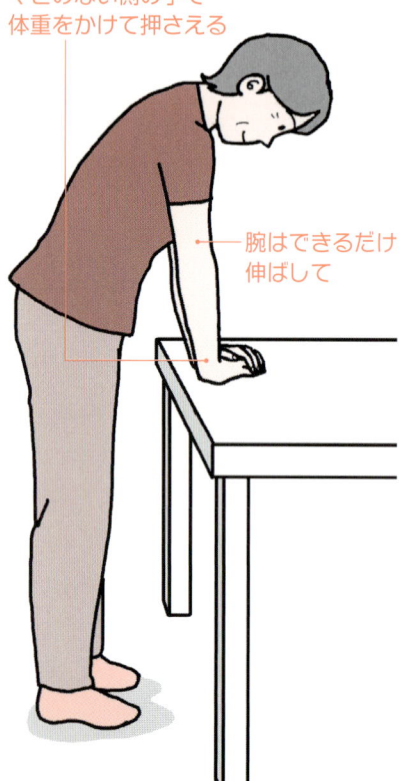

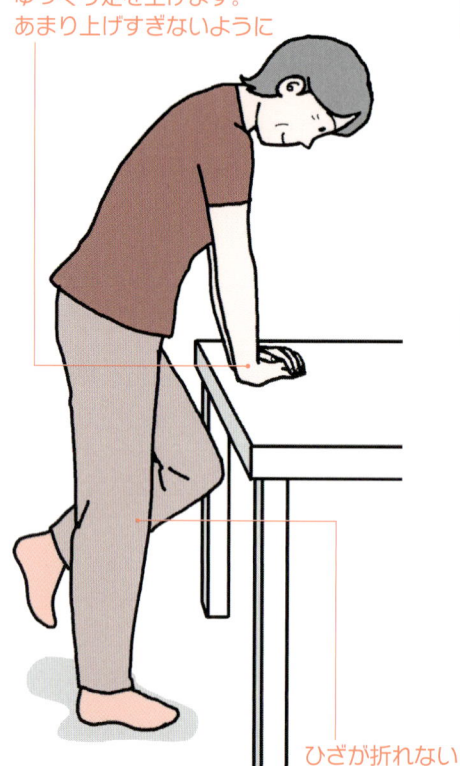

手に体重をかけて
ゆっくり足を上げます。
あまり上げすぎないように
ひざが折れない
ように注意して！

3

マヒのない側の足をおろしたら、マヒのある側の足を上げます。

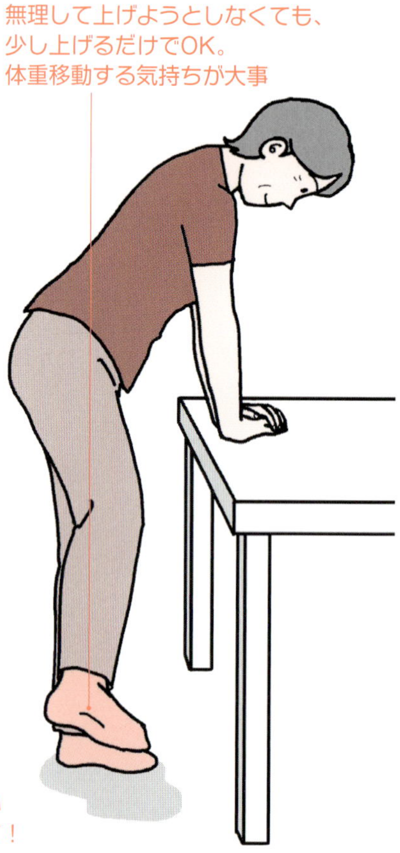

無理して上げようとしなくても、
少し上げるだけでOK。
体重移動する気持ちが大事

●運動のバリエーション●

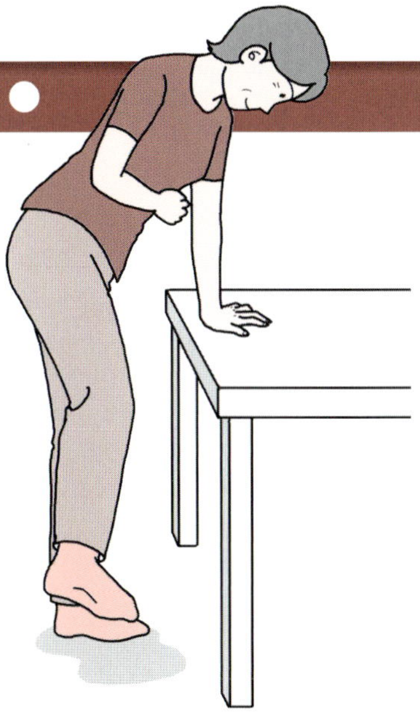

◆マヒ側の手がテーブルにつけない人は

無理してテーブルに手をつけなくても、マヒのない手をつけるだけでかまいません。

●横向きでバランスを整える●

テーブルを前に置いて足踏みができるようになったら、横向きで手をついて足踏みをしましょう。ひざに力が入らないときは、無理をしてはいけません。

1　横向きでマヒのない側の手をテーブルについて、マヒのない側の足を上げます。

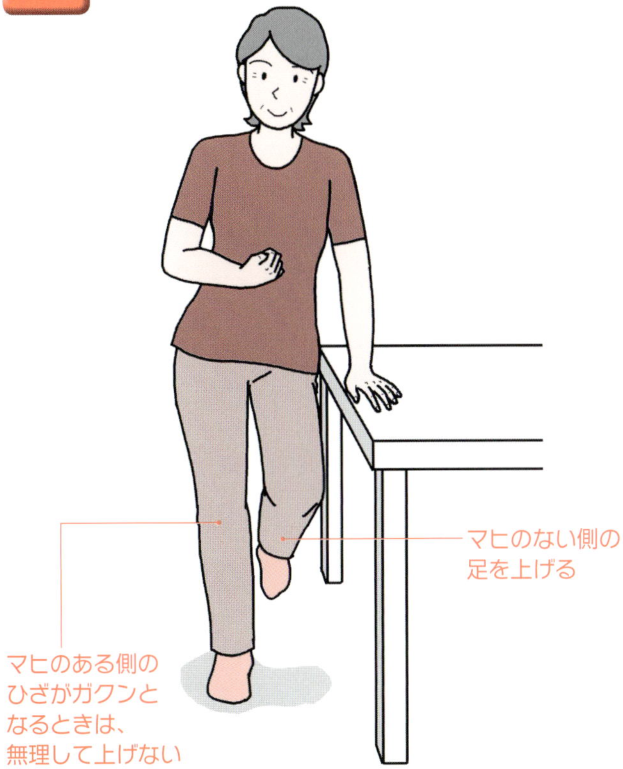
マヒのない側の
足を上げる
マヒのある側の
ひざがガクンと
なるときは、
無理して上げない

2　マヒのない側の足をゆっくりおろしたら、次にマヒのある側の足を上げます。

マヒのある側の
足をゆっくり上げる

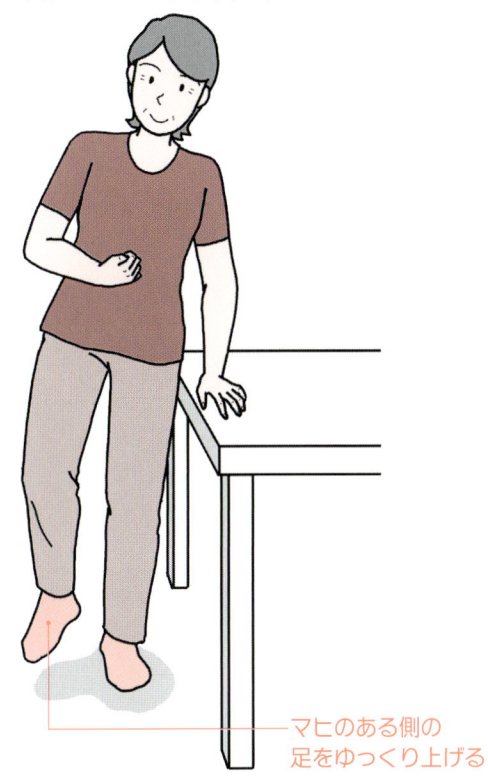

これはダメ!!

からだが前かがみになる

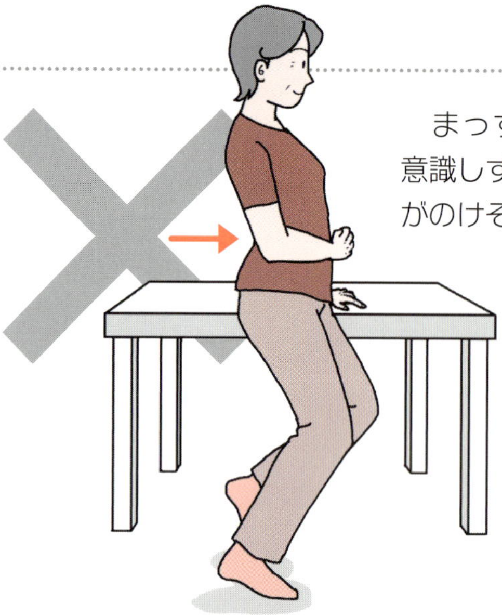

まっすぐにしようと意識しすぎると、からだがのけぞるので注意！

● 立って肩を回す運動 ●

1 足を肩幅くらいに広げ、手をまっすぐ前に上げて組みます。

2 マヒのある側に少し体重をのせて、ゆっくり肩を回します。

できるだけ両足に
均等に体重がかかる
ようにしますが、
あまり無理をしないように

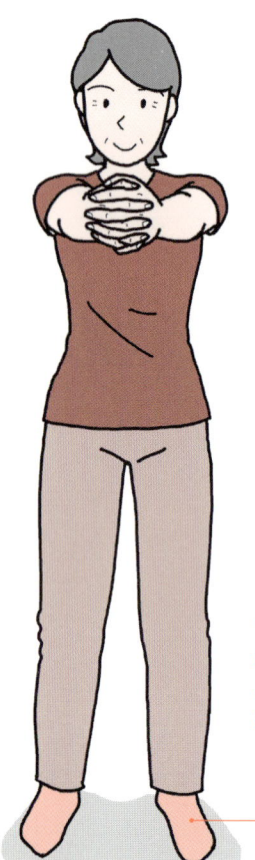

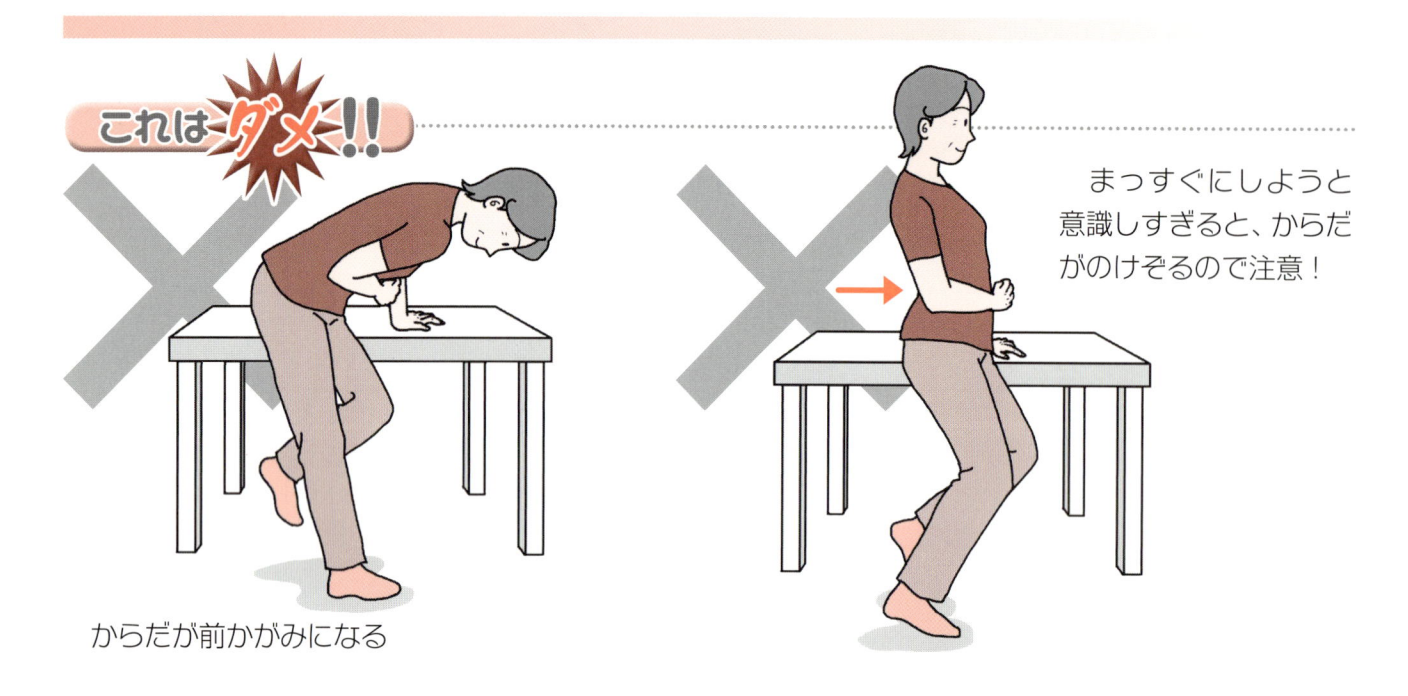

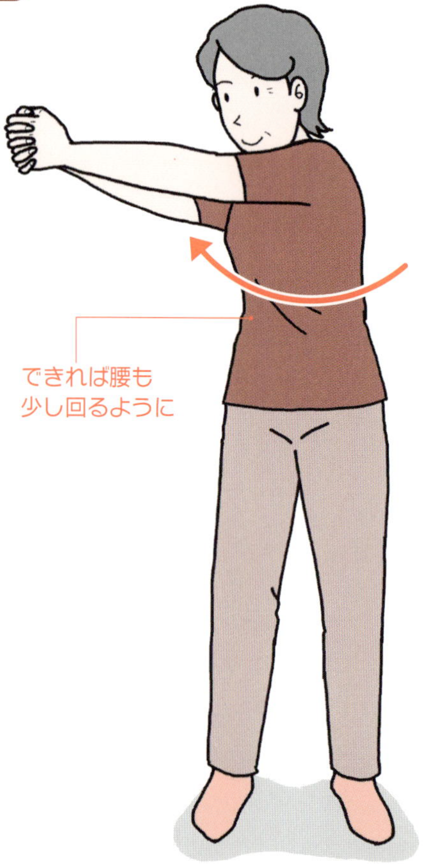
できれば腰も
少し回るように

3　マヒのない側の足に体重をのせて、ゆっくり肩を回します。

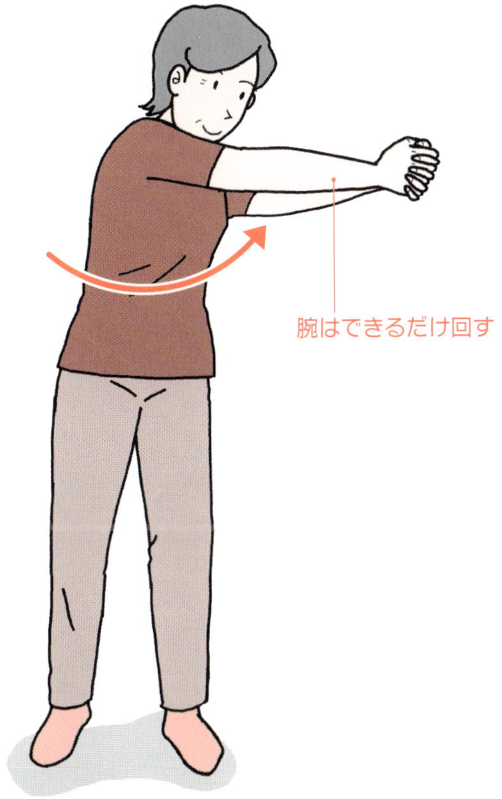
腕はできるだけ回す

●運動のバリエーション●

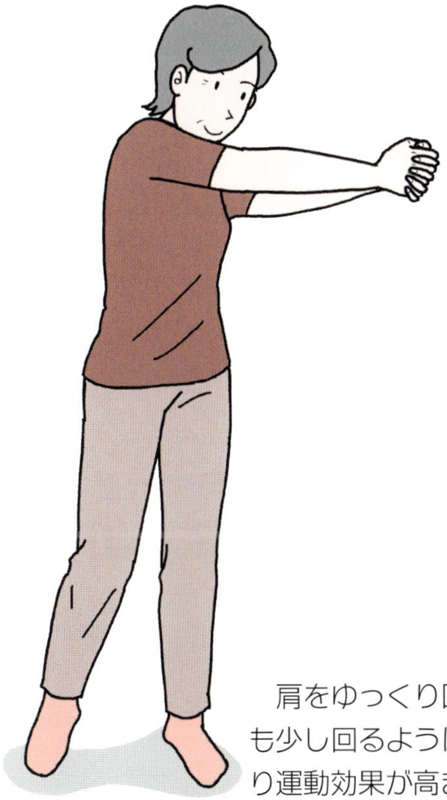

肩をゆっくり回すとき、腰も少し回るようにすると、より運動効果が高まります。

これはダメ!!

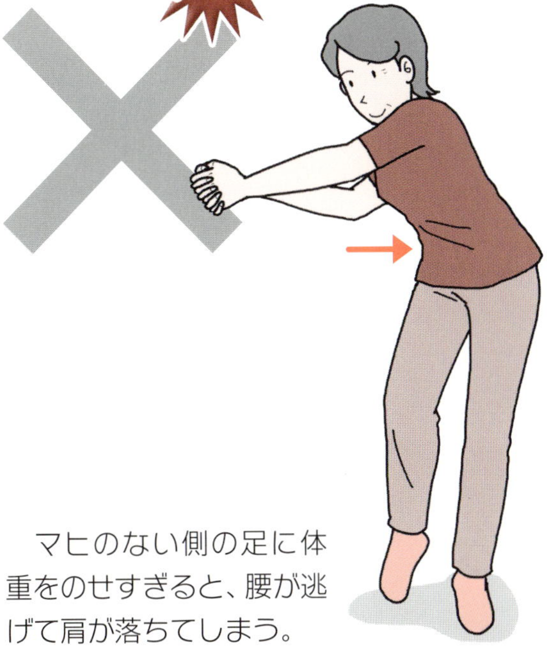

マヒのない側の足に体重をのせすぎると、腰が逃げて肩が落ちてしまう。

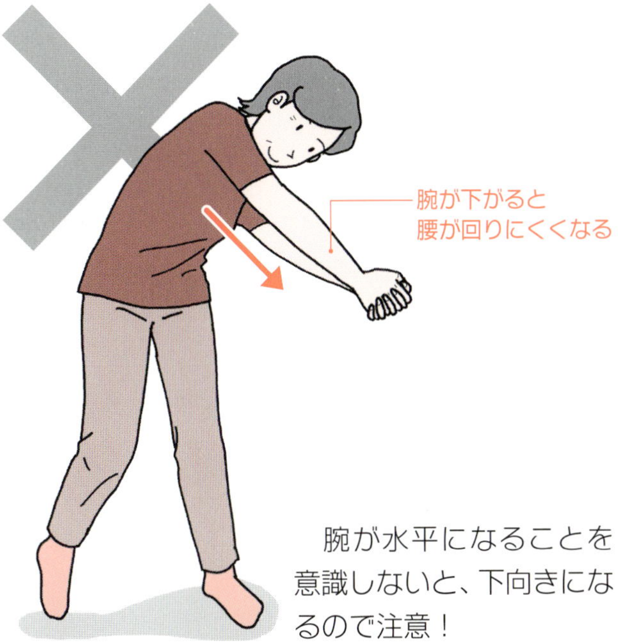
腕が下がると
腰が回りにくくなる

腕が水平になることを意識しないと、下向きになるので注意！

Bタイプ Cタイプ Dタイプ

運動のあとにおこなうストレッチ

もっと歩けるようになるためのストレッチ

　マヒがあっても歩ける人は積極的に歩くことが大切です。しかし、どうしてもマヒのない側に頼ってしまうため、からだの重心のバランスが崩れてしまいがちです。運動量が多くなればなるほど、からだは疲れてしまうので、必ずストレッチをセットにしておこないましょう。

●太ももの前側を伸ばす●

　ひざを支える太ももの筋肉は、歩く人ほど疲れがちです。しっかり歩いたあとは、十分に伸ばして疲れを残さないようにしましょう。

1　マヒのない側を下にして横になり、マヒのない側のかかとでマヒのある側の足を前から押さえます。

2　ゆっくりひざを後ろに曲げ、お尻のほうに引きつけていきます。

わき腹にクッションや
枕をはさむとラク
マヒのない側

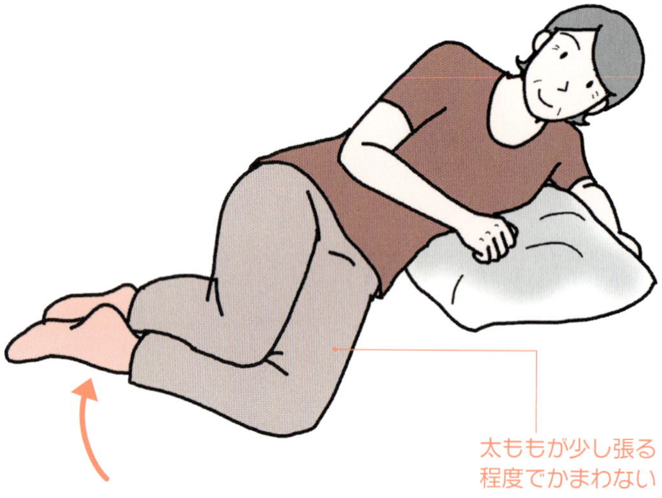
太ももが少し張る
程度でかまわない

●運動のバリエーション●

◆もっと曲げられる人は

　マヒのない側を腕枕にして頭を床につけておこなうと、もっと深く伸ばすことができます。

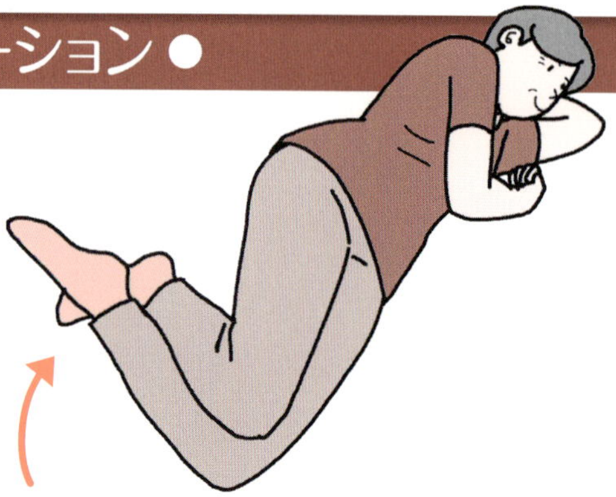

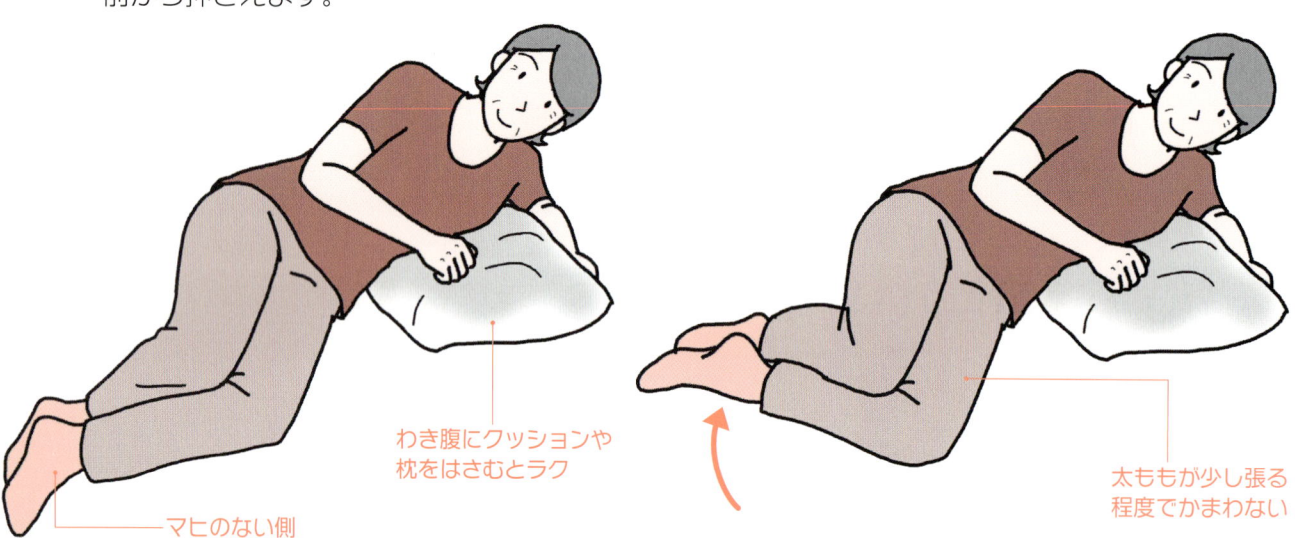

◆介助しておこなうときは

1　介助者は左手で相手の腰、右手で右足首を押さえます。

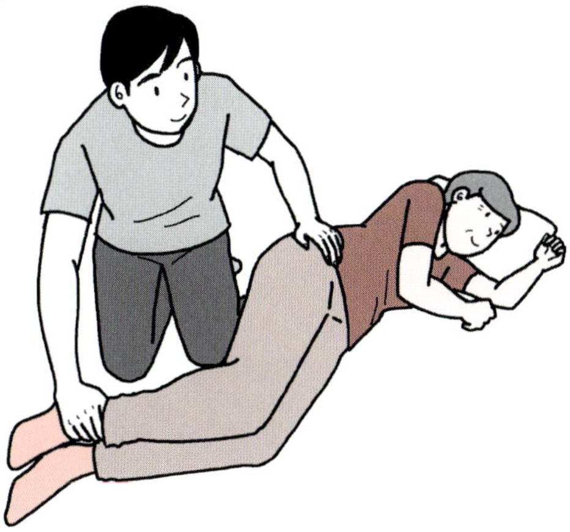

2　足首をお尻に近づけるようにして、ひざをゆっくり曲げます。

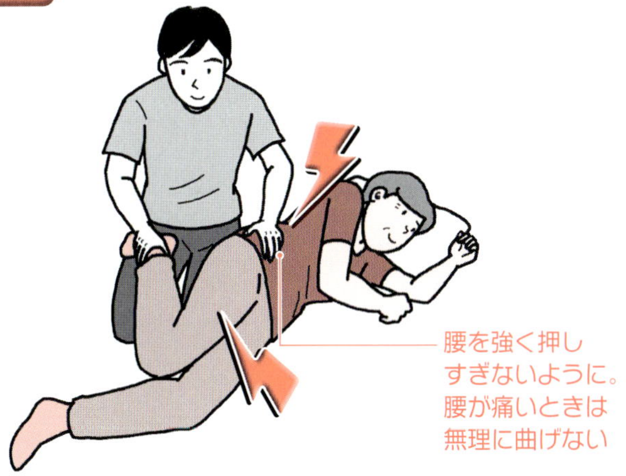
腰を強く押しすぎないように。腰が痛いときは無理に曲げない

●太ももの裏側を伸ばす●

太ももの裏側を伸ばすとき、両足を伸ばしてからだを前かがみにすると、マヒのある側の足が逃げてしまい上手に伸ばせません。マヒのない側の足を曲げてたたむとバランスが取りやすくなります。

1

床に座ってマヒのある側のひざの下に、マヒのない側の足を曲げて入れます。

2

マヒのない側の手でマヒのある側のひざの外側を押さえ、ひざの内側に向かって押します。

3

ひざが浮かないように、しっかり手で押さえながら前かがみになります。

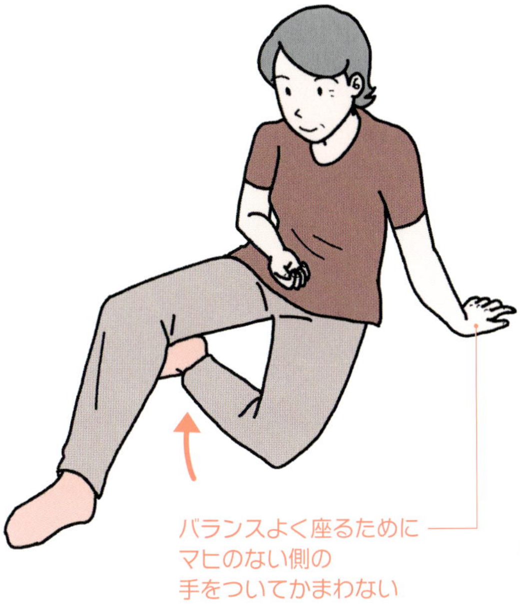
バランスよく座るために
マヒのない側の
手をついてかまわない

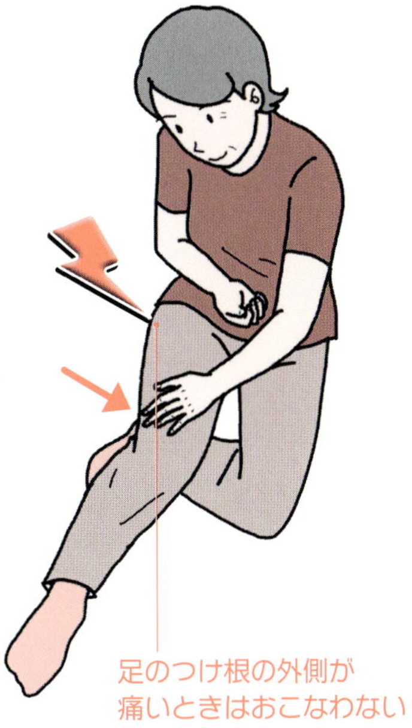
足のつけ根の外側が
痛いときはおこなわない

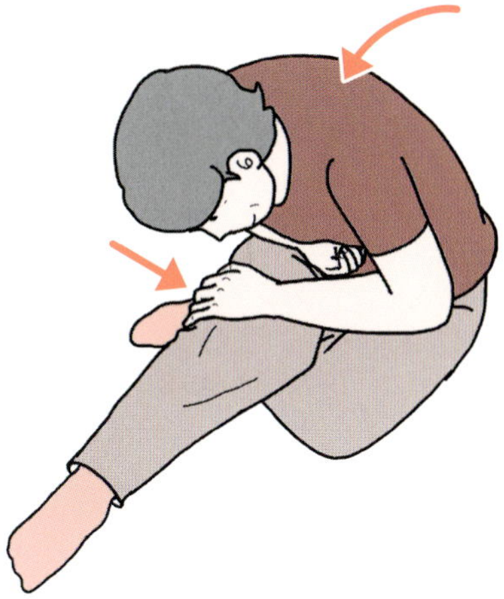

●アキレス腱を伸ばす●

アキレス腱・ひざの裏・太ももの裏と、足の裏側を広く伸ばす運動です。からだは無理して前かがみにしなくてもOK。気持ちのいい範囲で伸ばしましょう。

1 壁に両足をつき、マヒのない側の足をマヒのある側のひざの下に入れます。

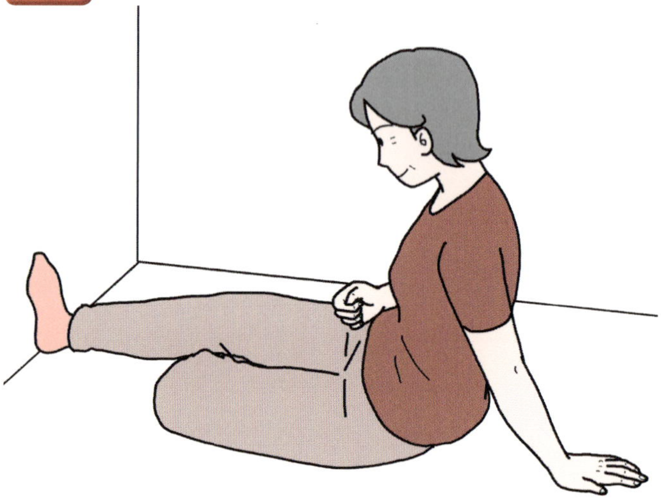

2 マヒのある側のひざの上に手をのせ、ゆっくりからだを前に倒します。

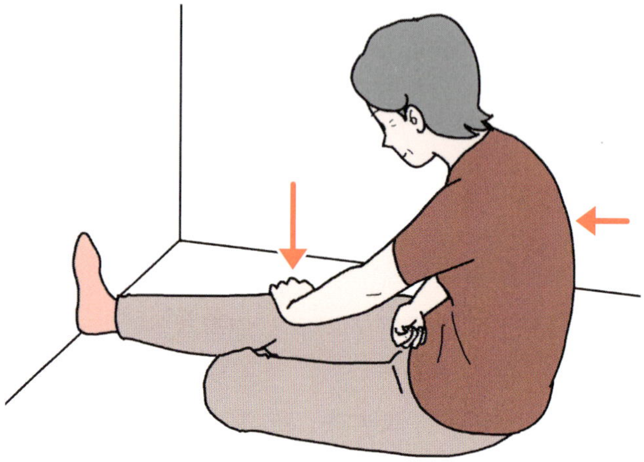

●運動のバリエーション●

◆マヒのある側のひざが曲がってしまう人は

マヒのない側の足をマヒのある側のひざの上にのせておこないます。

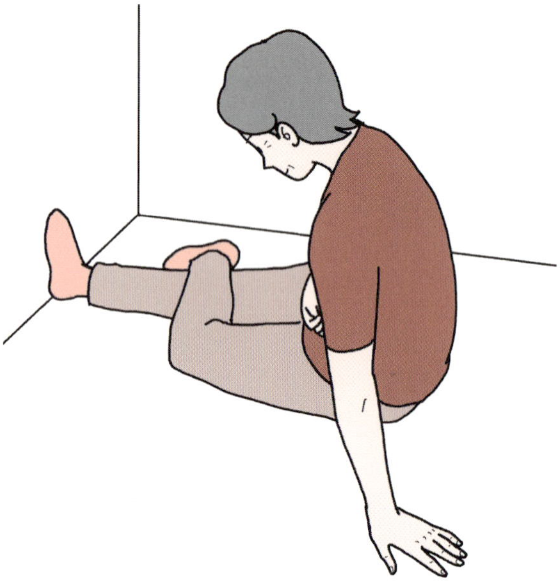

◆立っておこなうときは

背中を壁にぴったりつけ、ひざが曲がらないように注意してかかとに体重をのせます。壁に手すりがある場合は、手すりを持っておこなったほうが安全です。

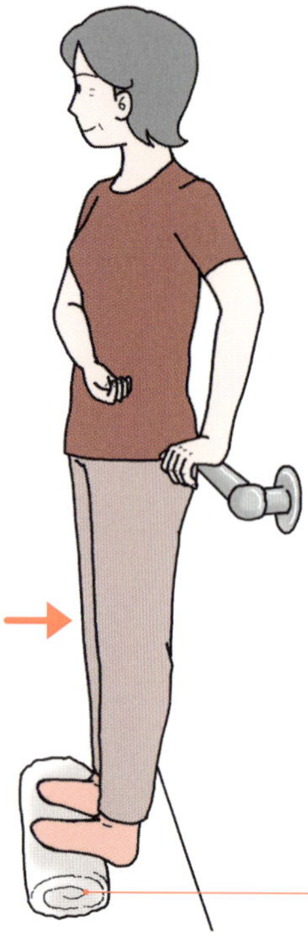

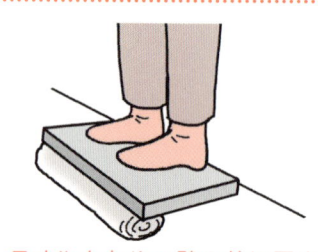

タオルを丸めて壁の前に置き、かかとを床につけてつま先をタオルの上にのせます。タオルの上に板をのせておこなうとさらに腱が伸ばせます。

●介助でわき腹をねじる●

マヒがあると、わきがかたくなりがちです。軽く伸ばしてみましょう。ただし、肋骨骨折や腰痛の原因になりやすいので十分に注意しておこなってください。できれば理学療法士などに相談してからおこなってください。

介助者の基本姿勢

相手を介助者側へ横向きにして、腰のあたりに立ちます。

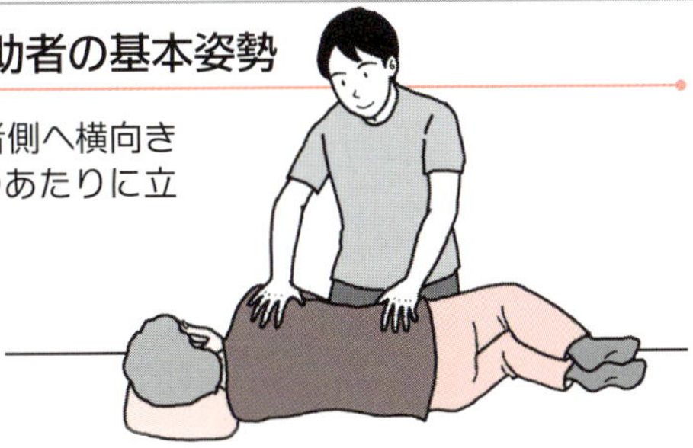

1 片方の手は肩の少し下、もう片方の手は骨盤あたりに置きます。

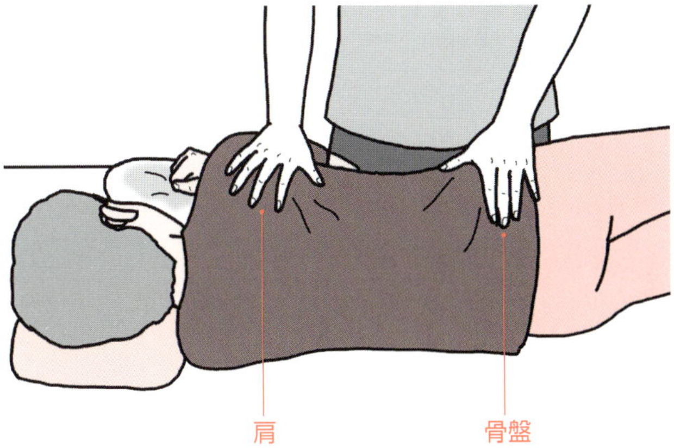
肩
骨盤

2 肩に置いた手は向こう側へ少し押し、骨盤あたりに置いた手は手前側に引き、ねじるようにごく軽くわき腹をねじります。

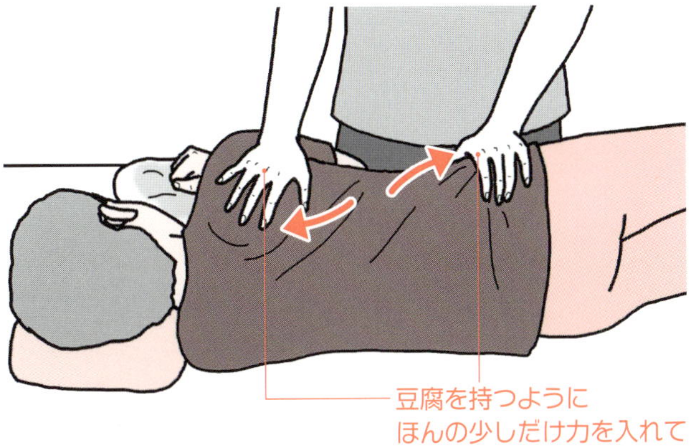
豆腐を持つように
ほんの少しだけ力を入れて

3 逆に肩を手前へ、骨盤を向こう側へゆっくり押してからだをねじります。

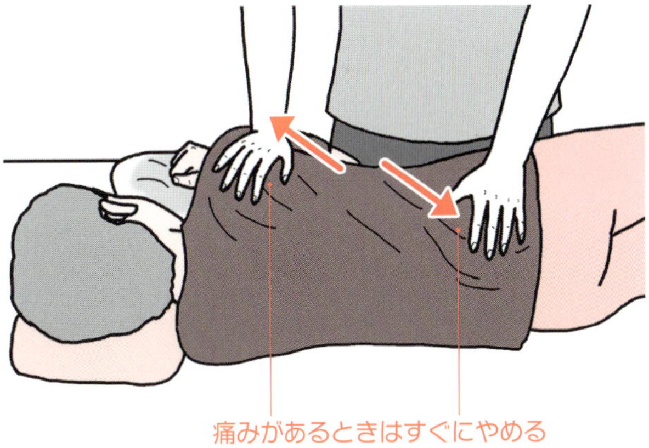
痛みがあるときはすぐにやめる

ちょっと ひと工夫

簡単な運動のようですが、強く動かしたり、相手がラクでない姿勢のときにおこなったりすると腰を痛めることがあります。ひじの下にクッションや枕を入れて、ラクな姿勢をとってもらいましょう。

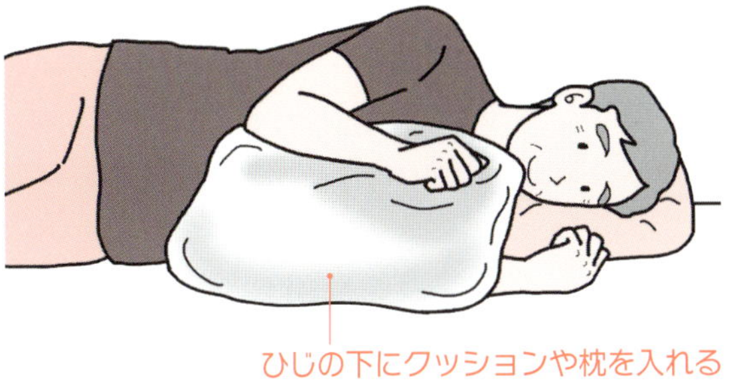
ひじの下にクッションや枕を入れる

巻末付録

介護保険を利用しておこなう機能改善

●訪問リハビリテーションを利用する

訪問リハビリテーションの目的

訪問リハビリテーションは医師の指示で、理学療法士や作業療法士などが自宅を訪問してリハビリテーションサービスをおこなうものです。

自宅を訪問する理由は2つあります。

1つは、通所や通院が難しい場合ですが、この場合は重度の寝たきりなどの場合が考えられ、その目的は通常の場合、身体の状態を維持することが主体となります。

もう1つは、自宅でおこなわないとリハビリテーション効果が得られない場合です。具体的には、食事や入浴、外出に必要な自宅から出るための応用的な練習をおこなうなど、その場でおこなうことが大切な場合と言えるでしょう。また、自宅で継続的におこなう各種の機能の維持および改善の練習は、その場での工夫が必要であることなどが考えられます。

訪問リハビリテーションの受け方

訪問リハビリテーションは、医療保険を利用する場合は病院・診療所から医師の指示のもとで理学療法士や作業療法士が自宅を訪問します。これは病院からの退院直後や急性増悪などの場合に限られます。

通常は介護保険制度を利用し、病院や診療所、介護老人保健施設などから訪問します。また、訪問リハビリテーションではありませんが、同様に理学療法士や作業療法士などが自宅を訪問する制度として、訪問看護ステーションからの訪問看護があります。

訪問リハビリテーションを受ける際の注意

訪問リハビリテーションは自宅での生活に密着した内容を継続することが重要です。理学療法士や作業療法士などが自宅を訪問してくれるといっても、受け身だけでのサービスであれば、徐々に機能は低下していきます。食事のしかた、入浴のしかたなど、日常生活におけるリハビリテーションの指導や工夫を積極的に求めるといいでしょう。

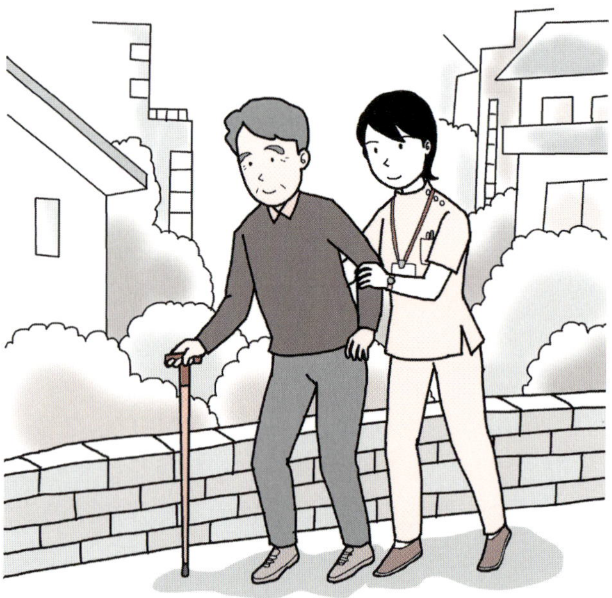

●通所リハビリテーションを利用する

通所リハビリテーションの目的

通所リハビリテーションはデイケアとも言われますが、介護老人保健施設や介護保険指定診療所、指定病院などに通所して、医師の指示で、理学療法や作業療法などを受けるものです。あくまでも医療としてではないので、機能の維持や向上および介護状態を予防するための健康増進や介護予防などが目的になります。

訪問リハビリテーションとは違い、通所の場合は筋力やバランスなど運動機能そのものにアプローチすることが多く、そのための器具なども揃っているのが通常です。

また、通所という手段なので同じような介護状態の方々が集まるということで小さなコミュニティーにもなりますし、また外出機会としての役割もあるので、自宅にこもりがちな場合の有効手段と言えます。仲間づくりなどにも有効に作用するかもしれません。

通所リハビリテーションの受け方

通所リハビリテーション（デイケア）は介護老人保健施設や介護保険指定診療所、指定病院でおこなわれています。一方、デイケアではありませんが、現在多くおこなわれているものに「機能訓練特化型の通所介護（デイサービス）」というものもあります。これは、レクリエーションや食事、入浴などの日常生活サービスを提供する通所介護のなかで、理学療法士や作業療法士などが勤務し、機能訓練を主体的にサービス提供するという形態のものです。どちらにしても、介護保険サービスなのでケアマネジャーや市区町村の介護保険窓口で相談するとよいでしょう。

通所リハビリテーションを受ける際の注意

通所でおこなう場合は、各種訓練機器などがある場合が多く、機能維持や歩行機能、バランスなどの機能そのものの維持・改善を目的にしているので、運動の調整が必要になります。特に心筋梗塞や狭心症、高血圧など心・循環器疾患などがある方は、主治医の先生などに運動の強度などの意見を聞いておくことも重要でしょう。通所先の理学療法士や看護師などに主治医の意見などを伝え、適切な運動管理をしてもらいましょう。

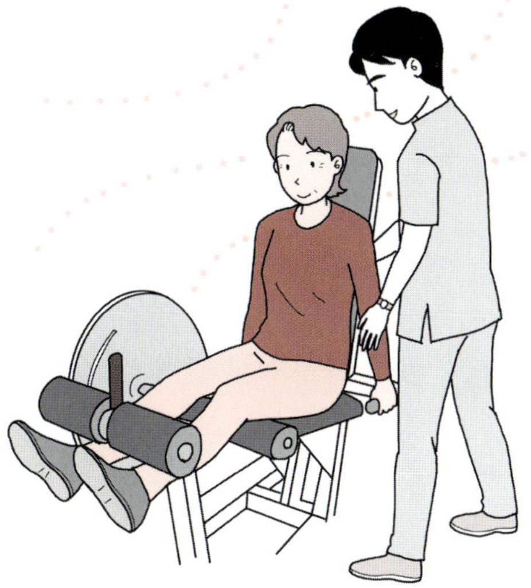

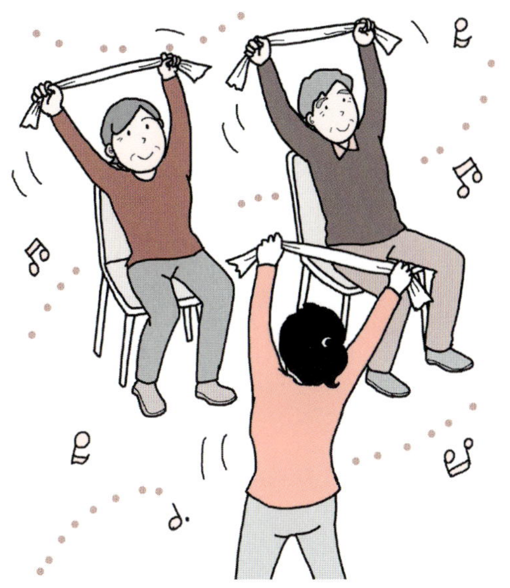

●福祉用具を利用して機能アップを図る

自己負担1割で福祉用具がレンタルできる

福祉用具とは、介護保険法では「心身の機能が低下し日常生活を営むのに支障がある要介護者等の日常生活上の便宜を図るための用具及び要介護者等の機能訓練のための用具であって、要介護者等の日常生活の自立を助けるためのものをいう」とされています。介護保険制度で主にレンタルされているものには、以下のように特殊寝台（いわゆる電動ベッド）、車いす、床ずれ防止用具（エアマットや各種クッションなど）、歩行器、ポータブルトイレ、シャワーチェア、入浴用リフト、段差解消機（段差解消リフト）、立ち上がり座椅子、スライディングボード、歩行器などがあります。

住宅改修とも連動して機能が不足する部分を適切に使って生活するために有効な機器を利用して、日常生活を送りながら機能を維持・向上させることをめざしましょう。具体的な機器の選択については、理学療法士などの専門家に意見を求めるとより効果的です。

介護保険制度における福祉用具使用は、基本としてレンタルになります（一部購入のものもあります）ので、ケアマネジャーに相談するとよいでしょう。

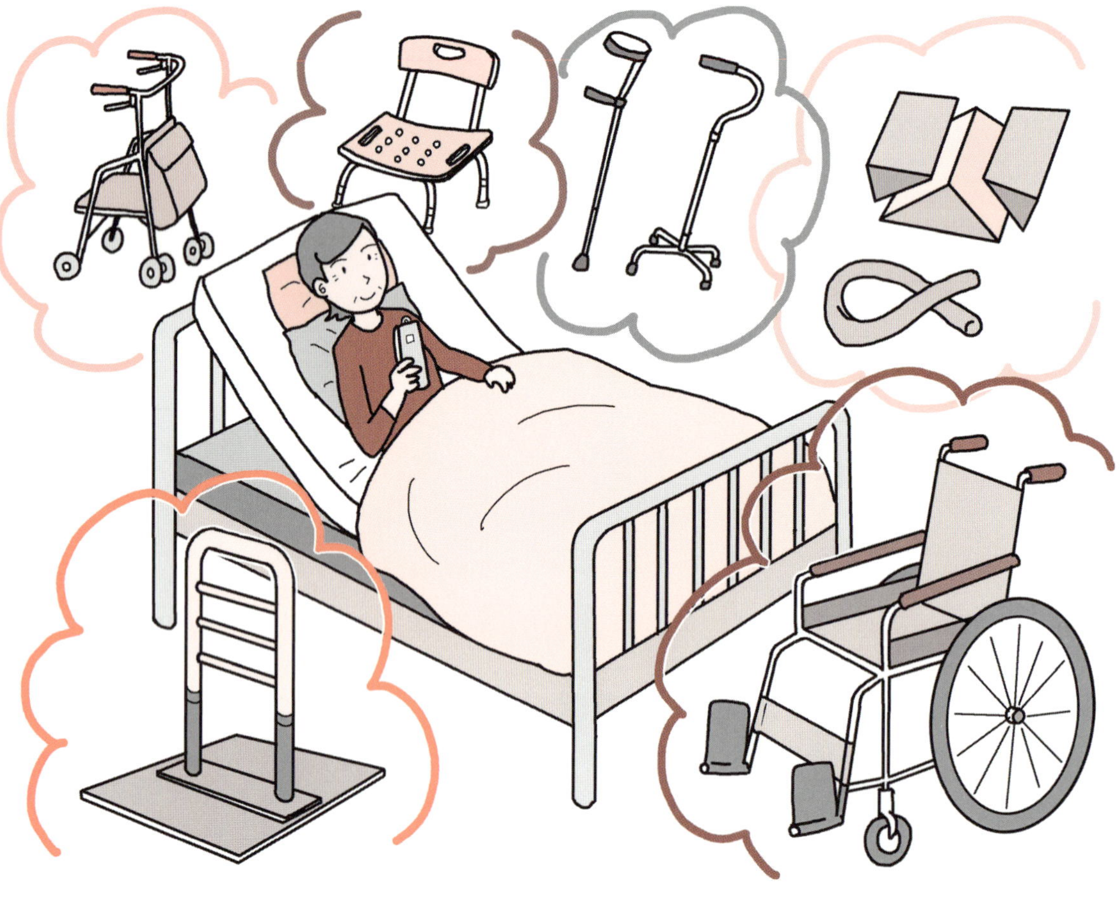

●住宅改修で安全な生活をめざす

住まいの安全を確保するために住宅改修を

家庭でリハビリテーションを安全におこなうためには、住まいの安全がしっかり確保されていることが重要です。老化や病気によって機能が低下すると転倒しやすく、転倒したとき大きな事故になりやすいので、手すりの設置や段差解消などをおこないましょう。介護保険を利用すれば原則1割の負担で、住宅改修ができます。

20万円までの改修工事の費用を補助

自宅介護を続けるために必要な住居の改修のうち、手すりの取り付けなど6種類については介護保険が適用されます。

工事内容が条件を満たしていれば、ひとつの家屋につき20万円までは費用の1割負担で改修をおこなうことができます。限度額内であれば、数回に分けて利用してもよく、要介護度が3段階（要支援からの場合は4段階）以上あがったときや転居したときは、新たに20万円まで（1割自己負担）の支給を受けることができます。

介護保険が適用になる住宅改修

①手すりの取り付け

手すりを取り付けて、転倒防止や移動の安全を確保します。

②段差の解消

段差をなくすことで、つまずくことを防止します。

③床や通路の材質変更

床の滑りの防止などのために材料を変更します。

④引き戸などへの扉の取り替え

開き戸を引き戸やアコーディオンカーテンなどに替えて、車いすなどでも使用しやすくします。

⑤洋式便器へ変更

和式トイレの場合は洋式トイレに取り替えることができます。

⑥その他の付帯工事

ケアマネジャーを通じて市町村の介護保険窓口に申請します。

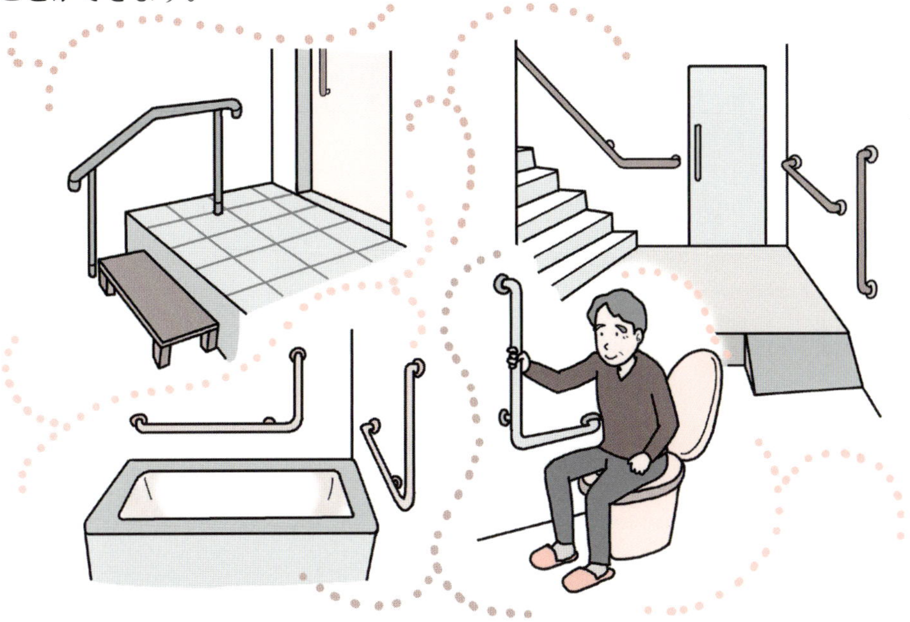

■著者略歴

隆島研吾(たかしま・けんご)

神奈川県立保健福祉大学　リハビリテーション学科　理学療法学専攻

大学院保健福祉学研究科　リハビリテーション領域　教授

1956年長崎県生まれ。1978年東京都立府中リハビリテーション専門学校理学療法学科卒業。1998年玉川大学文学部教育学科卒業。2001年筑波大学大学院修士課程修了(リハビリテーション修士)。

1978年より横浜市立大学医学部付属病院リハビリテーション科に20年勤務した後、1998年より川崎市社会福祉事業団れいんぼう川崎にて在宅リハビリテーションに従事。2005年神奈川県立保健福祉大学リハビリテーション学科准教授、2012年より現職。

(公社)神奈川県理学療法士会　副会長。

(公社)日本理学療法士協会　　代議員。

日本理学療法士協会認定　専門理学療法士（地域環境支援系、教育・管理系、骨・関節系、中枢神経系）

撮影協力／米山愛里（神奈川県立保健福祉大学リハビリテーション学科）

編集協力／耕事務所

カバーデザイン／石原雅彦　**本文デザイン**／石川妙子

イラスト／山下幸子

新版 家庭でできるリハビリテーション

平成25年5月24日　第1刷発行

平成28年9月15日　第3刷発行

著　　者　隆島研吾

発 行 者　東島俊一

発 行 所　株式会社 法研

東京都中央区銀座1-10-1（〒104-8104）

販売03(3562)7671／編集03(3562)7674

http://www.sociohealth.co.jp

印刷・製本　研友社印刷株式会社　　0102

SOCIO HEALTH

小社は㈱法研を核に「SOCIO HEALTH GROUP」を構成し、相互のネットワークにより、“社会保障及び健康に関する情報の社会的価値創造”を事業領域としています。その一環としての小社の出版事業にご注目ください。

ISBN978-4-87954-960-0　定価はカバーに表示してあります。